RAPPORTS

DU

PHYSIQUE ET DU MORAL

DE L'HOMME.

*Cet Ouvrage se trouve aussi chez les Libraires
suivans :*

A G ÉNES, chez F ANTIN, G RAVIER et Compagnie.

A L IVOURNE, chez Joseph G AMBA.

RAPPORTS

DU

PHYSIQUE ET DU MORAL

DE L'HOMME,

PAR P. J. G. CABANIS, Membre du Sénat Conservateur, de l'Institut National, de l'Ecole et Société de Médecine de Paris, de la Société Philosophique de Philadelphie, etc.

The proper study of mankind, is man.
POPE's *Essay on Man*.

TOME PREMIER.

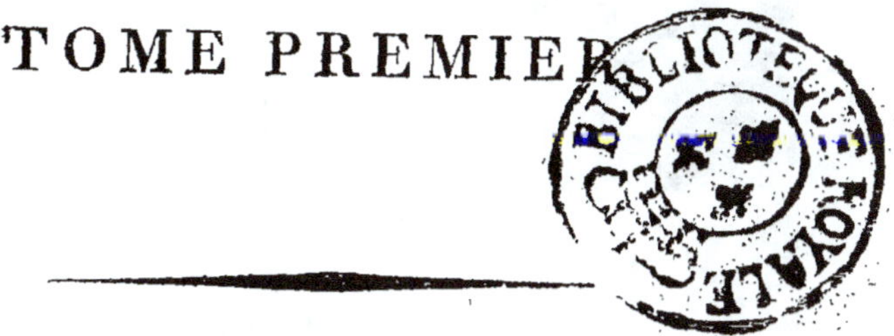

DE L'IMPRIMERIE DE CRAPELET.

A PARIS,

Chez CRAPART, CAILLE et RAVIER, Libraires,
rue Pavée S. André-des-Arcs, n° 12.

AN X — 1802.

de tracer une ligne de séparation entre l'étude de l'homme physique, et celle de l'homme moral, les principes relatifs à cette dernière étude, se sont trouvés nécessairement obscurcis par le vague des hypothèses métaphysiques. Il ne restoit plus, en effet, après l'introduction de ces hypothèses dans l'étude des sciences morales, aucune base solide, aucun point fixe auquel on pût rattacher les résultats de l'observation et de l'expérience. Dès ce moment, flottantes au gré des idées les plus vaines, elles sont, en quelque sorte, rentrées avec elles, dans le domaine de l'imagination ; et de bons esprits ont pu réduire à l'empirisme le plus borné, les préceptes dont elles se composent.

Tel étoit, avant que Locke parût, l'état des sciences morales ; tel est le reproche qui pouvoit leur être fait avec quelque fondement, avant qu'une philosophie plus sûre eût retrouvé la

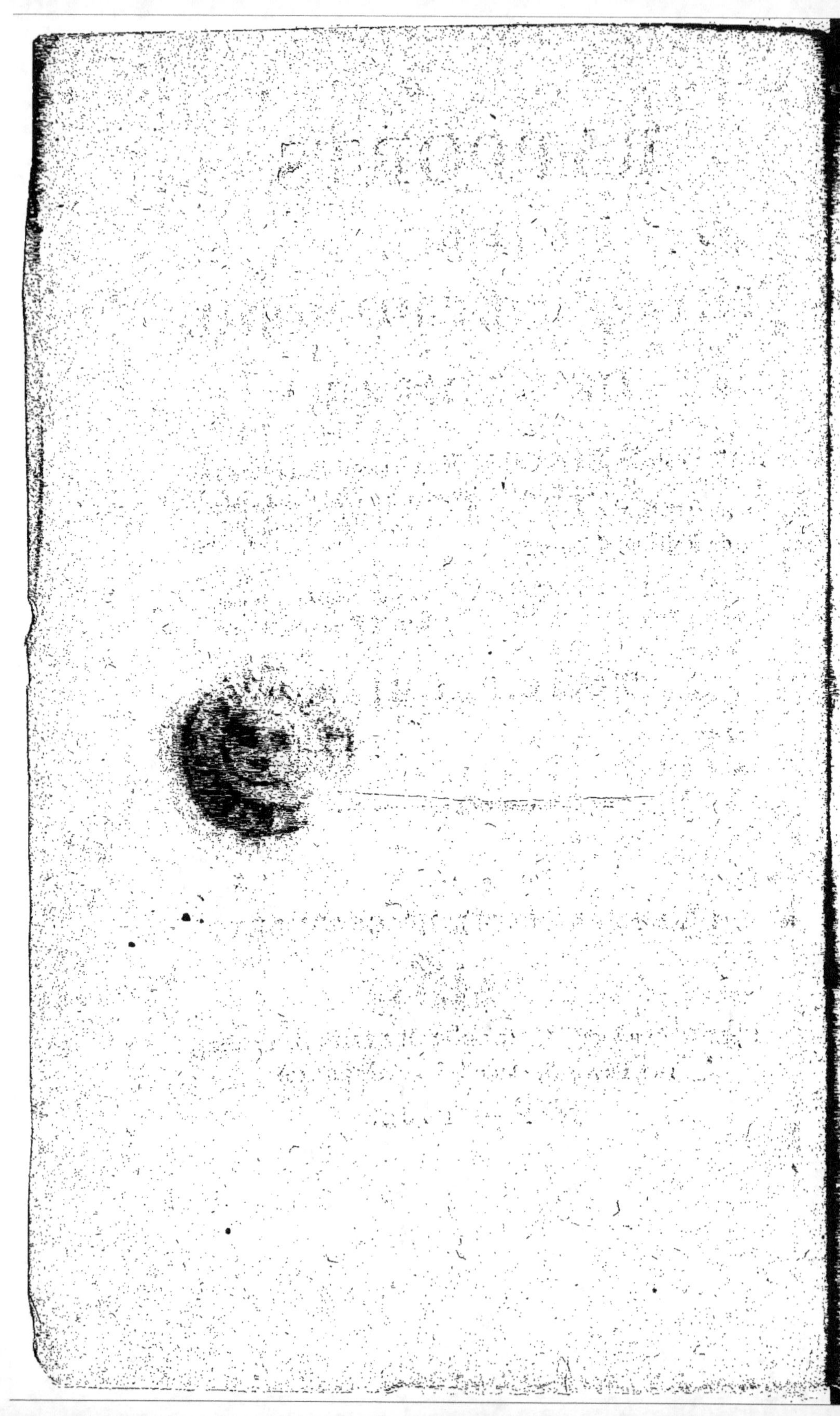

PRÉFACE.

L'étude de l'homme physique est également intéressante pour le médecin et pour le moraliste : elle est presque également nécessaire à tous les deux.

En scrutant les secrets de l'organisation, en observant les phénomènes de la vie, le médecin cherche à reconnoître en quoi consiste l'état de parfaite santé ; quelles circonstances sont capables de troubler ce juste équilibre ; quels moyens peuvent le conserver, ou le rétablir.

Le moraliste s'efforce de remonter jusqu'aux opérations plus obscures, qui constituent les fonctions de l'intelligence et les déterminations de la volonté. Il y cherche les règles qui doivent diriger la vie, et les routes qui conduisent au bonheur.

L'homme a des besoins : il a reçu

des facultés pour les satisfaire; et les uns et les autres dépendent immédiatement de son organisation.

Est-il possible de s'assurer que les pensées naissent, et que les volontés se forment, par l'effet de mouvemens particuliers, exécutés dans certains organes, et que ces organes sont soumis aux mêmes lois que ceux des autres fonctions?

En plaçant l'homme au milieu de ses semblables, tous les rapports qui peuvent s'établir entre eux et lui, résultent-ils directement, ou de leurs besoins mutuels, ou de l'exercice de leurs facultés? et ces mêmes rapports, qui sont pour le moraliste, ce que sont pour le médecin, les phénomènes de la vie physique, offrent-ils divers états correspondans à ceux de santé et de maladie? Peut-on reconnoître par l'observation, les circonstances qui maintiennent, ou qui occasionnent ces mêmes états? et peuvent-ils, à leur tour, nous fournir, par l'expérience et par le raisonnement, les moyens d'hygiène ou de curation, qui doivent être employés dans la direction de l'homme moral ?

Telles sont les questions que le moraliste a pour but de résoudre, en remontant dans ses recherches, jusqu'à l'étude des phénomènes vitaux et de l'organisation.

Les écrivains qui se sont occupés avec quelque profondeur, de l'analyse des idées, de celle du langage, ou des autres signes qui les représentent, et des principes de la morale privée ou publique, ont presque tous senti cette nécessité de se diriger, dans leurs recherches, d'après la connoissance de la nature humaine physique. Comment, en effet, décrire avec exactitude, apprécier et limiter sans erreur, les mouvemens d'une machine, et les résultats de son action, si l'on ne connoît d'avance sa structure et ses propriétés ? Dans tous les temps , on a voulu convenir , à ce sujet , de quelques points incontestables , ou regardés comme tels. Chaque philosophe a fait sa théorie de l'homme : ceux même qui , pour expliquer les diverses fonctions , ont cru devoir supposer en lui , deux ressorts de nature différente , ont également reconnu qu'il est impossible de soustraire les opérations intellectuelles et morales à l'empire du physique : et dans l'étroite relation qu'ils admettent entre ces deux forces motrices , le genre et le caractère des mouvemens restent toujours subordonnés aux lois de l'organisation.

Mais si la connoissance de la structure et des propriétés du corps humain doit diriger l'étude des divers phénomènes de la vie ; d'autre part , ces phénomènes , embrassés dans leur ensemble , et considérés sous tous les points de vue , jettent un grand jour sur ces mêmes propriétés qu'ils nous montrent

en action. Ils en fixent la nature; ils en
circonscrivent la puissance ; ils font
surtout voir plus nettement par quels
rapports elles sont liées avec la structure du corps vivant, et restent soumises aux mêmes lois qui présidèrent
à sa formation primitive, qui la développent, et qui veillent à sa conservation.

Ici, le moraliste et le médecin marchent toujours encore sur la même
ligne. Celui-ci n'acquiert la connoissance complète de *l'homme physique*,
qu'en le considérant dans tous les états
par lesquels peuvent le faire passer l'action des corps extérieurs, et les modifications de sa propre faculté de sentir :
celui-là se fait des idées d'autant plus
étendues et plus justes de *l'homme moral*, qu'il l'a suivi plus attentivement
dans toutes les circonstances où le placent les chances de la vie, les événemens de l'état social, les divers gouvernemens, les lois, et la somme des

erreurs ou des vérités répandues autour de lui.

Ainsi, le moraliste et le médecin ont deux moyens directs de donner à la théorie des différentes branches de la science que chacun d'eux cultive particulièrement, toute la certitude dont sont susceptibles les autres sciences naturelles d'observation qui ne peuvent pas être ramenées au calcul : et par ces mêmes moyens, ils sont en état d'en porter l'application pratique, à ce haut degré de probabilité, qui constitue la certitude de tous les arts usuels (1).

Mais depuis qu'on a jugé convenable

---

(1) *Voyez* sur l'application du calcul des probabilités aux questions et aux événemens moraux, l'ouvrage de Condorcet, et l'excellente leçon de mon collègue Laplace sur le même sujet, consignée dans le recueil de l'école normale. Et qu'il me soit permis de rappeler ici, que cette école, où l'on entendit à-la-fois les Lagrange, les Laplace, les Bertholet, les Monge, les Garat, les Volney, les Haüy, &c. fut un véritable phénomène lors de sa création, et qu'elle fera époque dans l'histoire des sciences.

source première de toutes les merveilles que présente le monde in-
tellectuel et moral, dans les mêmes lois, ou dans les mêmes propriétés qui déterminent les mouvemens
vitaux.

Déjà cependant, quelques hommes,
doués de plus de génie peut-être que
ce respectable philosophe, avoient entrevu les vérités fondamentales exposées dans ses écrits. On en retrouve des
vestiges dans la philosophie d'Aristote,
et dans celle de Démocrite, dont Epicure fut le restaurateur. L'immortel
Bacon avoit découvert, ou pressenti
presque tout ce que pouvoit exiger la
refonte totale, non - seulement de la
science, mais, suivant son expression,
de *l'entendement humain* lui-même.
Hobbes surtout, par la seule précision
de son langage, fut conduit, sans détour, à la véritable origine de nos connoissances. Il en trace les méthodes
avec sagesse ; il en fixe les limites

avec sûreté. Mais ce n'étoit point de lui, c'étoit de Locke, son successeur, que la plus grande et la plus utile révolution de la philosophie devoit recevoir la première impulsion. C'étoit par Locke, que devoit, pour la première fois, être exposé clairement et fortifié de ses preuves les plus directes, cet axiome fondamental : *que toutes les idées viennent par les sens,* ou *sont le produit des sensations.*

Helvétius a résumé la doctrine de Locke : il la présente avec beaucoup de clarté, de simplicité, d'élégance. Condillac l'a développée, étendue, perfectionnée : il en démontre la vérité par des analyses toutes nouvelles, plus profondes et plus capables de diriger son application. Les disciples de Condillac, en cultivant différentes branches des connoissances humaines, ont encore amélioré, quelques - uns même ont corrigé, dans plusieurs points, son tableau des procédés de l'entendement (1).

Mais quoique depuis Condillac, l'analyse ait marché par des *routes pratiques* parfaitement sûres, certaines questions qu'on peut regarder comme premières dans l'étude de l'entendement, présentoient toujours des côtés

---

(1) Garat, dans ses belles et éloquentes leçons, recueillies par les sténographes des écoles normales, annonçoit une exposition détaillée de toute la doctrine *idéologique* : mais c'est-là, malheureusement, tout ce que le public possède de son travail; il paroît même que l'auteur ne l'a jamais terminé.

Les élémens d'idéologie de mon collègue Tracy, sont le seul ouvrage vraiment complet sur cette matière. Degerando a traité fort en détail, une question particulière. La Romiguière en a posé plusieurs, avec plus de précision qu'on ne l'avoit fait jusqu'ici, par la seule définition de quelques mots. Lancelin a publié la première moitié d'un écrit qui présente les bases même de la science, sous quelques nouveaux points de vue. Jacquemont s'est tracé un plan encore plus vaste, &c. &c. Je crois devoir joindre à tous ces noms, déjà très-connus, celui du cit. Mayne-Biran, dont l'Institut national vient de couronner un fort bon Mémoire sur l'habitude.

obscurs. On n'avoit, par exemple, jamais expliqué nettement en quoi consiste la sensibilité. Suppose-t-elle toujours conscience et perception distincte? et faut-il rapporter à quelqu'autre propriété du corps vivant, les impressions inapperçues, et les déterminations auxquelles la volonté ne prend aucune part?

Condillac, en niant les opérations de l'instinct, et cherchant à les ramener aux fonctions rapides et mal démêlées du raisonnement, admettoit implicitement l'existence d'une cause active, différente de la sensibilité : car, suivant lui, cette dernière cause est exclusivement destinée à la production des divers jugemens, soit que l'attention puisse en saisir véritablement la chaîne, soit que leur multitude et leur rapidité, chaque jour augmentées par l'habitude, en cachent la véritable source à celui qui s'observe lui-même. Il est donc évident qu'alors, les

mouvemens vitaux, tels que la digestion, la circulation, les sécrétions des
différentes humeurs, &c. doivent dépendre d'un autre principe d'action.

Mais, en examinant avec l'attention
convenable, les assertions de Condillac
touchant les déterminations instinctives, on les trouve (du moins dans
l'extrême généralité qu'il leur donne),
absolument contraires aux faits : et
pour peu qu'on se soit rendu familiè-
res l'analyse rationnelle et les lois de
l'économie animale, on voit ces mêmes
déterminations se confondre, en effet,
d'une part, avec les opérations de l'intelligence, et de l'autre avec toutes les
fonctions organiques ; de sorte qu'elles
forment une espèce d'intermédiaire
entre les unes et les autres, et semblent
destinées à leur servir de lien.

Tous ces divers phénomènes peuvent – ils être ramenés à un principe
commun ?

La sympathie morale offre encore

des effets bien dignes de remarque.
Par la seule puissance de leurs signes,
les impressions peuvent se communiquer d'un être sensible, ou considéré
comme tel, à d'autres êtres qui, pour
les partager, semblent alors s'identifier avec lui. On voit les individus
s'attirer ou se repousser : leurs idées
et leurs sentimens, tantôt se répondent par un langage secret, aussi rapide que les impressions elles-mêmes,
et se mettent dans une parfaite harmonie ; tantôt ce langage est le souffle
de la discorde : et toutes les passions hostiles, la terreur, la colère, l'indigna-
tion, la vengeance peuvent à la voix,
et même au simple aspect d'un seul
homme, enflammer tout-à-coup une
grande multitude, soit qu'il les excite
en les exprimant ; soit qu'il les inspire
contre lui-même, par le point de vue
sous lequel il s'offre à tous les regards (1).

____

(1) On voit que je rapporte la sympathie et l'anti-

1.   b

Ces effets, et beaucoup d'autres qui s'y rapportent, ont été l'objet d'une analyse très-fine : la philosophie écossaise les considère comme le principe de toutes les relations morales.

Sommes-nous maintenant en état de les faire dépendre de certaines propriétés communes à tous les êtres vivans ? et se rattachent-ils aux lois fondamentales de la sensibilité ?

Enfin, tandis que l'intelligence juge, et que la volonté desire ou repousse, il s'exécute beaucoup d'autres fonctions, plus ou moins nécessaires à la conservation de la vie. Ces diverses opérations ont-elles quelqu'influence les unes sur les autres ? et d'après la considération des différens états physiques et moraux qui s'observent simultanément alors, peut-on saisir et déterminer avec assez de précision, les rapports

---

pathie à un seul et unique principe : elles dépendent en effet de la même cause ; elles obéissent aux mêmes lois.

qui les lient entre eux dans les cas les plus frappans, pour être sûr que, dans les autres cas mal caractérisés, si le même rapprochement est moins facile, c'est uniquement à des nuances trop fugitives qu'il faut l'imputer ?

En supposant qu'il nous fût permis de répondre par l'affirmative aux diverses questions énoncées ci-dessus, les opérations de l'intelligence et de la volonté se trouveroient confondues, à leur origine, avec les autres mouvemens vitaux : le principe des sciences morales, et par conséquent ces sciences elles-mêmes, rentreroient dans le domaine de la physique ; elles ne seroient plus qu'une branche de l'histoire naturelle de l'homme : l'art d'y vérifier les observations, d'y tenter les expériences, et d'en tirer tous les résultats certains qu'elles peuvent fournir, ne différeroit en rien des moyens qui sont journellement employés avec la plus entière et la plus juste confiance, dans les sciences pratiques dont la certitude est le moins contestée : les principes fondamentaux des unes et des autres seroient également solides : elles se formeroient également par l'étude sévère et par la comparaison des faits ; elles s'étendroient et se perfectionneroient par les mêmes méthodes de raisonnement.

Il résultera, je crois, de la lecture de cet écrit, que telle est, en effet, la base des sciences morales. Le vague des hypothèses, hasardées pour l'explication de certains phénomènes qui paroissent, au premier coup-d'œil, sortir de l'ordre physique, ne pouvoit manquer d'imprimer à ces sciences, un caractère d'incertitude : et l'on ne doit pas s'étonner que leur existence même, comme véritable corps de doctrine, ait été révoquée en doute par des esprits d'ailleurs judicieux.

Il s'agit maintenant de les remettre a leur véritable place, et de marquer les points fixes d'où l'on doit partir, dans toutes les recherches qu'elles peuvent avoir pour but. Car ce n'est qu'en s'appuyant sur la nature constante et universelle de l'homme, qu'on peut espérer de faire dans ces sciences, des progrès véritables ; et que, ramenées à la condition des objets les plus palpables de nos travaux, elles peuvent, par la sûreté reconnue des méthodes, offrir un certain nombre de résultats évidens pour tous les esprits.

Le lecteur s'appercevra bientôt que nous entrons ici , dans une carrière toute nouvelle : je n'ai pas la prétention de l'avoir parcourue jusqu'au bout ; mais des hommes plus habiles et plus heureux acheveront ce que trop souvent je n'ai pu que tenter ; et mon espoir le plus solide est d'exciter leurs efforts : car, je le confesse sans détour, cette route est, à mes yeux, celle de la vérité.

Plusieurs personnes d'un grand mé-

rite paroissent en avoir jugé ainsi.
Depuis la publication des parties de
ce travail, qui se trouvent dans les
deux premiers volumes des mémoires
de la seconde classe de l'institut, différens écrivains, versés dans les matières
physiologiques et philosophiques, les
ont citées d'une manière honorable.
Quelques-uns même ont fait mieux,
s'il m'est permis de le dire : ils ont cru
pouvoir s'emparer, sans scrupule, de
plusieurs idées qu'elles contiennent, en
négligeant d'indiquer leur source. Je
le remarque ; mais je suis loin de m'en
plaindre : au contraire, ce genre d'éloge
est assurément le moins suspect. Si je
ne mettois à mon ouvrage qu'un intérêt
de vanité, je leur devrois beaucoup de
remercîmens personnels : mais, comme
la principale récompense que j'ose en
attendre, est de voir répandre des vérités qui me paroissent utiles, je dois
bien plus encore à ces écrivains, dont
le savoir et le talent leur imprime un

degré de force et de poids, qu'il n'étoit malheureusement pas en moi de leur donner (1).

D'après la direction que suit depuis trente ans l'esprit humain, les sciences physiques et naturelles semblent avoir généralement obtenu le premier pas. Leurs rapides progrès, dans un si court espace de temps, ont rendu l'époque actuelle la plus brillante de leur histoire. Tout leur présage encore de nouveaux succès : et c'est en rapprochant d'elles, de plus en plus, toutes les autres sciences et tous les arts, qu'on peut espérer, avec fondement, de les voir tous éclairés enfin d'un jour, en quelque sorte, égal.

Peut-être avons-nous passé l'âge des plus brillans travaux d'imagination ;

____

(1) Au moment où je corrige cette feuille et ce passage, j'apprends la mort du cit. Bichat : cet événement aussi funeste qu'inattendu, m'inspire des regrets trop vivement sentis, pour que je n'épronve pas le besoin d'en consigner ici l'expression.

bien qu'à dire vrai, je sois éloigné de souscrire, même sur ce point, aux décisions amères et doctorales des censeurs du moment présent : mais, du reste, toutes les connoissances et toutes les idées applicables à la satisfaction des besoins de la vie, à l'augmentation des jouissances sociales, au perfectionnement des esprits, à la propagation des lumières, semblent être aujourd'hui devenues partout, le but commun de tous les efforts. Jamais la vérité ne fut dans tous les genres, recherchée avec autant de zèle, exposée avec autant de force et de méthode, reçue avec un intérêt si général : jamais elle n'eut des apôtres si habiles, ni l'humanité de si dévoués serviteurs.

Quoique l'état de la société civile en Europe, ait créé sur différens points de cette vaste partie du monde, plusieurs grands foyers de lumières, qui, pour le dire en passant, rendent impossible toute rétrogradation durable de l'esprit humain, la France est en droit de s'attribuer une grande part, dans les progrès de la raison pendant le dix-huitième siècle. Sa langue, plutôt claire, précise et élégante, qu'harmonieuse, abondante et poétique, semble plus propre aux discussions de la philosophie, que capable d'agiter fortement et profondément les imaginations. L'indépendance particulière des idées, qui se faisoit remarquer parmi nous, même sous le despotisme; le peu de penchant à se laisser imposer par les choses, ou par les hommes; la hardiesse des examens; en un mot, toutes les dispositions et toutes les circonstances auxquelles la France devoit la place respectable qu'elle avoit prise dans le monde savant, ont acquis un nouveau degré d'énergie et de puissance, par l'effet de la plus étonnante commotion politique dont l'histoire ait conservé le souvenir. Et depuis que le mouvement est réduit à ne plus être que celui des idées, et non celui des passions, les progrès, plus lents en apparence, seront en effet plus sûrs. La marche mesurée d'un gouvernement fort et établi, pourra sans doute y contribuer beaucoup elle-même. Enfin, la maturité qu'une expérience imposante et terrible donne à toutes les conceptions, à toutes les espérances, à tous les voeux, est, sans doute, ce qui peut empêcher le plus efficacement la philanthropie de se laisser égarer dans des projets chimériques et prématurés : mais elle fait en même temps, que les vues utiles doivent toutes, à la longue, recevoir leur application.

C'est au moment où l'esprit humain est dans cet état de travail et de paisible fermentation, qu'il devient plus facile, et qu'il est aussi plus important de donner une base solide aux sciences morales. Les chocs révolutionnaires ne sont point, comme quelques personnes semblent le croire, occasionnés par le libre développement des idées : ils ont toujours, au contraire, été le produit inévitable des vains obstacles qu'on lui oppose imprudemment; du défaut d'accord entre la marche des affaires et celle de l'opinion, entre les institutions sociales et l'état des esprits. Plus les hommes sont généralement éclairés et sages ; et plus ils redoutent ces secousses : ils savent, comme le dit Paschal, que la violence et la vérité sont deux puissances qui n'ont aucune action l'une sur l'autre ; que la vérité ne gouverne point la violence, et que la violence ne sert jamais utilement la vérité.

C'est donc en environnant sans cesse les idées nouvelles, d'une lumière égale et pure, qu'on peut rendre leur action sur l'état social, insensible et douce, comme celle des forces qui tendent sans relâche, à conserver, ou à remettre en harmonie, les différens corps de l'univers.

Les idées relatives à la morale publique, étant celles qui, par la manière dont elles entrent dans les têtes et reçoivent leur application, peuvent produire les plus grands effets, soit avantageux, soit funestes; elles sont également celles qui demandent le plus de sévérité de méthode, et dans les recherches dont elles sont l'objet, et dans leur exposition. C'est donc principalement pour elles, qu'il devient essentiel de connoître, jusques dans leurs élémens les plus déliés, le mécanisme des procédés de l'intelligence, celui des passions et toutes les circonstances particulières qui peuvent altérer ou modifier leurs mouvemens.

Mais les principes de la morale privée et de l'éducation individuelle n'ont pas moins besoin de cette même lumière : ils reposent, en effet, sur la même base. Ce qui les éclaircit, est aussi ce qui peut le plus les fortifier.

Si l'aspect des désordres qui régnent dans le monde, corrompt les hommes légers et superficiels, une expérience plus réfléchie et plus saine prouve aux esprits attentifs, que les biens les plus précieux de la vie ne s'obtiennent que par la pratique de la morale. Le véritable bonheur est nécessairement le partage exclusif de la véritable vertu; c'est-à-dire, de la vertu dirigée par la sagesse : car éclairer sa conscience n'est pas moins un besoin qu'un devoir : et sans le flambeau de la raison, non-seulement la vertu peut laisser tomber les hommes les plus excellens dans tous les degrés de l'infortune ; elle peut encore devenir elle-même la source des plus funestes erreurs.

Par une heureuse nécessité, l'intérêt de chaque individu ne sauroit jamais être véritablement séparé de l'intérêt des autres hommes : les efforts qu'il peut vouloir tenter pour cela, sont des actes d'hostilité générale qui retombent inévitablement, tôt ou tard, sur leur auteur (1).

Mais c'est surtout en remontant à la nature de l'homme; c'est en étudiant les lois de son organisation, et les phénomènes directs de sa sensibilité, qu'on voit clairement, combien la morale est une partie essentielle de ses besoins. On reconnoît bientôt que le seul côté par lequel ses jouissances puissent être indéfiniment étendues, est celui de ses rapports avec ses semblables; que son existence s'agrandit à mesure qu'il s'associe à leurs affections, et leur fait partager celles dont il est animé. C'est en considérant à leur source, les passions même qui l'égarent le plus loin de son but, qu'on se convainc, à chaque instant davantage, que pour le rendre meilleur, il suffit d'éclairer sa raison, et qu'être hon-

____

(1) Si les fripons, disoit le sage Franklin, pouvoient connoître tous les avantages attachés à l'habitude des vertus, *ils seroient honnêtes gens par friponnerie.*

nête homme est le premier et le plus indispensable caractère du bon sens.

Ainsi, les principes de la morale s'établissent sur la base la plus ferme : leur enchaînement et leurs applications se démontrent avec le dernier degré d'évidence : les avantages qui résultent, non-seulement pour les sociétés tout entières, mais encore pour chacun de leurs membres, de son respect et de sa soumission aux règles de conduite qui dérivent de ces mêmes principes, peuvent se prouver, en quelque sorte, mathématiquement.

Mais il ne suffit pas que les lumières de la sagesse éclairent l'homme ; c'est par ses habitudes qu'il est gouverné : il importe donc surtout, de lui faire prendre de bonnes habitudes. La sévérité des maximes auxquelles on a voulu l'assujettir dès l'enfance, sans motif valable, les lui fait bientôt rejeter, quand il devient son propre guide. Mais celles que sa raison avoue, prennent d'autant plus

d'empire sur lui, qu'il les discute davantage ; et leur utilité, pour son bonheur, lui paroît d'autant plus démon-
trée, qu'il les a pratiquées plus long-
temps. Telle est la puissance, et tels
sont les fruits de la seule bonne éducation.

Il importe d'autant plus de rattacher la morale à ses motifs réels, qu'elle
est d'une nécessité plus générale et plus
journalière, et que toute autre méthode
est incapable de lui donner une entière
solidité. Les esprits sages auront toujours des égards pour les opinions accidentelles qui servent à rendre un
autre homme meilleur, ou plus heureux. Mais sans discuter ici, les avantages, ou les inconvéniens d'aucune
de ces opinions, il est évident qu'on
ne peut pas toujours compter sur leur
appui. Indépendamment de leur diversité, qui rend leur action très-incer-
taine et très-variable, il est beaucoup
d'esprits qui leur sont fermés sans

espoir; un plus grand nombre passent de l'une à l'autre, plusieurs fois dans la vie, ou même finissent par les toutes rejeter indistinctement : et peut-être le moment présent est-il celui où l'on peut le moins attendre d'elles, de véritables secours. Mais quoi qu'il en soit, rien n'est sans doute plus indispensable que d'affermir la morale de ceux qui les rejettent, et d'empêcher que ceux qui cessent de croire à leur vérité, pensent dès-lors, pouvoir fouler impunément aux pieds, comme chimériques, toutes les vertus dont elles étoient pour eux le soutien.

Heureusement la culture du bon sens, et les bonnes habitudes suffisent pour cela. Quoiqu'égaré trop souvent par des impostures, l'homme est fait pour la vérité, dont la recherche est son besoin le plus constant, et dont la découverte le pénètre de la plus douce et de la plus profonde satisfaction. Quoique trop souvent agité par des passions aveugles et funestes, l'homme est également né pour la vertu : la vertu seule peut le mettre en harmonie avec la société. Sans elle, son cœur est toujours dévoré de sentimens hostiles : sa vie est un orage ; et le monde n'offre à ses yeux, que des ennemis. L'habitude des actions utiles aux hommes, des sentimens bienveillans et généreux perpétue au contraire, dans l'ame, ces vives émotions de l'humanité, que personne peut-être n'est assez malheureux pour n'avoir pas éprouvées quelquefois. En liant toutes ses affections aux destinées présentes et futures de ses semblables, le sage n'agrandit pas seulement sans terme, son étroite et passagère existence ; il la soustrait encore, en quelque sorte, à l'empire de la fortune : et dans cet asyle élevé, d'où sa tendre compassion déplore les erreurs des hommes, source presque unique de tous leurs maux, son bonheur se compose des sentimens les plus exquis; les vrais biens de la vie humaine lui sont exclusivement réservés.

L'écrit suivant n'a point, au reste, pour objet l'exposition et le développement de ces vérités incontestables : encore moins aurons-nous la prétention de vouloir les appliquer à la morale publique. S'il est ici question de considérations *morales*, c'est à cause des lumières qu'elles peuvent emprunter de l'étude des phénomènes *physiques*; c'est uniquement comme partie essentielle de l'histoire naturelle de l'homme. Quelques personnes ont paru craindre, à ce qu'on m'assure, que cet ouvrage n'eût pour but, ou pour effet, de renverser certaines doctrines, et d'en établir d'autres relativement à la nature des causes premières. Mais cela ne peut pas être : et même, avec de la réflexion et de la bonne-foi, il n'est pas possible de le croire sérieusement. Le lecteur verra souvent, dans le cours de l'ouvrage, que nous regardons ces causes comme placées hors de la sphère de nos recherches, et comme dérobées, pour toujours, aux moyens d'investigation que l'homme a reçus avec la vie. Nous en faisons ici, la déclaration la plus formelle : et s'il y avoit quelque chose à dire encore sur des questions qui n'ont jamais été agitées impunément, rien ne seroit plus facile que de prouver qu'elles ne peuvent être ni un objet d'examen, ni même un sujet de doute, et que l'ignorance la plus invincible est le seul résultat auquel nous conduise, à leur égard, le sage emploi de la raison. Nous laisserons donc à des esprits plus confians, ou si l'on veut, plus éclairés, le soin de rechercher, par des routes que nous reconnoissons impraticables pour nous, quelle est la nature du principe qui anime les corps vivans : car nous regardons la manifestation des phénomènes qui le distinguent des autres forces actives de la nature, ou les circonstances en vertu desquelles ont lieu ces phénomènes, comme confondues, en quelque sorte, avec les causes premières, ou comme immédiatement soumises aux lois qui président à leur action.

On ne trouvera point encore ici, ce qu'on avoit appelé long-temps, de la *métaphysique* : ce seront de simples recherches de *physiologie*, mais dirigées vers l'étude particulière d'un certain ordre de fonctions.

J'avois espéré pouvoir joindre aux Mémoires dont cet écrit est composé, le tableau d'une suite d'expériences sur les dégénérations et les transformations animales et végétales. Quelques essais m'avoient fait regarder ces expériences comme propres à jeter du jour sur les circonstances qui déterminent la production des êtres organisés. Mais des dérangemens de santé, presque continuels, m'ont forcé d'interrompre ce

travail , et d'en remettre la continuation à d'autres temps. Je me propose
de le reprendre aussi-tôt que cela me
sera possible ; et si les résultats m'en
paroissent dignes d'intéresser le public , je me ferai un devoir de lui
rendre un compte scrupuleux des faits
que j'aurai observés.

On me permettra de témoigner pu-
bliquement au citoyen François Thurot , ma vive reconnoissance de tous les
soins qu'il a bien voulu prendre pour
donner, à l'édition de cet ouvrage, une
correction de détail que peut-être le
fonds ne méritoit pas. Son amitié géné-
reuse, jointe au zèle de la science, a pu
seule lui faire entreprendre la tâche
minutieuse et fatigante qu'il a rem-
plie si patiemment. Déjà connu, quoique jeune encore , par des écrits que
caractérise la maturité de l'esprit et du
talent (1), le citoyen Thurot, au mi-

____

(1) Notamment par deux excellentes traductions,
l'une de l'Hermès de Harris , l'autre de la vie de

lieu de ses importantes occupations, a
eu la bonté de surveiller l'impression
de mon manuscrit. Il en a fait disparoître beaucoup de défectuosités : et si
j'eusse été toujours à temps de recueillir
et de mettre à profit ses excellens conseils, l'ouvrage auroit pu devenir moins
indigne du public.

Je dois aussi des remercîmens à mes
jeunes confrères, les citoyens Richerand et Alibert, pour l'intérêt qu'ils
ont mis à cette publication. Il est seulement à craindre que leur ardeur pour
les progrès de la médecine philosophique, et les préventions favorables
que cette ardeur même peut leur ins-
pirer, n'ayent égaré leur jugement.
Car, d'ailleurs, qui jamais eut plus
le droit d'être difficile ? Ne sont-ils
point, en effet, des premiers parmi

Laurent de Médicis de Roscoe ; mais surtout par la
préface et les notes dont il a enrichi le premier de ces
deux écrits, et qui en font, en quelque sorte, un
ouvrage tout nouveau.

ces élèves déjà célèbres, dont s'honore l'école de médecine de Paris, et dont les succès attestent la perfection des méthodes d'enseignement employées par ses illustres professeurs, et l'excellent esprit qui dirige l'administration de ce bel établissement ?

AVERTISSEMENT

DE L'ÉDITEUR.

L'ouvrage suivant est composé de douze Mémoires, dont les six premiers ont été lus à l'Institut national, dans le courant de l'an 4 ou dans le commencement de l'an 5, et se trouvent imprimés dans les deux premiers volumes du Recueil de cette illustre Société (classe des sciences morales et politiques). Les six derniers Mémoires lui étoient également destinés : mais la mauvaise santé de l'Auteur ne lui a permis d'y lire que celui qui traite *de l'influence des maladies*, &c. Ces six derniers sont entièrement nouveaux pour le Public : ils complètent le travail dont l'Auteur s'étoit tracé le plan, dans le premier de tous, qui leur sert comme d'introduction : et les penseurs, dont nous sommes très-éloignés de vouloir prévenir le jugement, vont être à portée de mieux

apprécier le degré d'importance et d'utilité réelle que peut avoir, pour l'étude de
l'homme, cette nouvelle manière de considérer le jeu des différens organes et l'exercice des différentes facultés.

TABLE DES MÉMOIRES

CONTENUS DANS CET OUVRAGE.

TOME PREMIER.

xliv   T A B L E.

TOME SECOND.

FIN DE LA TABLE.

RAPPORTS

DU

PHYSIQUE ET DU MORAL

DE L'HOMME.

PREMIER MÉMOIRE.

CONSIDÉRATIONS générales sur l'étude de l'homme, et sur les rapports de son organisation physique avec ses facultés intellectuelles et morales.

INTRODUCTION.

C'EST sans doute une belle et grande idée que celle qui considère toutes les sciences et tous les arts comme formant un ensemble, un tout indivisible, ou comme les rameaux d'un même tronc, unis par une origine commune, plus étroitement unis encore

par le fruit qu'ils sont tous également destinés à produire, le perfectionnement et le
bonheur de l'homme. Cette idée n'avoit pas
échappé au génie des anciens ; toutes les parties de la science entroient pour eux dans
l'étude de la sagesse. Ils ne cultivoient pas
seulement les arts à cause des jouissances
qu'ils procurent, ou des ressources directes
que peut y trouver celui qui les pratique ;
ils les cultivoient aussi parce qu'ils en regardoient la connoissance comme nécessaire à
celle de l'homme et de la nature, et les procédés comme les vrais moyens d'agir sur l'un
et sur l'autre avec une grande puissance.

Mais c'est au génie de Bacon qu'il étoit réservé d'esquisser, le premier, un tableau de
tous les objets qu'embrasse l'intelligence humaine, de les enchaîner par leurs rapports,
de les distinguer par leurs différences, de
présenter ou les nouveaux points de communication qui pourroient s'établir entre eux
dans la suite, ou les nouvelles divisions
qu'une étude plus approfondie y rendroit
sans doute indispensables.

Vers le milieu de ce siècle, une confédération de philosophes, formée au sein de la
France, sous les yeux mêmes du despotisme,

s'est emparée et de cette idée et de ce tableau. Ils ont exécuté (1) ce que Bacon avoit conçu : ils ont distribué d'après un plan systématique, et réuni dans un seul corps d'ouvrage, les principes ou les collections des faits propres à toutes les sciences, à tous les arts. L'utilité de leurs travaux s'est étendue bien au-delà de l'objet qu'ils avoient embrassé, bien au-delà peut-être des espérances qu'ils avoient osé concevoir : en dissipant les préjugés qui corrompoient la source de toutes les vertus, ou qui leur donnoient des bases incertaines, ils ont préparé le règne de la vraie morale ; en brisant d'une main hardie toutes les chaînes de la pensée, ils ont préparé l'affranchissement du genre humain.

La postérité conservera le souvenir de cette sainte confédération contre le fanatisme et la tyrannie : elle bénira les efforts de ces courageux amis de l'humanité : elle honorera des noms consacrés par cette lutte continuelle contre l'erreur ; et parmi leurs bienfaits, peut-être comptera-t-elle l'établissement de l'ins-

____

(1) L'*Encyclopédie anglaise* existoit déjà ; mais cet ouvrage n'est qu'un croquis informe du plan vaste de Bacon.

titut national, dont ils semblent avoir fourni le plan. En effet, par la réunion de tous les talens et de tous les travaux, l'institut peut être considéré comme une véritable encyclo-pédie vivante ; et, secondé par l'influence du gouvernement républicain, sans doute il peut devenir facilement un foyer immortel de lumière et de liberté.

Elle est, dis-je, pleine de grandeur, cette idée qui réunit, distribue et organise en un seul tout, les différentes productions du génie. Elle est pleine de vérité : car leur examen nous offre par-tout les mêmes procédés et le même ordre de combinaisons. Elle est d'une grande utilité pratique : car les succès de l'homme dépendent sur-tout de l'application nouvelle des forces qu'il s'est créées dans tous les genres, aux travaux qu'il veut exécuter dans un seul ; et les facultés qui lui viennent immédiatement de la nature sont si bornées dans leurs premiers efforts, qu'il a besoin de connoître tous ses instrumens artificiels, pour n'être pas accablé du sentiment de son impuissance.

Mais quoique toutes les parties des sciences soient unies par des liens communs, quoiqu'elles s'éclairent et se fortifient mutuelle-

ment, il en est dont les rapports sont plus
directs, plus multipliés, qui se prêtent des
secours ou plus nécessaires ou plus étendus:
et quoiqu'aux yeux du philosophe, qui ne
peut séparer entièrement les progrès de l'une
de ceux des autres, elles soient toutes d'une
utilité générale et constante, il en est cependant qui sont plus ou moins utiles, suivant le
point de vue sous lequel on les considère. Ainsi
les sciences mathématiques s'appliquent plus
immédiatement à la physique des masses,
la chimie à la pratique des arts ; ainsi les découvertes qui perfectionnent les procédés généraux de l'industrie, les idées qui tendent
à réformer les grandes machines sociales, influent plus directement sur le progrès de l'espèce humaine : tandis que le perfectionnement des pratiques particulières dans les arts
manuels, et celui de la diététique et de la morale, contribuent davantage au bonheur des
individus ; car le bonheur dépend moins de
l'étendue de nos moyens que du bon emploi
de ceux qui sont le plus près de nous ; et
tant qu'on ne fera pas marcher de front l'art
usuel de la vie avec ceux qui nous créent de
nouvelles sources de jouissances, de nouveaux instrumens pour maîtriser la nature,

tous les prodiges du génie n'auront rien fait pour le dernier et véritable but de tous ses travaux.

Dans la classification des différentes parties de la science, l'institut offre avec raison à côté les unes des autres, et sous un titre générique, celles qui s'occupent spécialement d'objets de philosophie et de morale. Mais il est aisé de sentir que la connoissance physique de l'homme en est la base commune ; que c'est le point d'où elles doivent toutes partir pour ne pas élever un vain échafaudage étranger aux lois éternelles de la nature. L'institut national semble avoir voulu consacrer en quelque sorte cette vérité d'une manière plus particulière, en appelant des physiologistes dans la section de l'analyse des idées; et votre choix même leur indique l'esprit dans lequel leurs efforts doivent être dirigés.

Permettez donc, citoyens ; que je vous entretienne aujourd'hui des rapports de l'étude physique de l'homme avec celle des procédés de son intelligence; de ceux du développement systématique de ses organes avec le développement analogue de ses sentimens et de ses passions : rapports d'où il résulte clairement que la physiologie, l'analyse des idées et la morale, ne sont que les trois branches d'une seule et même science, qui peut s'appeler, à juste titre, *la science de l'homme.*

Plein de l'objet principal de mes études, peut-être vous y ramenerai-je trop souvent : mais si vous daignez me prêter quelque attention, vous verrez sans peine que le point de vue sous lequel je considère la médecine, la fait rentrer à chaque instant dans le domaine des sciences morales.

§. I.

Nous sentons : et des impressions qu'éprouvent nos différens organes, dépendent à la fois nos besoins et l'action des instrumens qui nous sont donnés pour les satisfaire. Ces besoins sont éveillés, ces instrumens sont mis en jeu dès le premier instant de la vie. Les foibles mouvemens du fœtus dans le ventre de sa mère doivent sans doute être regardés comme un simple prélude aux actes de la véritable vie animale, dont il ne jouit, à proprement parler, que lorsque l'ouvrage de sa nutrition s'accomplit en entier dans lui-même : mais ces mouvemens tiennent aux mêmes principes; ils s'exécutent suivant les mêmes lois. Exposés à l'action continuelle des objets extérieurs, portant en nous les causes d'impressions non moins efficaces, nous sommes d'abord déterminés à agir sans nous être rendu compte des moyens que nous mettons en usage, sans nous être même fait une idée précise du but que nous voulons atteindre. Ce n'est qu'après des essais réitérés que nous comparons, que nous jugeons, que nous faisons des choix. Cette marche est celle de la nature; elle se retrouve par-tout. Nous commençons par agir; ensuite nous soumettons à des règles nos motifs d'actions : la dernière chose qui nous occupe est l'étude de nos facultés et de la manière dont elles s'exercent.

Ainsi les hommes avoient exécuté beaucoup d'ouvrages ingénieux avant de savoir se tracer des règles pour en exécuter de semblables, c'est-à-dire, avant d'avoir créé l'art qui s'y rapporte : ils avoient fait servir à leurs besoins les lois de l'équilibre et du mouvement, long-temps avant d'avoir la plus légère notion des principes de la mécanique. Ainsi, pour marcher, pour entendre, pour voir, ils n'ont pas attendu de connoître les muscles des jambes, les organes de l'ouïe et de la vue. De même, pour raisonner, ils n'ont pas attendu que la formation de la pensée fût éclaircie, que l'artifice du raisonnement eût été soumis à l'analyse.

Cependant les voilà déjà bien loin des premières déterminations instinctives. Du moment que l'expérience et l'analyse leur servent de guide, du moment qu'ils exécutent et répètent quelques travaux réguliers, ils ont formé des jugemens; ils en ont tiré des axiomes. Mais leurs axiomes et leurs jugemens se bornent encore à des objets isolés, à des points d'une utilité pratique directe. Pressés par le besoin présent, ils ne portent point leur vue dans un avenir éloigné : leurs règles n'embrassent que quelques opérations partielles; et les progrès importans sont réservés pour les époques où des règles plus générales embrasseront un art tout entier.

Tant que la subsistance des hommes n'est pas assurée, ils ont peu de temps pour réfléchir; et leurs combinaisons, resserrées dans le cercle étroit de leurs premiers besoins, ne peuvent pas même être dirigées avec succès vers ce but essentiel. Mais si-tôt que, réunis en peuplades, les plus forts, et sur-tout les plus intelligens, ont su se procurer les moyens d'une existence régulière ; si-tôt qu'ils commencent à jouir de quelque loisir, ce loisir même leur pèse ; de nouveaux besoins se développent, et leurs méditations se portent successivement, et sur les différens objets de la nature, et sur eux-mêmes.

Je crois ici nécessaire de considérer les faits d'une manière sommaire et rapide ; j'entends les faits relatifs aux progrès de la philosophie rationnelle. Sans entrer dans de grands détails, on peut voir que les hommes qui l'ont cultivée avec le plus de succès, étoient presque tous versés dans la physiologie, ou du moins que les progrès de ces deux sciences ont toujours marché de front.

§. II.

EN revenant sur les premiers temps de l'histoire, et l'histoire ne remonte guère que jusqu'à l'établissement des peuples libres dans la Grèce (1) (au-delà l'on ne rencontre qu'impostures ridicules, ou récits allégoriques) :

----

(1) Quand la démocratie commença à prendre un caractère plus régulier, et que les rois furent soumis à certains principes plus fixes dans l'exercice de leur autorité ; c'est-à-dire, environ cent cinquante ou deux cents ans après l'époque où l'on place le siége de Troie.

en revenant, dis-je, sur ces premiers temps, nous voyons les hommes qui cultivoient la sagesse occupés particulièrement de trois objets principaux, directement relatifs au perfectionnement des facultés humaines, de la morale et du bonheur. 1°. Ils étudioient l'homme sain et malade pour connoître les lois qui le régissent, pour apprendre à lui conserver ou à lui rendre la santé. 2°. Ils tâchoient de se tracer des règles pour diriger leur esprit dans la recherche des vérités utiles, et leurs leçons rouloient ou sur les méthodes particulières des arts, ou sur la philosophie rationnelle, dont les méthodes plus générales les embrassent tous. 3°. Enfin ils observoient les rapports mutuels des hommes, rapports fondés sur leurs facultés physiques et morales, mais dans la détermination desquels ils faisoient entrer, comme données nécessaires, quelques circonstances plus mobiles, telles que celles des temps, des lieux, des gouvernemens, des religions : et de là naissoient pour eux tous les préceptes de conduite et tous les principes de morale (1).

____

(1) Je ne parle point de la physique, de la géométrie, ni de l'astronomie, qui les occupoient cepen-

Il est vrai que la plupart de ces sages se perdirent dans de vaines recherches sur les causes premières, sur les forces actives de la nature, qu'ils personnifioient dans des fables ingénieuses : mais les théogonies ne furent pour eux que des systêmes physiques ou métaphysiques, comme parmi nous les tourbillons et l'harmonié préétablie, qui seroient sans doute aussi devenus des divinités, si la place n'avoit pas été déjà prise. Ils s'en servoient pour captiver des imaginations sauvages et les plier aux habitudes sociales : et ces premiers bienfaiteurs de l'humanité paroissent avoir tous été convaincus qu'on peut tromper le peuple avec avantage pour lui-même ; maxime corruptrice, excusable sans doute, avant que tant de funestes expériences en eussent démontré la fausseté, mais qu'il ne doit plus être permis d'avouer dans un siècle de lumières.

Quelque sujet qu'on traite, c'est toujours cette ancienne Grèce qu'il faut citer. Tout ce qui peut arriver d'intéressant dans la société

---

dant d'une manière particulière, l'astronomie sur-tout. Leurs travaux dans ces sciences, et les idées qu'ils firent naître, se rapportent de trop loin au sujet qui fixe maintenant notre attention.

civile s'y rassemble, s'y presse, en quelque sorte, sous les regards, durant un court espace de temps, et sur le plus petit théâtre. La Grèce ne fut pas seulement la mère des arts et de la liberté : cette philosophie, dont les leçons universelles peuvent seules perfectionner l'homme et toutes ses institutions, y naquit aussi de toutes parts et tout-à-coup, comme par une espèce de prodige, avec la plus belle langue que les hommes aient parlée, et qui n'étoit pas moins digne de servir d'organe à la raison, que d'enchanter les imaginations ou d'enflammer les âmes par tous les miracles de l'éloquence et de la poésie. Quel plus beau spectacle que celui d'une classe entière d'hommes occupés sans cesse à chercher les moyens d'améliorer la destinée humaine, d'arracher les peuples à l'oppression, de fortifier le lien social, de porter dans les mœurs publiques cette énergie et cette élégance, dont l'union ne s'est rencontrée depuis nulle part au même degré ; et, lorsqu'ils désespéroient de pouvoir agir sur les polices générales, s'efforçant du moins, tantôt par les préceptes d'une philosophie forte et sévère, tantôt par des doctrines plus riantes et plus faciles, tantôt par une appréciation dédaigneuse de tout ce qui tourmente les foibles humains, s'efforçant, dis-je, de mettre le bonheur individuel à l'abri de la fureur des tyrans, de l'iniquité des lois, des caprices même de la nature !

Parmi ces bienfaiteurs du genre humain, dont les noms suffiroient pour consacrer le souvenir d'un peuple si justement célèbre à tant d'autres égards, quelques génies extraordinaires se font particulièrement remarquer. Pythagore, Démocrite, Hippocrate, Aristote et Epicure doivent être mis au premier rang. Quoiqu'Hippocrate soit plus spécialement célèbre par ses travaux et ses succès dans la théorie, la pratique et l'enseignement de son art, je le mets de ce nombre, parce qu'il transporta, comme il le dit lui-même, *la philosophie dans la médecine et la médecine dans la philosophie.* Tous les quatre créèrent des méthodes et des systêmes rationnels ; ils y lièrent leurs principes de morale ; ils fondèrent ces principes, ces systêmes et ces méthodes sur la connoissance physique de l'homme. On ne peut douter que la grande influence qu'ils ont exercée sur leur siècle et sur les siècles suivans, ne soit due en grande partie à cette réunion d'objets qui se ren-

voient mutuellement une si vive lumière, et
sont si capables, par leurs résultats combinés,
d'étendre, d'élever et de diriger les esprits.

C'est en vain qu'on chercheroit dans les
monumens historiques, des notions précises
sur les doctrines de Pythagore, sur les véritables progrès qu'il fit faire à la science
humaine : ses écrits n'existent plus ; ses disciples, trop fidèles au mystère dont l'ignorance publique avoit peut-être fait une nécessité pour les philosophes, n'ont guère di-
vulgué que la partie ridicule de ses opinions ;
et les historiens de la philosophie sont presque entièrement réduits sur ce sujet à des
conjectures. Mais il est une autre manière de
juger Pythagore : c'est par les faits. Or, son
école, la plus grande et la plus belle insti-
tution dont un particulier ait jamais formé
le plan, a fourni, pendant plusieurs siècles,
des législateurs à toute l'ancienne Italie, des
savans, soit géomètres, soit astronomes,
soit médecins, à toute la Grèce, et des sages
à l'univers. Je ne parlerai point de cette vue
si simple et si vraie, mais si pitoyablement
défigurée par l'imagination d'un peuple encore enfant, touchant les éternelles trans-
mutations de la matière ; je ne rappellerai

pas sur-tout les découvertes qui sont attri-
buées à ce philosophe, en arithmétique, en
géométrie, et même en astronomie, si l'on
en croit quelques savans (1) : quoique propres sans doute à donner une haute idée
de son génie, elles sont entièrement étrangères à notre objet. Mais je dois observer
qu'il porta le premier le calcul, dans l'étude
de l'homme; qu'il voulut soumettre les phénomènes de la vie à des formules mécaniques; qu'il apperçut entre les périodes des
mouvemens fébriles, du développement ou
de la décroissance des animaux, et certaines
combinaisons ou retours réguliers de nom-
bres, des rapports que l'expérience des siècles
paroît avoir confirmés, et dont l'exposition
systématique constitue ce qu'on appelle en
médecine *la doctrine des crises*. De cette doc-

---

(1) On lui doit, comme chacun sait, l'ingénieuse
table de multiplication que les anciens nous ont transmise : il démontra, le premier, du moins chez les
Grecs, que le carré de l'hypoténuse est égal à la
somme des carrés des deux autres côtés du triangle
rectangle : enfin, il enseignoit que le soleil est immo-
bile au centre du monde planétaire; vérité long-
temps méconnue, et dont la démonstration a fait,
chez les modernes, la gloire de Copernic.

trine

trine découlent non-seulement plusieurs indications utiles dans le traitement des maladies, mais aussi des considérations importantes sur l'hygiène et sur l'éducation physique des enfans. Il ne seroit peut-être pas même impossible d'en tirer encore quelques vues sur la manière de régler les travaux de l'esprit, de saisir les momens où la disposition des organes lui donne plus de force et de lucidité, de lui conserver toute sa fraîcheur, en ne le fatiguant pas à contre-temps lorsque l'état de rémission lui commande le repos. Tout le monde peut observer sur soi-même ces alternatives d'activité et de langueur dans l'exercice de la pensée : mais ce qu'il y auroit de véritablement utile, seroit d'en soumettre les périodes à des règles fixes, dont la base générale et les formules particulières fussent prises dans la nature, et qu'on pût appliquer, moyennant les modifications convenables, aux diverses circonstances du climat, du tempérament, de l'âge, en un mot à tous les cas où les hommes peuvent se trouver (1).

---

(1) Il faudroit pouvoir tracer en même temps les moyens d'arrêter, de changer, de diriger ces mouvemens, quand l'ordre n'en est pas conforme à nos besoins.

I. 2

Une partie des matériaux de ce travail existe : l'observation pourroit facilement fournir ce qui manque ; et la philosophie rattacheroit ainsi quelques idées de Pythagore, et l'une des plus précieuses découvertes de la physiologie ancienne, à l'art de la pensée, qui sans doute n'en doit étudier la formation que pour parvenir, par cette connoissance, à la rendre plus facile et plus parfaite (1).

On peut en dire autant de Démocrite que de Pythagore. Les particularités de ses doctrines n'ont point échappé aux ravages du temps ; on n'en connoît que les vues générales et sommaires. Mais ces vues suffisent pour caractériser son génie et marquer sa place. C'est lui qui le premier osa concevoir un systême mécanique du monde, fondé sur les propriétés de la matière et sur les lois du mouvement ; systême adopté dans la suite et développé par Epicure, et qui, par

______

(1) En traçant un nouveau plan d'hygiène, Moreau de la Sarthe, qui paroît avoir bien senti toute l'étendue de son sujet, a remarqué particulièrement ce point de vue qui s'y présente : ce que le public connoît de son travail et de son talent, dont il a d'ailleurs donné des preuves multipliées, fait juger qu'il doit avoir poussé loin cette importante branche de la médecine.

cela seul qu'il se trouvoit débarrassé de l'absurdité des théogonies, avoit conduit, comme par la main, ses sectateurs à ne chercher les principes de la morale que dans les facultés et dans les rapports des hommes entre eux.

Démocrite avoit senti que l'univers doit s'étudier dans lui-même, dans les faits évidens qu'il présente. Il avoit senti de plus que le cours ordinaire des choses ne nous dévoile pas tout; que l'on peut forcer la nature à produire de nouveaux phénomènes qui jettent de la lumière sur l'enchaînement de ceux que nous connoissons déjà, ou l'inviter en quelque sorte à présenter ces derniers sous des aspects nouveaux qui peuvent les faire connoître mieux encore. En un mot, il indiqua les expériences comme un nouveau moyen d'arriver à la vérité; et seul parmi les anciens, il pratiqua constamment cet art qui, depuis, a fait presque tous les succès et la gloire des modernes.

Dans le temps que ses compatriotes le croyoient en démence, il étoit occupé de dissections d'animaux. Pour étudier les procédés de l'esprit, il avoit jugé nécessaire d'en examiner les instrumens. C'est dans l'organisation de l'homme, comparée avec les fonctions de la vie, avec les phénomènes moraux, qu'il cherchoit la solution des problêmes de métaphysique : c'est sur les facultés et les besoins qu'il établissoit les devoirs, ou les règles de conduite. Dans l'impossibilité de se procurer des cadavres humains, dont les préjugés publics eussent fait regarder les dissections comme d'horribles sacriléges, il cherchoit sur d'autres espèces, et par analogie, des connoissances qu'il ne lui étoit pas permis de puiser directement à leur source. Il jetoit ainsi les premiers fondemens des travaux qu'Erasistrate, Hérophile et Sérapion, secondés par de plus heureuses circonstances, poussèrent rapidement assez loin quelque temps après, mais qui semblent avoir été tout-à-fait oubliés pendant plusieurs siècles, jusqu'à ce qu'enfin les modernes leur aient donné plus d'ensemble et de méthode.

Hippocrate, appelé par les Abdéritains pour guérir Démocrite de sa prétendue folie, le trouva disséquant des cerveaux d'animaux, dans lesquels il s'efforçoit de démêler les mystères de la sensibilité physique, et de reconnoître les organes et les causes qui produisent la pensée. Ces deux sages s'entretinrent de l'ordre général de l'univers, et de celui *du petit monde,* ou de l'homme , dont l'un et l'autre étoient presque également occupés , quoique chacun le considérât plus particulièrement sous le point de vue qui se rapportoit le plus à son objet principal. Dans cette conversation (1), Démocrite paroît avoir senti mieux encore les étroites connexions de l'état physique et de l'état moral : et le médecin, en se retirant, jugea que c'étoit aux Abdéritains , mais non point au prétendu malade , qu'il falloit administrer l'ellébore.

Sur quelques résultats qui tiennent à tout ; sur quelques vues isolées , mais qui supposent de grands ensembles ; sur le caractère , le nombre et la gloire de leurs élèves ou de leurs sectateurs , on peut juger que Pythagore et Démocrite furent des génies rares : mais, encore une fois , on ne connoît point, par le détail, leurs travaux et leurs opinions ; on ignore sur-tout quels progrès la philosophie rationnelle fit entre leurs mains. Une grande partie des ouvrages d'Hippocrate nous

______

(1) Les lettres d'Hippocrate et de Démocrite sont évidemment supposées : mais leur entrevue , attestée par un grand nombre d'écrivains anciens , ne peut guère être révoquée en doute.

ayant été conservée, nous ne sommes pas tout-à-fait dans le même embarras à son égard. Comme la médecine et la philosophie, fondues ensemble dans ses écrits, y sont absolument inséparables, on ne peut écarter ce qui regarde l'une, quand on parle de l'autre. Je vous prie donc, citoyens, de me permettre quelques détails qui, je le répète, pourront ici paroître tenir trop à la médecine, mais sans lesquels pourtant on ne sauroit faire entendre la méthode philosophique de ce grand homme (1).

Hippocrate n'eut pas seulement ses propres observations à mettre en ordre : il étoit le dix-septième médecin de sa race ; et de père en fils, les faits observés par des hommes pleins de sagacité, que la lecture des livres ne pouvoit distraire de l'étude de la nature, avoient été successivement recueillis, entassés et transmis comme un précieux héritage. Hippocrate avoit d'ailleurs voyagé dans tous les pays où quelque ombre de civilisation per-

______

(1) C'est à mon célèbre ami et confrère Thouret, directeur et professeur de l'école de médecine, à nous développer la doctrine d'Hippocrate, et à nous en bien faire connoître la philosophie, la sage hardiesse et l'imposante simplicité.

mettoit de pénétrer ; il avoit copié les histoires des maladies suspendues aux colonnes
des temples d'Esculape et d'Apollon ; il avoit
mis à contribution les ennemis mêmes de sa
famille et de son école, les maîtres de l'école
de Cnide, qui ne savoient pas voir comme
lui dans les faits, mais qui cependant avoient
eu les occasions d'en rassembler un grand
nombre sur presque toutes les parties de l'art.

Ce fut donc après avoir fouillé dans tous
les recueils, après s'être enrichi des dépouilles
de ses prédécesseurs et de ses contemporains,
qu'Hippocrate se mit à observer lui-même.
Personne n'eut jamais plus de moyens de le
faire avec succès, puisque, dans le cours
d'une longue vie, il exerça constamment sa
profession avec un éclat dont il y a peu
d'exemples. Dans ses *Epidémies*, il nous fait
connoître l'esprit qui dirigeoit ses observations, et sa manière d'en tirer des résultats
généraux. Je ne considère point dans ce moment cet ouvrage sous le point de vue mé-
dical : mais il est un vrai modèle de méthode ; et c'est par-là qu'il se rapporte bien
véritablement à notre sujet.

Il est aisé de faire voir combien la manière
dont Hippocrate dirigeoit et exécutoit ses

travaux est parfaitement appropriée à leur nature et à leur but.

Ici, le but de ce grand homme étoit d'observer les maladies qui régnoient dans une ville, ou dans un territoire ; d'assigner ce qu'elles avoient de commun, et ce qui pouvoit les distinguer entre elles ; de voir s'il ne seroit pas possible de trouver la raison de leur dominance et de leurs retours, dans les circonstances de l'exposition du sol, de l'état de l'air, du caractère des différentes saisons. Il sentoit que toute vue générale qui n'est pas un résultat précis des faits, n'est qu'une pure hypothèse : il commença donc par étudier les faits.

Dans chaque malade, il se développe une série de phénomènes : ces phénomènes sont tout ce qu'il y a d'évident et de sensible dans les maladies. Hippocrate s'attache à les décrire par ces coups de pinceau frappans, ineffaçables, qui font mieux que reproduire la nature, car ils en rapprochent et distinguent fortement les traits caractéristiques. Chaque histoire forme un tableau particulier : le sexe, l'âge, le tempérament, le régime, la profession du malade, y sont notés avec soin. La situation du lieu, la nature de ses pro-

ductions, les travaux de ses habitans, sa
température, la manière dont le soleil le regarde, le temps de l'année, les changemens
que l'air a subis durant les saisons précédentes : telles sont les circonstances accessoires qu'il rassemble autour de ses tableaux.
De-là naissent des règles simples, suivant lesquelles les maladies se divisent en générales
et en particulières : et l'influence de ces circonstances diverses sur leur production, déterminée par des rapprochemens et des combinaisons faciles, s'énonce par des déduc-
tions immédiates et directes.

Je le répète encore : la médecine est identifiée dans ses écrits avec les règles ou la pratique de sa méthode ; on ne peut les séparer…
Mais je parle à des hommes qui savent trop bien
que dans les méthodes se trouve renfermée,
en quelque sorte, toute la philosophie rationnelle de chaque siècle et de chaque écrivain.

Les livres aphoristiques d'Hippocrate présentent des résultats plus généraux encore.
Pour être exacts, il faut que ces résultats
soient conformes non-seulement aux observations d'Hippocrate, mais à celles de tous
les siècles et de tous les pays : il faut que tous
les faits qui sont, ou qui pourront être re-

cueillis les confirment, et leur servent, pour
ainsi dire, de commentaire. C'est-là qu'il
fondit ces immenses matériaux qu'une tête
aussi forte étoit seule en état d'arranger et
de réduire dans des plans réguliers : et l'on
voit clairement que ce ne sont pas ceux de ses
écrits dont il attendoit le moins de gloire.

Mais Hippocrate ne se contenta point de
pratiquer et d'écrire : il forma des élèves, il
enseigna. La force et la grandeur du génie se
développent mieux dans les livres : mais dans
la perfection de l'enseignement on voit mieux
aussi peut-être l'excellence, la lumière et la
sagesse de l'esprit. Pour instruire les autres,
il ne suffit pas d'être fort instruit soi-même :
il est nécessaire d'avoir beaucoup réfléchi sur
le développement des idées, d'en bien connoître l'enchaînement naturel, afin de savoir
dans quel ordre elles doivent être présentées
pour être saisies facilement et laisser des traces
durables : on a besoin d'avoir étudié profondément l'art de les rendre, afin d'en sim-
plifier et d'en perfectionner de plus en plus
l'expression. Il semble qu'Hippocrate fût déjà
dans le secret de la méthode analytique de
Condillac. Dans son école, les élèves étoient
entourés de tous les objets de leurs études :

c'est au lit des malades qu'ils étudioient les maladies ; c'est en voyant , en goûtant , en préparant sans cesse les remèdes, en suivant leurs effets dans leurs différentes applications, qu'ils acquéroient des notions précises, et sur leurs qualités sensibles , et sur leurs effets dans le corps humain.

Ces premiers médecins avoient peu d'occasions de cultiver la mémoire qui s'acquiert par les livres : à peine alors existoit-il quelques volumes. Mais, en revanche , ils exerçoient beaucoup celle qui est le résultat des sensations. Par-là , tous les objets de leurs études leur devenoient infiniment plus propres : ils en avoient des idées plus nettes; et leur esprit, pensant plus par lui-même, devenoit aussi plus actif et plus fort.

Et qu'on ne s'imagine pas qu'Hippocrate, comme la plupart des hommes d'un grand talent, ait employé les procédés analytiques sans savoir ce qu'il faisoit, poussé par la seule impulsion d'un génie heureux. La lecture attentive de plusieurs de ses ouvrages prouve qu'il avoit profondément médité sur les routes que l'esprit doit suivre dans ses recherches, et sur l'ordre qu'il doit se tracer dans l'exposition de ses travaux.

Les reproches qu'il fait aux auteurs des maximes Cnidiennes annoncent un homme à qui l'art d'enchaîner les vérités n'étoit pas moins familier que celui de les découvrir, également en garde, et contre ces vues précipitées, qui généralisent sur des données insuffisantes, et contre cette impuissance de l'esprit qui, ne sachant pas appercevoir les rapports, se traîne éternellement sur des individualités sans résultats. Qui jamais mieux que lui sut appliquer aux différentes parties de son art, ces règles générales de raisonnement, cette métaphysique supérieure qui embrasse, et tous les arts, et toutes les sciences? (car elle n'en existoit pas moins déjà pour ceux qui savoient la mettre en pratique, quoiqu'elle n'eût point encore de nom particulier.) Quel autre écrivain, sortant de la sphère de ses travaux, jeta plus souvent ou sur les lois de la nature en elles-mêmes, ou sur les moyens par lesquels on peut les faire servir aux besoins de l'homme, quelques-uns de ces coups-d'œil qui rapprochent les objets les plus distans, parce qu'ils partent de haut et de loin? Enfin ne semble-t-il pas avoir fait, en deux mots à sa manière, l'histoire de la pensée, dans cette phrase tirée des Παραγγελιαι?

« Il faut déduire les règles de pratique, non
» d'une suite de raisonnemens antérieurs,
» quelque probables qu'ils puissent être, mais
» de l'expérience dirigée par la raison. Le ju-
» gement est une espèce de mémoire qui ras-
» semble et met en ordre toutes les impres-
» sions reçues par les sens : car, avant que
» la pensée se produise, les sens ont éprouvé
» tout ce qui doit la former, et ce sont eux
» qui en font parvenir les matériaux à l'en-
» tendement (1) ».

Le mot si répété par l'école des analystes
modernes, *il n'y a rien dans l'esprit qui
n'ait passé par les sens,* est célèbre sans doute
à juste titre : l'exactitude et la briéveté de
l'expression n'en sont pas moins remarquables que l'idée elle - même , et l'époque
dont elle date. Mais Aristote énonce un résultat, tandis qu'Hippocrate fait un tableau ;
et ce tableau date d'une époque antérieure
encore. Nous ne dirons cependant pas que
l'un soit l'inventeur, et l'autre le copiste.
Aristote fut sans doute un des esprits les

----

(1) L'auteur de ce mémoire a cité le même passage
dans un écrit intitulé : *Du degré de certitude de la
médecine.*

plus éminens, une des têtes les plus fortes;
et ses créations métaphysiques, portent, il
faut en convenir, un tout autre caractère
que celles de ses prédécesseurs. C'est à lui
qu'on doit la première analyse complète et
régulière du raisonnement. Il entreprit d'en
déterminer les procédés par des formules mécaniques en quelque sorte : et s'il étoit re-
monté jusqu'à la formation des signes, s'il
avoit connu leur influence sur celle même
des idées, peut-être auroit-il laissé peu de
choses à faire à ses successeurs.

La manière heureuse et profonde dont il
traça les règles de l'éloquence, de la poésie
et des beaux-arts en général, devoit donner
beaucoup de poids à sa philosophie rationnelle : on en voyoit l'application faite à des
objets où tout le monde pouvoit juger et sentir leur justesse. Il étoit difficile de ne pas
s'appercevoir que, si l'artiste produit ce que
le philosophe voudroit en vain répéter, le
philosophe découvre souvent dans les travaux de l'artiste ce que celui-ci n'y soupçonne
pas. L'*Histoire des animaux*, dont Buffon
lui-même n'a point fait oublier les admirables peintures, nous dévoile le secret de ce
beau génie. On le sent avec évidence : c'est

dans l'étude des faits physiques qu'Aristote avoit acquis cette fermeté de vue qui le caractérise, et puisé ces notions fondamentales de l'économie vivante, sur lesquelles sont établies et sa métaphysique et sa morale. Aucune partie des sciences naturelles ne lui étoit étrangère : mais l'anatomie et la physiologie, telles qu'elles existoient alors, l'avoient particulièrement occupé.

Epicure ressuscita la philosophie de Démocrite : il en développa les principes; il en agrandit les vues, et fonda la morale sur la nature physique de l'homme. Mais le malheur qu'il eut de se servir d'un mot qui pouvoit être pris dans un mauvais sens, déshonora sa doctrine aux yeux de beaucoup de personnages plus estimables qu'éclairés, et l'altéra même, à la longue, dans l'esprit et peut-être même dans la conduite de plusieurs de ses sectateurs.

Pour suivre les progrès de l'art du raisonnement, il faut sauter d'Aristote à Bacon. Après quelques beaux jours, qui n'étoient, à proprement parler, que l'aurore de la philosophie, les Grecs tombèrent dans des subtilités misérables. Aristote, malgré tout son génie, y contribua beaucoup; Platon encore

davantage. Les rêves de Platon, qui tendoient éminemment à l'enthousiasme, s'al-
lioient mieux avec un fanatisme ignorant et
sombre : aussi les premiers Nazaréens se hâ-
tèrent-ils de fondre leurs croyances avec le
platonisme, qu'ils trouvoient établi presque
par-tout. Le péripatétisme exigeoit des esprits
plus cultivés. Pour devenir subtil, il faut y
mettre un peu du sien : pour être enthou-
siaste, il suffit d'écouter et de croire.

Les doctrines d'Aristote ne reparurent sur
la scène que du temps des Arabes, qui les por-
tèrent en Espagne avec leurs livres : de-là elles
se répandirent dans tout le reste de l'Europe.

Ce qu'Aristote contient de sage et d'utile,
avoit disparu dans ses commentateurs. Son
nom régnoit dans les écoles : mais sa philosophie, défigurée par l'obscurité dont il s'étoit
enveloppé lui-même (et quelquefois à dessein), par les méprises des copistes, par les erreurs inévitables des premières traductions,
par les absurdités que chaque nouveau maître
ne manquoit guère d'y ajouter, étoit entièrement méconnoissable ; il n'en restoit que les
divisions subtiles et les formes syllogistiques.

Bacon vient tout-à-coup, au milieu des ténèbres et des cris barbares de l'école, ouvrir

de

de nouvelles routes à l'esprit humain : il indique de nouveaux moyens d'arracher ses secrets à la nature ; il trouve de nouvelles méthodes pour développer, fortifier et diriger
l'entendement. Sa tête vaste avoit embrassé
toutes les parties des sciences. Il connoissoit
les faits sur lesquels elles reposent, et que
la suite des siècles avoit recueillis : il fut assez
heureux pour grossir lui - même ce recueil
d'un assez grand nombre d'expériences entièrement neuves. Mais il s'occupa, d'une manière particulière, de la physique animale.
Dans le petit écrit intitulé *Historia vitæ et
mortis*, on rencontre une foule d'observations profondes qui lui appartiennent ; et
dans le grand ouvrage *de Augmentis scien-
tiarum*, il y a quelques chapitres sur la médecine, qui contiennent peut-être ce qu'on
a dit de meilleur touchant sa réforme et son
perfectionnement.

Une constitution délicate l'avoit mis à portée d'observer plus en détail, et de sentir plus
directement, les relations intimes du physique et du moral. Il ne s'occupe pas avec
moins de soin de l'art de prolonger la vie,
de conserver la santé, de donner aux organes
cette sensibilité fine, qui multiplie les im-

pressions, et de maintenir entre eux cet équilibre qui règle les idées , que de perfectionner ces mêmes idées par les moyens moraux
de l'instruction et des habitudes. En même
temps qu'il assigne et classe les sources de
nos erreurs , qu'il enseigne comment il faut
passer des faits particuliers aux résultats généraux , appliquer ces résultats à de nouveaux faits pour aller à des généralités plus
étendues encore ; en même temps qu'il fait
voir pourquoi les formes syllogistiques ne
conduisent point à la vérité, si les mots dont
on se sert n'ont pas une détermination précise, et qu'il crée, comme il le dit lui-même,
un nouvel instrument pour les opérations intellectuelles : on le voit sans cesse occupé
de diététique et de médecine , sous le rapport de l'influence que les maladies et la
santé , tel genre d'alimens ou tel état des
organes , peuvent avoir sur les idées et sur
les passions.

Les erreurs de Descartes ne doivent pas
faire oublier les immortels services qu'il a
rendus aux sciences et à la raison humaine.
Il n'a pas toujours atteint le but; mais il a
souvent tracé la route. Personne n'ignore
qu'en appliquant l'algèbre au calcul des cour-

bes, il a fait changer de face à la géométrie ; et ses écrits, purement philosophiques ou moraux, sont pleins de vues d'une grande justesse autant que d'une grande profondeur. On sait aussi qu'il passa une partie de sa vie à disséquer. Il croyoit que le secret de la pensée étoit caché dans l'organisation des nerfs et du cerveau ; il osa même, et sans doute il eut tort en cela, déterminer le siége de l'ame : mais il étoit persuadé que les observations physiologiques peuvent seules faire connoître les lois qui la régissent ; et, sur ce dernier point, il avoit bien raison. « Si » l'espèce humaine peut être perfectionnée, » c'est, dit-il, dans la médecine qu'il faut » en chercher les moyens ».

On peut regarder Hobbes comme l'élève de Bacon. Mais Hobbes avoit plus médité que lu : il étoit entièrement étranger à plusieurs parties des sciences, et ne paroissoit guère pouvoir suivre son maître que dans les matières de pur raisonnement. Mais par une classification extrêmement méthodique, et par une précision de langage que peut-être aucun écrivain n'a jamais égalée, il rendit plus sensibles et plus correctes, il agrandit même et lia par de nouveaux rapports, les idées qu'il avoit empruntées de lui. Sans doute l'un des plus grands sujets d'étonnement est de voir à quels sophismes misérables sur les plus grandes questions politiques, cette forte tête put se laisser entraîner, en partant de principes si solides et se servant d'un instrument si parfait : et cet exemple des nuages que l'aspect des grandes calamités publiques peut élever dans les meilleurs esprits, devroit bien n'être pas perdu pour nous dans ce moment.

Depuis Bacon jusqu'à Locke, la théorie de l'entendement n'avoit donc pas fait tous les progrès qu'on pouvoit attendre. Mais Locke s'empare de l'axiome d'Aristote, des idées de Bacon sur le syllogisme. Il remonte à la véritable source des idées ; il la trouve dans les sensations : il remonte à la véritable source des erreurs ; il la trouve dans l'emploi vicieux des mots. Sentir avec attention ; représenter ce qu'on a senti par des expressions bien déterminées ; enchaîner dans leur ordre naturel les résultats des sensations : tel est, en peu de mots, son art de penser. Il faut observer que Locke étoit médecin ; et c'est par l'étude de l'homme physique qu'il avoit préludé à ses découvertes dans la métaphysique, la morale et l'art social.

Parmi ses successeurs, ses admirateurs, ses disciples, celui qui paroît avoir eu le plus de force de tête, quoiqu'il n'ait pas été l'esprit le plus lumineux, quoique même on puisse lui reprocher des erreurs, Charles Bonnet fut un grand naturaliste autant qu'un grand métaphysicien. Il a fait plusieurs applications directes de ses connoissances anatomiques à la psychologie; et si, dans ses applications, il n'a pas été toujours également heureux, il a du moins fait sentir plus nettement cette étroite connexion entre les connoissances relatives à la structure des organes, et celles qui se rapportent aux opérations les plus nobles qu'ils exécutent.

Enfin notre admiration pour l'esprit sage, étendu, profond, d'Helvétius, pour la raison lumineuse et la méthode parfaite de Condillac, ne nous empêchera pas de reconnoître qu'ils ont manqué l'un et l'autre de connoissances physiologiques, dont leurs ouvrages auroient pu profiter utilement. S'ils eussent mieux connu l'économie animale, le premier auroit-il pu soutenir le système de l'égalité des esprits? Le second n'auroit-il pas senti que l'ame, telle qu'il l'envisage, est une faculté, mais non pas un être; et que, si c'est un être, à ce titre elle ne sauroit avoir plusieurs des qualités qu'il lui attribue?

Tel est le tableau rapide des progrès de l'analyse rationnelle. On y voit déjà clairement un rapport bien remarquable entre les progrès des sciences philosophiques et morales et ceux de la physiologie, ou de la science physique de l'homme : mais ce rapport se retrouve encore bien mieux dans la nature même des choses.

§. III.

La sensibilité physique est le dernier terme auquel on arrive dans l'étude des phénomènes de la vie, et dans la recherche méthodique de leur véritable enchaînement : c'est aussi le dernier résultat, ou, suivant la manière commune de parler, le principe le plus général que fournit l'analyse des facultés intellectuelles et des affections de l'ame. Ainsi donc le physique et le moral se confondent à leur source ; ou, pour mieux dire, le moral n'est que le physique considéré sous certains points de vue plus particuliers.

Si l'on croyoit que cette proposition demande plus de développement, il suffiroit d'observer que la vie est une suite de mou-

vemens qui s'exécutent en vertu des impressions reçues par les différens organes ; que
les opérations de l'ame ou de l'esprit résultent
aussi des mouvemens exécutés par l'organe
cérébral ; et ces mouvemens, d'impressions,
ou reçues et transmises par les extrémités sentantes des nerfs dans les différentes parties,
ou réveillées dans cet organe par des moyens
qui paroissent agir immédiatement sur lui.

Sans la sensibilité, nous ne serions point
avertis de la présence des objets extérieurs;
nous n'aurions même aucun moyen d'appercevoir notre propre existence, ou plutôt
nous n'existerions pas. Mais du moment que
nous sentons, nous sommes. Et lorsque, par
les sensations comparées qu'un même objet
fait éprouver à nos différens organes, nous
avons pu nous assurer que leur cause réside
hors de nous, déjà nous avons une idée de
ce qui n'est point nous-mêmes : c'est là notre
premier pas dans l'étude de la nature.

Si nous n'éprouvions qu'une seule sensation dans chacun de nos organes, nous n'aurions, à ce que je pense, qu'une seule idée :
nous saurions qu'indépendamment de nous,
il existe quelque chose ; nous ne pourrions
en savoir rien de plus. Mais comme nos sen-

sations diffèrent entre elles , et que les différences de celles reçues dans un organe correspondent , suivant des lois constantes, aux
différences de celles reçues dans un autre, ou
dans plusieurs autres ; nous sommes assurés
qu'il règne entre les causes extérieures , du
moins relativement à nous , la même diversité qu'entre nos sensations : je dis relativement à nous ; car puisque nos idées ne sont
que le résultat de nos sensations comparées ,
il ne peut y avoir que des vérités relatives à
la manière générale de sentir de la nature humaine; et la prétention de connoître l'essence
même des choses est d'une absurdité que la
plus légère attention fait appercevoir avec évidence. Pour le dire en passant , il s'ensuit encore de-là, qu'il n'existe pour nous de causes
extérieures que celles qui peuvent agir sur
nos sens , et que tout objet auquel nous ne
saurions appliquer notre faculté de sentir,
doit être exclu de ceux de nos recherches.

Mais les impressions que font sur nous les
mêmes objets, n'ont pas toujours le même
degré d'intensité, ne sont pas toujours aussi
durables. Tantôt elles glissent sans presque
exciter l'attention; tantôt elles la captivent
avec une force irrésistible , et laissent après

elles des traces profondes. Certainement les
hommes ne se ressemblent point par la manière de sentir : l'âge, le sexe, le tempérament, les maladies, mettent entre eux de notables différences; et dans le même homme,
les diverses impressions ont, suivant leur nature et suivant beaucoup d'autres circonstances accessoires, un degré très-inégal de
force ou de vivacité. Cela posé, l'on voit que
certaines idées doivent tour-à-tour, ou ne pas
naître, ou devenir dominantes : qu'une personne peut être frappée, saisie, maîtrisée par
des impressions que l'autre remarque à peine,
ou ne sent même pas : que l'image des objets
disparoît quelquefois au premier souffle ,
comme les figures tracées sur le sable, d'autres fois acquiert un caractère de persistance,
et, pour ainsi dire, d'obstination, qui peut
aller jusqu'à rendre sa présence dans la mémoire incommode et pénible : que de ces impressions, si peu semblables chez les divers
individus, doivent résulter des tournures très-
diverses d'esprit et d'ame ; et que de l'asso-
ciation ou de la comparaison chez le même
homme, d'impressions inégales dans les diverses circonstances, doivent résulter également
des idées, des raisonnemens, des détermina-

tions très-variables, qui ne permettent pas de leur assigner de type fixe ou constant, et surtout de type commun à tout le genre humain.

Non-seulement la manière de sentir est différente chez les hommes, à raison de leur organisation primitive et des autres circonstances de l'âge et du sexe, exclusivement dépendantes de la nature : mais elle est modifiée puissamment par le climat, dont l'homme n'est pas toujours dans l'impossibilité de diriger l'influence ; elle l'est aussi par le régime, le caractère, ou l'ordre des travaux ; en un mot par l'ensemble des habitudes physiques, qui le plus souvent peuvent être soumises à des plans raisonnés : et la médecine, en faisant connoître les maladies qui changent particulièrement l'état de la sensibilité, et déterminant quels sont les remèdes dont l'action peut la ramener à l'ordre naturel, fournit un grand moyen de plus, d'agir sur l'origine même des sensations.

C'est sous ce point de vue que l'étude physique de l'homme est principalement intéressante : c'est-là que le philosophe, le moraliste, le législateur, doivent fixer leurs regards, et qu'ils peuvent trouver à-la-fois, et des lumières nouvelles sur la nature humaine, et des vues fondamentales sur son perfectionnement.

Attachés sans relâche à l'observation de la nature, les anciens remarquèrent bientôt cette correspondance de certains états physiques avec certaines tournures d'idées, avec certains penchans du caractère. Galien, dans sa *Classification des tempéramens*, voulut en rapporter les lois à des points fixes. Hippocrate en avoit déjà donné le premier apperçu par sa doctrine des élémens. Dans le *Traité des eaux, des airs et des lieux*, il avoit examiné l'influence de ces trois causes réunies sur le naturel des individus et sur les mœurs des nations : il l'avoit fait en philosophe autant qu'en médecin. Les modernes qui ont traité les mêmes sujets, se sont presque bornés à copier ces deux grands hommes. Ce qu'ils ont hasardé relativement au point de vue moral de la diététique, porte plutôt l'empreinte de l'esprit d'hypothèse que d'une sage observation. Mais il n'en reste pas moins évident que les anciens nous avoient mis sur la route de la vérité : et s'ils ne l'ont pas toujours dégagée des obscurités, ou des erreurs qui l'embarrassent, c'est qu'ils manquoient des faits nécessaires pour cela.

Pour prendre un exemple, suivons-les dans leur tableau des tempéramens.

§. IV.

LES anciens, dis-je, avoient remarqué qu'à telles apparences extérieures, c'est-à-dire, à telle physionomie, taille, proportion des membres, couleur de la peau, habitude du corps, état des vaisseaux sanguins, correspondoient assez constamment telles dispositions de l'esprit, ou telles passions particulières. Je me borne aux traits principaux, me réservant de traiter ailleurs ce sujet plus en détail, et d'après des considérations qui me paroissent plus exactes.

Dans l'esquisse suivante, les trois tableaux, 1°. de l'état physique, 2°. du caractère des idées, 3°. des affections et des penchans, vont toujours marcher de front et se rapporter les uns aux autres, suivant certaines lois fixes. C'est par-là que la doctrine des tempéramens est étroitement liée à toutes les études psychologiques.

Ainsi donc les anciens avoient vu que les hommes d'une taille et d'un embonpoint médiocre, avec des membres bien proportionnés, un visage riant et fleuri, des yeux vifs, des cheveux châtains, une peau souple et molle, un pouls ondoyant et facile, des mouvemens libres, lestes, déterminés, mais sans violence, jouissent, dans les opérations intérieures de leur esprit, de la même aisance, de la même liberté ; que leurs affections, aimables et riantes comme leur physionomie, en font des hommes de plaisir et d'un commerce agréable. Dans ces sujets, des nerfs toujours épanouis rendent les impressions vives et rapides : mais cette promptitude même, et la facilité singulière avec laquelle toutes les parties du système communiquent entre elles, font que les mouvemens se calment aussi facilement qu'ils sont excités. Il y a donc peu de constance et de suite dans les déterminations physiques ; il y en a peu dans les sensations mêmes dont elles dépendent. Par la même raison, les maladies ont chez eux le même caractère d'instabilité : elles se forment et se montrent tout-à-coup ; elles se terminent promptement. Leurs maladies morales, leurs passions, leurs chagrins, n'ont pas des racines plus profondes. Leurs passions sont vives, instantanées, quelquefois impétueuses ; mais bientôt elles s'appaisent et s'éteignent. Le chagrin, auquel l'habitude du plaisir et du bonheur les rend plus sensibles, et que, pour cela même, ils écartent avec grand soin, s'empare vivement de leurs ames mobiles : mais ses traces y sont peu durables. On peut compter sur une bienveillance habituelle de leur part : il ne faut pas en attendre des procédés suivis et constans, un système de conduite que les occasions de plaisir ne puissent jamais distraire, que les obstacles ne rebutent pas. Ils sont propres aux travaux d'imagination, sur-tout à ceux qui ne demandent que des impressions heureuses, et ce degré d'attention à leurs circonstances et à leurs effets, qui devient un plaisir de plus. Tout ce qui exige une grande et forte méditation, beaucoup de soin et d'opiniâtreté, ne sauroit leur convenir; ils en sont entièrement incapables.

D'autres hommes, avec une physionomie plus hardie et plus prononcée, des yeux étincelans, un visage sec et souvent jaune, des cheveux d'un noir de jais, quelquefois crépus; une charpente forte, mais sans embonpoint; des muscles vigoureux, mais d'une apparence grêle; en tout, un corps maigre et des os saillans; un pouls fort, brusque, dur : ces hommes, dis-je, montrent une grande capacité de conception, reçoivent et combinent avec promptitude beaucoup d'impressions diverses, sont entraînés incessamment par le torrent de leur imagination, ou de leurs passions. Des talens rares, de grands travaux, de grandes erreurs, de grandes fautes, quelquefois de grands crimes : tel est l'apanage de ces êtres ou sublimes, ou dangereux. Ils veulent tout emporter par la force, la violence, l'impétuosité : mais leur imagination, qui les promène sans cesse d'objets en objets, de plans en plans, ne leur permet guère d'exécuter avec patience et dans le détail, ce qu'ils conçoivent avec audace et dans l'ensemble. Ils ne sont pas incapables d'opiniâtreté ; mais ils ne la montrent que lorsqu'il s'agit de vaincre de grandes et fortes résistances. D'ailleurs, aussi mobiles que les précédens, ils le paroissent davantage : leurs changemens brusques ont en effet quelque chose de bien plus frappant ; car leur vie entière étant un état de passion, ce qu'ils rebutent aujourd'hui avec dégoût, ils l'avoient embrassé hier avec transport. Ils sont ordinairement grands mangeurs et portés à tous les excès.

Leurs maladies ont un caractère singulier de véhémence : elles se rapportent presque toutes à la classe des plus aiguës, changent brusquement de face, et se terminent ou par une mort prompte, ou par des crises précipitées.

Il est au contraire des hommes dont la complexion lâche et molle, la physionomie tranquille et presque insignifiante, les cheveux plats et sans couleur, les yeux ternes, les muscles foibles, quoique volumineux, le corps chargé d'embonpoint, les mouvemens tardifs et mesurés, le pouls lent, petit, incertain, disparoissant sous le doigt, annoncent des dispositions physiques entièrement opposées à celles que nous venons de décrire. Leurs sensations sont peu vives et peu profondes ; leurs idées peu nombreuses et peu rapides, mais, par cette raison même, assez nettes ; leurs affections paisibles et douces, mais sans énergie. Ils mangent peu, digèrent lentement, dorment beaucoup, ne cherchent que le repos. Leurs maladies sont catarrales et muqueuses. Ordinairement la nature n'y fait que des efforts incomplets ; et l'on n'y rencontre point de vraies solutions critiques. Le même génie

semble

semble présider aux travaux de ces hommes.
Ceux qui demandent de l'activité, de la hardiesse, de la promptitude, de grands efforts,
les effraient et les rebutent : ils se plaisent et
réussissent à ceux qui peuvent se faire à loisir
et tranquillement, où l'attention et la patience
tiennent lieu de tout. Leurs qualités morales
répondent à leur constitution, à leurs habitudes physiques, à leurs penchans directs. Ils
ont un esprit sage, un caractère sûr, une conduite modérée, des opinions et des goûts qui
se plient facilement à ceux d'autrui. En un
mot, leurs idées, leurs sentimens, leurs vertus, leurs vices, ont un caractère de médiocrité
qui, malgré l'indolence naturelle de ces sujets, les rend extrêmement propres aux affaires de la vie : de sorte que, sans se donner
beaucoup de mouvement pour rechercher les
hommes, ils en deviennent bientôt naturellement les guides, les conseils, et finissent
souvent par les gouverner avec une autorité
que des qualités plus brillantes ou plus prononcées donnent quelquefois, mais ne permettent guère de conserver long-temps.

Enfin il est des hommes qui semblent
presque également étrangers aux différentes
formes extérieures et aux habitudes dont

nous venons de marquer les traits distinctifs. Leur physionomie est triste, leur visage
pâle, leurs yeux enfoncés et pleins d'un feu
sombre, leurs cheveux noirs et plats, leur
taille haute, mais grêle, leur corps maigre
et presque décharné, leurs extrémités longues. Ils ont le pouls petit, tardif, dur : ils
sont sujets à des maladies opiniâtres, dont
les crises se font avec peine, après de longs
tâtonnemens de la nature. Tous leurs mouvemens portent un caractère de lenteur et de
circonspection. Ils marchent courbés et à
petits pas, qu'ils ont l'air d'étudier soigneusement ; leur regard a quelque chose d'inquiet ou de timide. Ils fuient les hommes,
dont la présence agit sur eux d'une manière
incommode : ils cherchent la solitude, qui les
soulage de ces impressions pénibles. Cependant leur physionomie porte l'empreinte
d'une sensibilité qui intéresse ; et leurs manières ont un certain charme, auquel, peut-
être, je ne sais quel commencement de compassion donne encore plus d'empire.

Ces hommes, dont l'aspect est celui de la
foiblesse, sont d'une force de corps remarquable : ils supportent les travaux les plus
longs et les plus fatigans ; ils y mettent une

patience, une opiniâtreté sans égales. Leurs impressions ne sont, en général, ni multipliées, ni rapides : mais elles ont une profondeur, une ténacité, qui font qu'ils ne peuvent s'y soustraire; et voilà pourquoi elles deviennent confuses, importunes, pour peu qu'elles se pressent et se multiplient; voilà pourquoi ils veulent toujours se retirer à l'écart pour s'en occuper tranquillement, pour les méditer en liberté : de là vient aussi cette force singulière de mémoire qui leur est propre.

Leurs idées sont l'ouvrage de la méditation ; elles en portent l'empreinte. Ils retournent un sujet de toutes les manières, et finissent par y trouver ou des faits, ou des rapports nouveaux : mais ils en trouvent souvent de chimériques ; c'est parmi eux que sont les plus grands visionnaires ; et comme ils ont médité soigneusement, ils ont beaucoup de peine à revenir de leurs erreurs. Leur langage est plein de force et d'imagination ; c'est celui d'hommes persuadés : ils y portent souvent des expressions neuves et des formes originales. Ils sont propres à beaucoup de choses, mais rarement à ce qui demande de la promptitude et de la détermination dans l'esprit ; d'ailleurs d'une défiance d'eux-mêmes , qui ne nuit pas seulement à leurs succès dans le monde , mais encore à la perfection même, et sur-tout à l'utilité de leurs travaux.

Quant à leurs passions, elles ont un caractère de durée , et, pour ainsi dire, d'éternité, qui les rend tout-à-tour, très-intéressans , et très-redoutables. Amis constans, ils sont implacables ennemis. Leur timidité naturelle les rend soupçonneux ; leur défiance d'eux - mêmes les rend jaloux. Ces deux dispositions se trouvent singulièrement aggravées par une imagination qui retient obstinément et combine sans cesse les impressions les plus légères en apparence, et pour qui les moindres choses sont des événemens : et lorsque la réflexion , qui les porte aux habitudes d'ordre et de règle, ne donne pas une bonne direction à leur sensibilité, ne les rend pas et meilleurs, et plus moraux, elle en fait souvent des êtres d'autant plus dangereux , que la nature leur a donné de grands moyens d'agir sur les hommes , notamment cette persévérance opiniâtre avec laquelle ils usent, pour ainsi dire , les résistances que la force tenteroit vainement de briser.

Les anciens, dont l'esprit méditatif cher- choit à systématiser toutes les connoissances, avoient cru voir dans le corps humain quatre humeurs primitives, qui, par leur mélange, forment toutes les autres, et, par leur do- minance respective, déterminent particuliè- rement l'état et les habitudes des différens organes. Ils rapportoient chacun des tempé- ramens principaux à l'une de ces humeurs. Ils avoient cru voir aussi des analogies frap- pantes entre chacune d'elles et chacune des quatre saisons de l'année, et, par suite, entre les saisons et les tempéramens. Enfin ils avoient constaté que certains tempéramens sont plus communs ou plus rares dans cer- tains climats : et pour rendre leur systême plus brillant et plus complet, ils avoient pensé que les différens âges pouvoient venir s'y ranger, dans le même ordre, chacun à côté de l'hu- meur ou du tempérament qui lui correspond; ce qui faisoit, en quelque sorte, passer suc- cessivement tous les individus par les diver- ses habitudes physiques, en même temps que par les diverses époques de la vie (1).

____

(1) Voyez sur les tempéramens, Haller, Cullen et nos deux célèbres professeurs Pinel et Hallé ; voyez

Voilà, sur ce sujet, leur doctrine en peu de mots. On sent bien qu'elle demande beaucoup d'explications et de modifications : ils le sentoient eux-mêmes. Ils n'ont pas prétendu tracer des modèles dont l'observation journalière offrît les copies exactes. Dans la nature, les tempéramens se combinent et se mitigent de cent manières différentes. On n'en rencontre presque point qui soient exempts de mélange. Les anciens l'ont reconnu, l'ont déclaré formellement; ils ont même tracé les caractères des genres principaux qui devoient naître de ces combinaisons. Ils appeloient *tempérament tempéré* par excellence, celui qui se forme des quatre, mêlés, pour ainsi dire, à parties égales. C'est le meilleur de tous ; rien n'y domine : mais c'est encore un type abstrait qui n'existe pas dans la nature. Les autres *tempéramens tempérés*, les seuls véritablement existans, sont d'autant plus parfaits, qu'ils se rapprochent davantage de celui-là. Les hommes les plus sages et les

aussi la physiologie de Richerand, jeune médecin de la plus haute espérance, qui déjà se place à côté des maîtres de l'art.

plus excellens appartiennent à cette grande classe.

Mais il faut convenir qu'en quittant les généralités, les anciens se sont ici perdus dans des visions.

§. V.

Les modernes ont ajouté quelque chose à cette doctrine; ils en ont écarté des vues erronées; ils ont entrevu qu'il étoit possible de lui donner des bases plus solides et plus conformes à l'état actuel des lumières.

Qu'on me permette quelques réflexions à cet égard : elles sont nécessaires à la suite et à l'ordre des idées que nous parcourons.

D'abord, on a dit que cette division des tempéramens primitifs en quatre, étoit absolument arbitraire; qu'il pouvoit y en avoir, qu'il y en avoit même quelques-uns de plus dans la nature. Par exemple, les sujets musculeux et robustes (*musculosi quadrati*), chez qui les forces sensitives et les forces motrices sont plus parfaitement en équilibre, chez qui nulle espèce d'habitude physique n'est dominante, ne paroissent guère pouvoir se rapporter à aucun chef de l'ancienne classification : ils font véritablement bande à part. C'est Haller qui a fait cette observation; elle est juste.

En second lieu, on a révoqué fortement en doute cette dominance de certaines humeurs dans les différentes constitutions : on est allé même jusqu'à nier l'existence de l'une de ces humeurs, dont l'anatomie n'a jamais pu découvrir la source, et qui, ne se montrant que dans les états de maladie, semble être plutôt le résultat d'une dégénération, qu'une production régulière de la nature.

Troisièmement, en revenant sur l'histoire des maladies et des penchans propres à chaque âge, on a vu clairement que ce n'étoit pas dans l'absence ou la présence de telle ou de telle humeur, dans sa prépondérance ou sa subordination relativement aux autres, qu'on pouvoit trouver la raison de ces divers phénomènes et de leur ordre de succession. Mais la proportion des fluides et des solides n'est pas uniforme dans l'enfance et dans l'âge mûr, dans l'âge mûr et dans la vieillesse : or, comme la même différence se rencontre dans les divers tempéramens, il est naturel de penser que cette circonstance y joue un rôle principal.

On n'a pas eu de peine à remarquer en outre que, dans chaque âge, les humeurs ont une direction particulière; que les mouvemens tendent spécialement vers tel ou tel organe; que non-seulement les organes ne se développent pas tous aux mêmes époques, mais qu'à développement d'ailleurs égal, ils deviennent successivement (et cela dans un ordre qui se rapporte à celui des habitudes, du caractère, des sentimens et des idées, en un mot à l'état des facultés morales), ils deviennent, dis-je, successivement des centres particuliers de sensibilité, des foyers nouveaux d'action et de réaction.

Cette considération devoit conduire directement à une autre vue, qui n'a cependant encore été que soupçonnée.

Quelques observateurs se sont apperçus que les différens organes, ou les différens systêmes d'organes, n'ont pas le même degré de force ou d'influence chez les divers sujets: chaque personne a son organe fort et son organe foible. Chez les uns, le systême musculaire semble tout attirer à lui : chez d'autres, le systême cérébral et nerveux joue le principal rôle ; c'est-à-dire, que les forces

sensitives et les forces motrices ne sont pas
toujours dans les mêmes rapports. De-là résultent des différences notables dans les dispositions purement physiques ; de-là résultent aussi des différences analogues dans
l'état moral. Les médecins penseurs , à qui
cette remarque appartient , se sont hâtés
d'en faire l'application à la pratique de leur
art ; mais ils n'ont pas négligé totalement
les inductions que la philosophie rationnelle
et la morale peuvent en tirer. Zimmermann
a traité la partie médicale de ce sujet avec
quelque étendue, dans son ouvrage, *Von
der Erfahrung in Arzney-kunst* (De l'Expérience en Médecine). Il a fait voir que la
connoissance de cette force ou de cette foiblesse relative des organes étoit extrêmement importante pour la détermination des
plans de traitement ; et il a tracé des règles
pour arriver à cette connoissance , par des
signes évidens et sensibles , ou par des faits
qui s'offrent d'eux-mêmes à l'observation.

Je trouve dans des notes isolées, que j'ai
recueillies sous Dubrueil, en suivant avec lui
ses malades , un passage qui me semble se
rapporter parfaitement au sujet que nous
examinons. C'est Dubrueil qui parle.

« Cette justesse de raison, cette sagacité
» froide qui, d'après l'ensemble des don-
» nées, sait tirer les résultats avec précision,
» ne suffit pas au médecin : il lui faut encore
» cette espèce d'instinct qui devine dans un
» malade la manière dont il est affecté. Je ne
» parle pas seulement du degré de sensibi-
» lité, d'irritabilité, de mobilité du sujet
» qu'on traite, degré qui détermine la dose
» et le choix des remèdes ; mais encore des
» divers centres de sensibilité, des différens
» rapports entre les organes qui s'observent
» dans tel ou tel individu.

» Ainsi, par exemple, de trois personnes
» qui se présentent à moi, ayant des nerfs
» délicats, des connoissances, une existence
» morale bien développée, l'une a une sen-
» sibilité profonde, un caractère sérieux, un
» esprit sage, une conduite régulière ; et elle
» rapporte toutes ses douleurs habituelles
» au diaphragme et à la région précordiale.

» Le second malade, plein de vivacité et
» d'idées qui se succèdent rapidement les
» unes les autres, violent dans ses desirs,
» inconstant dans sa conduite, formant tous
» les jours de nouveaux projets, sent que,
» dans tous ses maux, la tête est la première

» affectée, que le sang s'y porte avec vio-
» lence.

» Le troisième, triste et mélancolique,
» opiniâtre dans ses sentimens, bizarre dans
» ses goûts, ami de la solitude, a les hypo-
» condres engorgés, quelquefois gonflés,
» tendus, un peu douloureux. Ses diges-
» tions sont imparfaites : il est tourmenté
» de vents ; il ne s'occupe que de ses maux.

» On ne sera pas étonné que je ne parle
» ici que des personnes qui ont une exis-
» tence morale bien développée : c'est chez
» elles sur-tout que les différens degrés et
» les divers centres de sensibilité sont faciles
» à reconnoître ».

Ce qui suit dans cette note, est relatif aux
considérations particulières qu'exige le traitement de la même fièvre aiguë dans ces trois
sujets : les vues en sont purement médicales, et je ne crois pas devoir les rapporter.

Voilà ce que pensoit un homme qui réu-
nissoit à toutes les lumières de son art la
plus haute philosophie et l'esprit d'observation le plus exact : homme précieux sous
tous les rapports, qui, enlevé subitement,
au milieu de sa carrière, à la science, à ses
amis, à l'humanité, n'avoit eu, dans le

cours d'une pratique immense, le temps
de rien écrire, et dont la gloire n'existe
que dans le souvenir des hommes qui l'ont
connu, et des malades qui doivent la vie à
ses soins.

Ces idées, dis-je, et celles de Zimmermann, devoient mener immédiatement à
une autre vue, qui paroît n'avoir pas été
tout-à-fait étrangère à Bordeu : c'est que la
différence des tempéramens dépend sur-tout
de celle des centres de sensibilité, des rapports de force ou de foiblesse, et des communications sympathiques de divers organes.
On sent bien que je ne puis qu'indiquer ici
cette vue importante, qui se lie à tous les
principes fondamentaux de l'économie animale, et par conséquent à la science de
l'homme ; mais on sent aussi qu'elle mérite d'être développée ailleurs plus en détail (1).

Jusqu'ici nous n'avons parlé que de l'état
physique sain. Mais les maladies y portent
de grands changemens ; et leur effet se remarque aussi-tôt dans la tournure, ou la

____

(1) Nous reviendrons, dans un autre Mémoire,
sur les tempéramens et sur leurs effets moraux.

marche des idées, dans le caractère ou le différent degré des affections de l'ame. Quand cet effet est léger, il ne frappe, il est vrai, que les observateurs extrêmement attentifs : cependant il n'en est pas pour cela moins réel alors. Mais si-tôt qu'il devient plus grave, il se manifeste par des bouleversemens sensibles à tous les yeux : c'est déjà ce qu'on appelle *délire*. Si le désordre est encore plus grand, c'est la *manie*, la folie complète, soit paisible, soit furieuse. Ici, les phénomènes moraux peuvent être facilement soumis à l'observation raisonnée ; et les dispositions organiques correspondantes, ont nécessairement des caractères moins fugitifs.

La théorie des délires ou de la folie, et la comparaison de tous les faits que cette théorie embrasse, doivent donc jeter beaucoup de jour sur les rapports de l'état physique avec l'état moral, sur la formation même de la pensée et des affections de l'ame.

§. VI.

Ici, pour diriger utilement les recherches, il falloit d'abord savoir quels sont les organes particuliers du sentiment , et si , dans les lésions des facultés intellectuelles , ces organes sont les seuls affectés, ou s'ils le sont avec d'autres , et seulement d'une manière plus spéciale.

Des expériences directes , dont il est inutile de rendre compte , ont prouvé que le cerveau , la moelle alongée , la moelle épinière et les nerfs , sont les véritables , ou du moins les principaux organes du sentiment. Les nerfs , confondus à leur origine , et formés de la même substance que le cerveau , sont déjà séparés en faisceaux à leur sortie du crâne et de la cavité vertébrale : les gros troncs contiennent , sous une enveloppe commune, des troncs plus petits , qui contiennent à leur tour de nouvelles divisions ; et ainsi de suite, sans qu'on ait jamais pu trouver un nerf, quelque fin qu'il parût à l'œil , dont l'enveloppe n'en renfermât encore un grand nombre de plus petits. Tous ces nerfs , si déliés, vont se distribuer aux différentes parties du corps : de sorte que chaque point sentant a le sien , et communique, par son entremise, avec le centre cérébral.

D'autres expériences ont fait voir que la sensation , ou du moins sa perception, ne

se fait pas à l'extrémité du nerf et dans l'organe auquel la cause qui la détermine est
appliquée ; mais dans les centres, dont tous
les nerfs tirent leur source, où les impressions vont se réunir. On a vu même que, dans
plusieurs cas, les mouvemens occasionnés
dans une partie tiennent aux impressions
reçues dans une autre, dont les nerfs ne
communiquent avec ceux de la première que
par l'entremise du cerveau : or, on sait que
tout mouvement régulier suppose l'influence
nerveuse sur le muscle qui l'exécute, et
cette influence, la communication libre des
nerfs avec leur origine commune. Ainsi donc
ce sont bien véritablement les nerfs qui sentent ; et c'est dans le cerveau, dans la moelle
alongée, et vraisemblablement aussi dans
la moelle épinière, que l'individu perçoit
les sensations.

Ce premier point bien déterminé, l'on a
dû rechercher si, dans les délires aigus ou
chroniques de toute espèce, le système cérébral et les nerfs se trouvoient dans des
états particuliers ; si ces états étoient constamment les mêmes, ou s'ils étoient variés
comme les phénomènes des différens délires ; enfin, si l'on pouvoit y rapporter ces
phénomènes,

phénomènes, en les distinguant et les classant avec exactitude.

Mais d'abord on a vu que souvent ni le cerveau, ni les nerfs, n'offroient aucun vestige d'altération; ou que les changemens qui s'y faisoient remarquer étoient communs à d'autres maladies que la folie n'accompagne pas toujours.

Ce premier point reconnu, l'attention et les recherches se sont dirigées ailleurs. Les viscères contenus dans la poitrine ont été considérés avec soin : ils n'ont fourni presque aucune lumière. Mais il n'en a pas été de même de ceux du bas-ventre. Une grande quantité de dissections comparées ont fait voir que leurs maladies correspondent fréquemment avec les altérations des facultés morales. Par une autre comparaison de cet état organique avec les crises au moyen desquelles la nature ou l'art ont quelquefois guéri la folie, on s'est assuré que son siége ou sa cause, étoit en effet alors dans les viscères abdominaux : et de-là résulte une importante conclusion ; savoir, que puisqu'ils influent directement par leurs désordres sur les désordres de la pensée, ils contribuent donc également, et leur concours est nécessaire, dans l'état naturel, à sa formation régulière: conclusion qui se confirme encore, et même acquiert une nouvelle étendue, par l'histoire des sexes, où l'on voit, à des époques déterminées, le développement de certains organes produire un changement subit et général dans les idées et dans les penchans de l'individu.

En revenant encore, et à plusieurs reprises, sur les dissections des sujets morts dans l'état de folie, en ne se lassant point d'examiner leur cerveau, des anatomistes exacts sont cependant enfin parvenus, touchant les divers états de ce viscère, à quelques résultats assez généraux et constans. Ils ont trouvé, par exemple, le cerveau d'une mollesse extraordinaire chez les imbécilles; d'une fermeté contre nature chez les fous furieux; d'une consistance très-inégale, c'est-à-dire, sec et dur dans un endroit, humide et mou dans un autre, chez les personnes attaquées de délires moins violens (1). Il est aisé de voir que, dans le premier état, le

____

(1) Il faut convenir que cette observation est fort loin d'être applicable à tous les cas de folie; Pinel n'a souvent rien trouvé de semblable ; mais les faits

système cérébral manque du ton nécessaire pour exercer ses fonctions avec l'énergie convenable; que, dans le second, au contraire, le ton, et par conséquent l'action, doivent être excessifs; que, dans le troisième, il y a discordance entre les impressions, puisque les parties qui les reçoivent se trouvent dans des dispositions si différentes, et que, par suite, les comparaisons portant sur de fausses bases, les jugemens doivent nécessairement être erronés. On pourroit croire, d'après les observations de Morgagni, que, même chez les fous furieux, cette inégalité de consistance dans la pulpe du cerveau, non-seulement n'est pas rare, mais forme le caractère organique le plus constant de la folie, du moins de celle qui tient directement aux altérations du système nerveux. Il semble même que l'inflammation des meninges et des anfractuosités cérébrales peut se rapporter au même vice, puisque, dans toute inflammation, il y a surcroît d'énergie et d'action vitale dans le système

---

recueillis par Morgagni, et par quelques autres, doivent être regardés comme certains; et l'on peut, avec la réserve convenable, en tirer quelques conclusions.

artériel, et diminution proportionnelle de cette action dans les autres systêmes généraux.

Ces observations jettent beaucoup de jour sur la théorie du sommeil : elles servent à mieux entendre le délire vague par lequel il commence d'ordinaire, et les songes qui l'accompagnent assez souvent : et réciproquement, elles tirent une nouvelle force de l'histoire de ces phénomènes, lesquels s'y rapportent d'une manière sensible.

Quelques autres particularités, relatives à l'influence des maladies sur les idées et les passions, méritent également toute l'attention du philosophe : telles sont, par exemple, les habitudes morales propres aux affections hypocondriaques et mélancoliques, les penchans singuliers que développe le virus de la rage, &c.

L'histoire des affections hypocondriaques n'a jamais été traitée dans cet esprit : mais pour peu qu'on soit au fait des singularités que ces maladies présentent, il est facile de sentir que rien ne met plus à nu l'artifice physique de la pensée. Et quant à la rage, je me borne, pour ce moment, à la remarque de Lister, qui dit avoir vu souvent les hommes mordus par des chiens attaqués de cette maladie, prendre, en quelque sorte, leur instinct, marcher à quatre pattes, aboyer, et se cacher sous les bancs et sous les lits. Cette remarque avoit été faite long-temps avant Lister : mais il l'a confirmée de son témoignage et de l'autorité de plusieurs excellens observateurs. Nous avons eu dans mon département (1), une occasion bien funeste de la vérifier. Soixante personnes avoient été mordues par un loup enragé, ou par des chiens, des vaches, des cochons, qui l'avoient eux-mêmes été par ce loup. Un grand nombre de ces personnes imitoient, dans la violence de leurs accès, les cris et les attitudes de l'animal qui les avoit mordues, et elles en manifestoient, à plusieurs égards, les inclinations (2).

Concluons.

Il est donc certain que la connoissance de l'organisation humaine et des modifications

____

(1) La Corrèze.

(2) Ce fait est consigné dans un excellent mémoire du citoyen Rebière l'aîné, habile praticien de la commune de Brive, et aujourd'hui sous-préfet dans cette même commune.

que le tempérament, l'âge, le sexe, le climat, les maladies, peuvent apporter dans
les dispositions physiques, éclaircit singulièrement la formation des idées ; que cette
connoissance est peut-être indispensable
pour se faire des notions justes de la manière dont les instrumens de la pensée agissent pour la produire, dont les passions et
les volontés se développent ; enfin, qu'elle
suffit pour dissiper, à cet égard, une foule
de préjugés également ridicules et dangereux.

Mais c'est peu que la physique de l'homme
fournisse les bases de la philosophie rationnelle ; il faut qu'elle fournisse encore celles
de la morale : *la saine raison ne peut les
chercher ailleurs.*

Les lois de la morale découlent des rapports naturels des hommes, ces rapports
de leurs besoins. Leurs besoins peuvent,
même sans nous écarter des idées reçues, se
diviser en deux classes ; en physiques et
moraux.

Il n'y a point de doute que les besoins physiques dépendent immédiatement de l'organisation : reste à savoir si les besoins moraux n'en dépendent pas également, quoi-

que d'une manière moins directe ou moins sensible.

L'homme, par la raison qu'il est doué de la faculté de sentir, jouit aussi de celle de distinguer et de comparer ses sensations. On ne distingue les sensations qu'en leur attachant des signes qui les représentent et les caractérisent : on ne les compare qu'en représentant et caractérisant également par des signes, ou leurs rapports, ou leurs différences. Voilà ce qui fait dire à Condillac qu'on ne pense point sans le secours des langues, et que les langues sont des méthodes analytiques : mais il faut ici donner au mot *langue* le sens le plus étendu. Pour que la proposition de Condillac soit parfaitement juste, ce mot doit exprimer le système méthodique des signes par lesquels on fixe ses propres sensations. Un enfant, avant d'entendre et de parler la langue de ses pères, a sans doute des signes particuliers qui lui servent à se représenter les objets de ses besoins, de ses plaisirs, de ses douleurs ; il a sa langue. On peut penser , sans se servir d'aucun idiome connu ; et sans doute il y a des chiffres pour la pensée comme pour l'écriture.

Mais, je le répète, sans *signes* il n'existe

ni pensée, ni peut-être même, à proprement
parler, de véritable sensation, c'est-à-dire,
de sensation nettement apperçue et distinguée de toute autre (1). Nous avons dit que
l'usage des signes étoit de fixer les sensations
et les pensées. Ils les retracent, et par conséquent ils les rappellent : c'est là - dessus
qu'est fondé l'artifice de la mémoire, dont

(1) Pour distinguer une sensation, il faut la comparer avec une sensation différente : or, leur rapport ne peut être exprimé dans notre esprit que
par un signe artificiel, puisque ce n'est pas une
sensation directe. Il ne s'ensuit point de-là que les
signes précèdent les idées; les matériaux des idées
existent bien certainement, au contraire, avant les
signes : mais, pour devenir idées, il faut que les
sensations, ou plutôt leurs rapports, se revêtent de
signes. On voit que j'attache au mot *signe* un sens
bien plus étendu que les analystes ne l'ont fait jusqu'à présent.

Au reste, ce n'est ici qu'une pure question de
mots. Appelle-t-on la sensation perçue, *idée?* alors
il est évident que les *idées* sont antérieures à tout
signe : mais ne regarde-t-on comme *idée* que la perception des rapports qui peuvent se trouver entre
deux ou plusieurs sensations? le jugement qu'on en
porte n'étant perçu que par le moyen d'un *signe artificiel,* il est évident que suivant cette manière de
voir, sans *signes* il n'y auroit point *d'idées.*

la force et la netteté tiennent toujours à l'attention avec laquelle nous avons senti, à l'ordre que nous avons mis dans la manière de nous rendre compte des opérations de nos sens, ou dans cette suite de comparaisons et de jugemens qu'on appelle les fonctions de l'esprit.

Les signes rappellent donc les sensations ; ils nous font *sentir* de nouveau. Il en est qui restent, pour ainsi dire, cachés dans l'intérieur ; ils sont pour l'individu lui seul. Il en est qui se manifestent au-dehors ; ils lui servent à communiquer avec autrui. Parmi ces derniers, ceux qui sont communs à toute la nature vivante, par exemple, ceux du plaisir et de la douleur qui se remarquent dans les traits, dans l'attitude, dans les cris des différens être animés, nous font sentir avec eux, *compatir* à leurs joies et à leurs souffrances, pourvu que d'autres sensations plus fortes ne tournent pas ailleurs notre attention. Si nous sommes susceptibles de partager les affections de toutes les espèces animées, à plus forte raison partageons-nous celles de nos semblables, qui sont organisés pour sentir, à peu de chose près, comme nous, et dont les gestes, la voix, les regards, la physionomie, nous rappellent plus distinctement ce que nous avons éprouvé nous-mêmes. Je parle d'abord des signes pantomimiques, parce que ce sont les premiers de tous, les seuls communs à toute la race humaine : c'est la véritable langue universelle ; et., antérieurement à la connoissance de toute langue parlée, ils font courir l'enfant vers l'enfant, ils le font sourire à ceux qui lui sourient, ils lui font partager les affections simples dont il a pu prendre connoissance jusqu'alors. A mesure que nos moyens de communication augmentent, cette faculté se développe de plus en plus : d'autres langues se forment ; et bientôt nous n'existons guère moins dans les autres que dans nous-mêmes.

Telle est, en peu de mots, l'origine et la nature d'une faculté qui joue le rôle le plus important dans le systême moral de l'homme, et que plusieurs philosophes ont cru dépendante d'un sixième sens. Ils l'ont désignée sous le nom de *sympathie*, lequel exprime en effet très-bien les phénomènes qu'elle produit et qui la caractérisent.

Cette faculté, n'en doutons pas, est l'un des plus grands ressorts de la sociabilité : elle tempère ce que celui des besoins physiques

directs a de trop sec et de trop dur; elle
empêche que ces besoins, qui, bien raisonnés, tendent également sans doute à rapprocher les hommes, n'agissent plus souvent
en sens contraire pour les désunir : c'est elle
qui nous procure les jouissances les plus
pures et les plus douces : enfin, comme
d'elle seule dérive la faculté d'imitation,
d'où dépend toute la perfectibilité humaine,
elle fournit des principes également féconds,
et pour la philosophie rationnelle, et pour
la morale.

§. VII.

En appliquant la nature à la nature, l'art,
qui n'est, dans chaque genre, que le systême des règles relatives à cette application,
modifie puissamment les effets qu'amène le
cours ordinaire des choses : il peut même
quelquefois en produire qui sont entièrement nouveaux, et dans lesquels les lois de
l'univers paroissent obéir aux besoins, aux
passions, aux caprices de l'homme.

Si notre première étude est celle des instrumens que nous avons reçus immédiatement de la nature; la seconde est celle
des moyens qui peuvent modifier, corriger,

perfectionner ces instrumens. Il ne suffit pas qu'un ouvrier connoisse les premiers outils de son art ; il faut qu'il connoisse également les outils nouveaux qui peuvent en agrandir, en perfectionner l'usage, et les méthodes par lesquelles on peut les employer avec plus de fruit.

La nature produit l'homme avec des organes et des facultés déterminées : mais l'art peut accroître ses facultés, changer ou diriger leur emploi, créer en quelque sorte de nouveaux *organes*. C'est-là l'ouvrage de l'éducation, qui n'est, à proprement parler, que l'art des impressions et des habitudes. L'éducation se divise naturellement en deux : celle qui agit directement sur le physique, et celle qui s'occupe plus particulièrement des habitudes morales. Nous ne parlons ici que de la première.

On sait qu'une bonne éducation physique fortifie le corps, guérit plusieurs maladies, fait acquérir aux organes une plus grande aptitude pour les mouvemens qui sont commandés par nos besoins. De-là plus de puissance et d'étendue dans les facultés de l'esprit, plus d'équilibre dans les sensations : de-là ces idées plus justes et ces passions plus élevées, qui tiennent au sentiment habituel et à l'exercice régulier d'une plus grande force. Dans l'éducation physique, il faut comprendre sans doute le régime ; et non-seulement le régime propre aux enfans, mais encore celui qui convient à toutes les époques de la vie : comme, sous le titre d'éducation morale, il faut comprendre également l'ensemble des moyens qui peuvent agir et sur l'esprit et sur le caractère de l'homme, depuis sa naissance jusqu'à sa mort ; car l'homme, environné d'objets qui font sans cesse sur lui de nouvelles impressions, ne discontinue pas un seul instant de s'élever.

Le régime est certainement une partie importante de la science de la vie : et quand on le considère sous le rapport de son influence sur les facultés intellectuelles et sur les passions, on n'est pas étonné du soin particulier qu'y donnoient les anciens ; on l'est beaucoup de l'espèce d'oubli où il est tombé dans toutes les institutions modernes.

Quoique les médecins aient dit plusieurs choses hasardées touchant l'effet des substances alimentaires sur les organes de la pensée, ou sur les principes physiques de nos penchans, il n'en est pas moins certain que les différentes causes que nous appliquons journellement à nos corps pour en renouveler les mouvemens, agissent avec une grande efficacité sur nos dispositions morales. On se rend plus propre aux travaux de l'esprit par certaines précautions de régime, par l'usage ou la suppression de certains alimens. Quelques personnes ont été guéries de violens accès de colère, auxquels elles étoient sujettes, par la seule diète pythagorique : et dans le cas même où des délires furieux troublent toutes les facultés de l'ame, l'emploi journalier de certaines nourritures ou de certaines boissons, l'impression d'une certaine température de l'air, l'aspect de certains objets, en un mot, un système diététique particulier, suffit souvent pour y ramener le calme, pour faire tout rentrer dans l'ordre primitif.

Ici, comme on voit, le régime se confond avec la médecine ; et c'est effectivement à celle-ci qu'il appartient de le tracer. Mais la médecine proprement dite, exerce une action, et produit, sous le même rapport, des effets avantageux qui ne méritent pas moins d'être notés. Elle agit en intervertissant l'ordre des mouvemens établis : c'est pour les remettre dans une voie plus conforme aux plans originels de la nature. Et quand cet art, qui touche à de grandes réformes, aura porté dans ses méthodes la précision dont elles sont susceptibles, il ne sera plus permis de mettre en doute ses immédiates connexions avec toutes les parties de la philosophie et de l'art social.

Enfin, si l'on considère que les dispositions physiques se propagent par la génération ; que toutes les analogies et plusieurs faits importans recueillis par d'excellens observateurs, semblent prouver, comme le remarque très-bien Condorcet, qu'il en est de même, à plusieurs égards, des dispositions de l'esprit et des penchans, ou des affections : il sera facile de sentir combien les progrès de la science de l'homme physique peuvent contribuer au perfectionnement général de l'espèce humaine.

CONCLUSION.

Ainsi les objets de cette science qui sont relatifs à celles dont s'occupe particulièrement la seconde classe de l'institut, se trouvent compris dans les chefs principaux que je viens de parcourir sommairement : ils peuvent être traités en détail dans l'ordre qui suit.

Histoire physiologique des sensations ;

Influence,

1°. Des âges ,

2°. Des sexes ,

3°. Des tempéramens ,

4°. Des maladies ,

5°. Du régime,

6°. Du climat,

Sur la formation des idées et des affections morales ;

Considérations sur la vie animale, l'instinct, la sympathie, le sommeil et le délire;

Influence, ou réaction du moral sur le physique;

Tempéramens acquis.

Si ce programme étoit rempli d'une manière digne des grands objets qu'il présente, l'on auroit, je pense, touchant l'homme physique , toutes les notions qui peuvent devenir d'une application directe, dans les travaux du philosophe , du moraliste et du législateur.

Tel est, citoyens, le plan de travail que je me propose de remplir : il me semble

propre

propre à dissiper les derniers restes de plusieurs préjugés nuisibles ; et j'ose croire qu'il peut donner une base solide, et prise dans la nature même, à des principes sacrés qui, pour beaucoup d'esprits éclairés d'ailleurs, ne reposent encore, s'il est permis de parler ainsi, que sur des nuages.

SECOND MÉMOIRE.

HISTOIRE physiologique des sensations.

DANS le premier mémoire que j'ai eu l'honneur de vous lire, citoyens, j'ai indiqué, d'une manière sommaire et générale, les rapports principaux qui existent entre l'organisation de l'homme, ses besoins, ses facultés physiques, d'une part, et la formation de ses idées, le développement de ses penchans, ses facultés et ses besoins moraux, de l'autre. Vous avez vu qu'aux différences primitives établies par la nature, et aux modifications accidentelles introduites par les chances de la vie, dans les dispositions des organes, correspondent constamment des différences et des modifications analogues dans la tournure des idées et dans le caractère des passions. De-là nous avons conclu que, soit pour donner des bases invariables à la philosophie rationnelle et à la morale, soit pour découvrir les moyens de perfectionner la nature humaine, en agissant sur la source même et de ses passions et de ses idées, il étoit nécessaire d'étudier soigneusement les diverses circonstances physiques qui peuvent rendre un homme si différent des autres et de lui-même : et les objets de cette recherche se sont trouvés, pour ainsi dire spontanément, classés sous un certain nombre de chefs qui feront le sujet de plusieurs mémoires, dont l'ensemble me paroît embrasser tout ce que la physiologie peut offrir à la philosophie morale, comme matière de nouvelles méditations.

Le premier objet qui fixe nos regards, est *l'histoire des sensations*, considérées dans leurs premiers phénomènes : c'est celui qui va nous occuper aujourd'hui. Je vais essayer de déterminer, avec quelque exactitude, en quoi consistent les opérations de cette faculté singulière, propre aux animaux, par laquelle ils sont avertis de la présence des objets extérieurs : je vais suivre ces opérations dans diverses circonstances qui ne me paroissent pas avoir été distinguées et circonscrites avec assez de soin : je vais sur-tout m'efforcer de remplir les lacunes qui séparent encore les observations de l'anatomie ou de la physiologie, et les résultats incontestables de l'analyse philosophique. Vous sentez, citoyens, que dans des matières si nouvelles, où le plus léger faux-pas peut conduire aux conséquences les plus erronées, il faut s'imposer une grande précision, une grande sévérité de langage : vous sentez donc aussi que j'ai besoin de toute votre attention pour être bien entendu, même de vous, à qui ces objets sont familiers (1).

§. I.

Nous ne sommes pas sans doute réduits encore à prouver que la sensibilité physique est la source de toutes les idées et de toutes les habitudes qui constituent l'existence morale de l'homme : Locke, Bonnet, Condillac, Helvétius, ont porté cette vérité jusqu'au dernier degré de la démonstration. Parmi les personnes instruites, et qui font quelque usage de leur raison, il n'en est maintenant

---

(1) Je n'entrerai dans aucun détail anatomique. Consultez, pour les descriptions des organes, l'Anatomie vraiment analytique, de Boyer ; et, pour leur arrangement en systèmes généraux, celle de Bichat, plus particulièrement appliquée à la physiologie.

aucune qui puisse élever le moindre doute à cet égard. D'un autre côté, les physiologistes ont prouvé que tous les mouvemens vitaux sont le produit des impressions reçues par les parties sensibles : et ces deux résultats fondamentaux, rapprochés dans un examen réfléchi, ne forment qu'une seule et même vérité.

Mais les philosophes peuvent rester encore divisés sur quelques points. Les uns peuvent croire, avec Condillac, que toutes les déterminations des animaux sont le produit d'un choix raisonné, et par conséquent le fruit de l'expérience : d'autres peuvent penser, avec les observateurs de tous les siècles, que plusieurs de ces déterminations ne sauroient être rapportées à aucune sorte de raisonnement, et que, sans cesser pour cela d'avoir leur source dans la sensibilité physique, elles se forment le plus souvent sans que la volonté des individus y puisse avoir d'autre part que d'en mieux diriger l'exécution. C'est l'ensemble de ces déterminations qu'on a désigné sous le nom d'*instinct*.

Parmi les physiologistes, une discussion s'est également élevée pour savoir si la sensibilité devoit être regardée comme l'unique source de tous les mouvemens organiques ; ou s'il existoit, dans les parties qui composent les corps vivans, une autre propriété distincte, et même indépendante, à certains égards, de la première. Ceux qui soutiennent l'affirmative de la seconde proposition, à la tête desquels l'on doit placer le célèbre Haller, qui en a fait, pour ainsi dire, son patrimoine, désignent cette propriété particulière sous le nom d'*irritabilité*. C'est en vertu des impressions transmises par les nerfs aux parties musculaires, ou reçues immédiatement par celles-ci, que l'irritabilité se manifeste : mais comme elle subsiste encore quelque temps après la mort, ces physiologistes nient qu'elle puisse dépendre de la sensibilité, qui, suivant leur opinion, est détruite au même instant que la vie de l'individu.

Les autres, et l'on peut compter parmi eux plusieurs hommes de génie, objectent que la sensibilité subsiste dans les asphyxies, les léthargies, les apoplexies, en un mot dans les syncopes de tout genre, quoiqu'elle ne se manifeste alors par aucun acte précis qui la constate, quoiqu'elle ne laisse après elle aucune trace , aucun souvenir qui la confirme. Ils ajoutent qu'entre l'état d'un noyé qui revient à la vie , et l'état de celui dont la mort est irrévocable , la différence sera difficile à bien établir; que les signes et l'instant de la mort ne peuvent être déterminés avec précision ; que la ligature où l'amputation des nerfs qui portent la sensibilité dans un organe , le rendent non-seulement insensible, mais encore paralytique ; c'est-à-dire, enlèvent à-la-fois à ses épanouissemens nerveux la faculté de sentir, et à ses muscles, celle de se mouvoir. Enfin , disent-ils, toutes les observations faites sur le vivant , et les expériences tentées sur les cadavres ou sur leurs parties isolées , nous autorisent à supposer que la sensibilité répandue dans tous les organes n'est pas anéantie à l'instant même de la mort; qu'il en subsiste quelque temps des restes, qui se remarquent sur-tout dans les parties dont les mouvemens étoient le plus continuels ou le plus forts; et qu'elle a seulement cessé de se reproduire alors que la communication entre les organes principaux a cessé d'exister elle-même.

Voilà ce que disent, à-peu-près, les Stah-

liens, les sémianimistes, les nouveaux so-
lidistes d'Edimbourg, et les plus savans professeurs de l'école de Montpellier.

Un peu de réflexion suffit pour prouver
que les deux questions précédentes se tiennent, et qu'elles ont l'une et l'autre un
rapport direct avec l'objet qui nous occupe.

Car, d'un côté, s'il étoit bien démontré
qu'il y a des mouvemens qui ne dépendent
pas immédiatement de la sensibilité, l'on
pourroit trouver plus facile de concevoir
des déterminations sans choix et sans jugement.

Et de l'autre, s'il est vrai qu'il y ait des
déterminations et des mouvemens dont l'individu n'a pas la conscience, l'on sent que
beaucoup de phénomènes qui ont été confondus auront besoin d'être distingués; que
les principes, sans changer de nature, doivent être énoncés en d'autres termes, et les
conséquences tirées d'une manière moins
générale et moins absolue : je veux dire
qu'il ne faudra pas confondre l'impulsion
qui porte l'enfant, immédiatement après sa
naissance, à sucer la mamelle de sa mère,
avec le raisonnement qui fait préférer des
alimens sains qu'on a déjà trouvés bons,

à des alimens corrompus qu'on a trouvés mauvais; et que, s'il n'en est pas, pour cela, moins certain que la sensibilité physique est la source unique de nos idées et de nos déterminations, il y auroit du moins peu d'exactitude à dire, comme on le fait d'ordinaire dans les livres d'analyse philosophique, qu'elles nous viennent toutes par les *sens*, sur-tout d'après la signification bornée qu'on attache à ce dernier mot. Il sera nécessaire de revenir encore sur cet objet, et d'exposer ma pensée plus en détail : les observations sur lesquelles je me fonde, serviront, je crois, à rendre compte de plusieurs singularités, qui, sans cela, paroissent inexplicables, et qui devoient laisser beaucoup d'incertitudes dans les meilleurs esprits.

Mais reprenons la suite de nos idées.

Quand on examine attentivement la question de l'*irritabilité* et de la *sensibilité*, l'on s'apperçoit bientôt que ce n'est guère qu'une question de mots, comme beaucoup d'autres qui divisent le monde depuis des siècles. En effet, Haller et ses sectateurs conviennent que les muscles sont animés par une quantité considérable de nerfs, organes particuliers du sentiment ; que leurs mouvemens réguliers restent toujours soumis à l'influence nerveuse ; que les contractions par lesquelles ces mouvemens sont produits, ne durent pas long-temps lorsqu'elle ne s'exerce plus : et les physiologistes du parti contraire ne nient pas que beaucoup de mouvemens ne s'exécutent sans que l'individu en ait la conscience ; que ceux même dont il a la conscience ne soient, pour la plupart, indépendans de la volonté ; que la faculté d'entrer en contraction par l'effet des irritans artificiels, ne survive, dans les organes musculaires, au système vital dont ils ont fait partie. Ainsi, dans l'une et dans l'autre hypothèse, les phénomènes s'expliquent à-peu-près de la même manière ; et l'analyse philosophique s'y adapte également bien : seulement il y a plus de simplicité dans celle de l'école de Stahl ; et l'unité du principe physique y correspond mieux à l'unité du principe moral, qui bien certainement n'en est pas distinct.

Quant à l'autre question, nous avons déjà dit qu'il n'en est point de même : mais cela s'expliquera mieux par la suite.

§. II.

Sujet à l'action de tous les corps de la nature, l'homme trouve à la fois, dans les impressions qu'ils font sur ses organes, la source de ses connoissances et les causes mêmes qui le font vivre; car vivre, c'est sentir : et dans cet admirable enchaînement des phénomènes qui constituent son existence, chaque *besoin* tient au développement de quelque *faculté*; chaque faculté, par son développement même, satisfait à quelque besoin; et les facultés s'accroissent par l'exercice, comme les besoins s'étendent avec la facilité de les satisfaire (1). De l'action continuelle des corps extérieurs sur les sens de l'homme, résulte donc la partie la plus remarquable de son existence. Mais est-il vrai que les centres nerveux ne reçoivent et ne

(1) Notre collègue Sieyes, dans sa *Déclaration des Droits*, l'un des meilleurs morceaux d'analyse qui existent dans aucune langue, distingue avec raison les deux principes *des besoins* et *des facultés*, qui lui fournissent la base des premiers rapports sociaux. En effet, ils sont et doivent rester distincts pour le moraliste : ce n'est qu'aux yeux du physiologiste qu'ils se confondent à leur source.

combinent que les impressions qui leur arrivent de ces corps? Est-il vrai qu'il ne se forme d'image ou d'idée (1) dans le cerveau, et qu'aucune détermination n'a lieu de la part de l'organe sensitif, qu'en vertu de ces mêmes impressions reçues par les *sens* proprement dits? Voilà bien la question.

C'est par le mouvement progressif et volontaire que l'homme distingue particulièrement sa propre vie et celle des autres animaux : le mouvement est pour lui le véritable signe de la vitalité. Quand il voit un corps se mouvoir, son imagination l'anime. Avant qu'il ait quelque idée des lois qui font rouler les fleuves, qui soulèvent les mers, qui chassent dans l'air les nuages, il donne une âme à ces différens objets. Mais à mesure que ses connoissances s'étendent, il s'apperçoit que beaucoup de mouvemens sont exécutés comme ceux de son bras, quand une force étrangère le déplace sans sa propre participation, ou même contre son gré. Il ne lui faut pas beaucoup de réflexion pour s'appercevoir que ces derniers mouvemens

_____

(1) *Idée* vient, comme on sait, du grec εἶδος, ressemblance, simulacre.

n'ont aucun rapport avec ceux que sa volonté détermine : et bientôt il n'attache plus l'idée de vie qu'au mouvement volontaire.

Mais, dès les premières et les plus simples observatious sur l'économie animale, l'on a pu remarquer entre les phénomènes une diversité qui semble supposer des ressorts de différente nature. Si le mouvement progressif et l'action d'un grand nombre de muscles sont soumis aux déterminations raisonnées de l'individu, plusieurs mouvemens d'un autre genre, quelques-uns même d'un genre analogue, s'exécutent sans sa participation : et sa volonté, non-seulement ne peut pas les exciter ou les suspendre ; elle ne peut pas même y produire le plus léger changement. Les sécrétions se font par une suite d'opérations où nous n'avons aucune part, dont nous n'avons pas la plus légère conscience : la circulation du sang et l'action péristaltique des intestins, déterminées par des forces musculaires ou par certains mouvemens toniques très-ressemblans à ceux que les muscles proprement dits exécutent, se font également à notre insu ; et il ne dépend pas plus de nous d'arrêter ou de diriger ces différentes fonctions, que d'arrêter

le frisson d'une fièvre quarte, ou de produire des crises utiles dans une fièvre aiguë.
Des effets si divers peuvent-ils être imputés
à la même cause ?

On voit que cette question, la même que
nous nous sommes déjà proposée, a dû se
présenter dès le premier pas : mais, pour
la résoudre complétement, il falloit des connoissances physiologiques très-étendues ; et
pour peu qu'on ait réfléchi sur les lois de la
nature vivante, l'on n'ignore pas que ces
connoissances, pour avoir quelque certitude, doivent s'appuyer sur un nombre infini d'observations ou d'expériences, et s'en
déduire avec une grande sévérité de raisonnement. Cependant, lorsque les sciences ont
fait des progrès véritables, il n'est ordinairement pas impossible de rattacher leurs
résultats à quelques faits simples, et, pour
ainsi dire, journaliers.

Dans les animaux dont l'organisation est
le plus compliquée, tels que l'homme, les
quadrupèdes et les oiseaux, la sensibilité
s'exerce particulièrement par les nerfs, qu'on
peut regarder comme ses organes propres.
Quelques physiologistes vont plus loin : ils
pensent qu'ils en sont les organes exclusifs.

Mais chez les polypes, et chez les insectes infusoires, elle réside et s'exerce dans d'autres parties, puisqu'ils sont privés de nerfs et de cerveau. Il est même vraisemblable que Haller et son école ont trop étendu leur idée relativement aux animaux plus parfaits; car des observations constantes prouvent que les parties qu'ils ont déclarées rigoureusement insensibles, peuvent devenir susceptibles de vives douleurs : d'où il semble résulter clairement que, dans l'état ordinaire, leur sensibilité, appropriée à la nature de leurs fonctions, est seulement plus foible et plus obscure, par rapport à celle des autres parties.

Mais, au reste, on peut établir comme certain que, dans l'homme, dont il est uniquement ici question, les nerfs sont le siége particulier de la sensibilité; que ce sont eux qui la distribuent dans tous les organes, dont ils forment le lien général, en établissant entre eux une correspondance plus ou moins étroite, et faisant concourir leurs fonctions diverses à produire et constituer la vitalité commune.

Une expérience très-simple en fournit la preuve.

Quand on lie ou coupe tous les troncs de

nerfs qui vont se subdiviser et se répandre dans une partie, cette partie devient au même instant entièrement insensible : on peut la piquer, la déchirer, la cautériser; l'animal ne s'en apperçoit point : la faculté de tout mouvement volontaire s'y trouve abolie ; bientôt la faculté de recevoir quelques impressions isolées, et de produire de vagues mouvemens de contraction, disparoît elle-même : toute fonction vitale est anéantie ; et les nouveaux mouvemens qui surviennent sont ceux de la décomposition, à laquelle la mort livre toutes les matières animales.

Plusieurs importantes vérités résultent de cette expérience : mais, avant de passer outre, il est nécessaire de ne rien laisser d'incertain derrière nous.

J'ai dit que les rameaux des nerfs, séparés du système par la ligature ou l'amputation, conservent la faculté de recevoir *des impressions isolées.* Ce mot, pour ne pas jeter dans l'esprit une idée fausse, dont plusieurs physiologistes, recommandables d'ailleurs, ne se sont pas garantis, a besoin de quelque explication. En portant la sensibilité dans les muscles, les nerfs y portent la vie ; ils

les

les rendent propres à exécuter les mouvemens que la nature leur attribue : mais ils
sont eux-mêmes incapables de mouvement.
Les irritations les plus fortes ne leur font pas
éprouver la plus légère contraction; en un
mot, ils sentent et ne se meuvent pas. Dans
l'expérience que je viens de rapporter, les
rameaux situés au-dessous de la section ou
de la ligature ne communiquent plus avec
l'ensemble de l'organe sensitif : l'individu
ne s'apperçoit plus des contractions que les
parties où ces nerfs irrités se distribuent,
peuvent éprouver encore; et l'on voit facilement que la chose doit être ainsi. Mais
comme cependant il résulte de cette irritation certains mouvemens, plus ou moins
réguliers, dans les muscles auxquels ils portoient la vie, il est également bien clair que
cet effet ne peut tenir qu'à des restes de sensibilité partielle, laquelle s'exerce de la même
manière, quoique plus foiblement ou plus
incomplétement que dans l'état naturel. On
ne peut pas dire que l'irritation agit alors
sur le nerf comme sur le muscle; car, encore une fois, cela n'est point : les Hallériens
eux-mêmes en conviennent; et, si cela étoit,
leur système crouleroit par d'autres côtés.

I. 7

Ainsi tous les rameaux reçoivent encore des impressions ; mais ce sont des impressions isolées : et, pour le dire en passant, quoique l'*irritabilité* paroisse distincte de la *sensibilité* dans quelques-uns de ses phénomènes, on voit ici très-évidemment qu'elle doit être ramenée à ce principe unique et commun des facultés vitales : on le voit plus évidemment encore, quand on considère qu'une grande quantité de nerfs vont se perdre et changer de forme dans les muscles.

Il est, en effet, bien certain que ces nerfs, confondus et peut-être identifiés avec les fibres musculaires, sont l'ame véritable de leurs mouvemens ; et il paroît assez facile de concevoir pourquoi ceux de ces mouvemens qui subsistent après la mort, se raniment quand on sépare un muscle du membre dont il fait partie, ou qu'on le morcèle par de nouvelles sections, quand tout autre stimulant a perdu le pouvoir de le faire contracter ; car le tranchant du scalpel agit alors sur d'innombrables expansions nerveuses, cachées dans l'épaisseur des chairs, et qui se rapportent également aux deux portions du muscle qu'on divise. La section doit être ici considérée comme un irritant simple, mais plus efficace , parce qu'il pénètre dans l'intérieur des fibres, qu'il les traverse de part en part ; et d'ailleurs elle ne doit pas seulement ranimer par-là leur faculté contractile, elle doit rendre aussi leurs contractions moins laborieuses , en diminuant le volume et la longueur des parties qui se froncent.

Mais, je le répète, cette dernière question ne tient pas immédiatement à l'objet qui nous occupe ; et sa solution semble appartetenir plutôt à un ouvrage de pure *physiologie*.

§. III.

REVENONS à notre expérience. J'ai dit qu'il en résulte plusieurs vérités essentielles. Elle prouve en effet, 1°. que les nerfs sont les organes de la sensibilité ; 2°. que de la sensibilité seule dépend la perception qui se produit en nous de l'existence de nos propres organes et de celle des objets extérieurs ; 3°. que tous les mouvemens volontaires ne s'exécutent pas seulement en vertu de ces perceptions qu'elle nous procure , et des jugemens que nous en tirons, mais encore que les organes moteurs, soumis aux organes sensitifs, sont animés et dirigés exclusivement par eux ; 4°. que tous les mouvemens indépendans de la volonté , ceux dont nous n'avons point la conscience, ceux dont nous n'avons même aucune notion, en un mot que tous les mouvemens quelconques qui font partie des fonctions de l'économie animale , dépendent d'impressions reçues par les diverses parties dont les organes sont composés, et ces impressions de leur faculté de sentir.

Nous avons déjà fait quelques pas importans. Certains points assez obscurs sont éclaircis ; et nous entrevoyons les seuls moyens véritables de répandre la même lumière sur tous les autres, ou du moins sur la plupart.

Mais, quand on veut pousser l'analyse jusqu'à ses derniers termes, on peut se faire une nouvelle question : Le sentiment est-il en effet ici totalement distinct du mouvement? Est-il possible de concevoir l'un sans l'autre? Et n'ont-ils d'autre rapport que celui de la cause à l'effet?

Toute sensation, ou toute impression reçue par nos organes ne sauroit sans doute avoir lieu sans que leurs parties éprouvent des modifications nouvelles. Or , nous ne pouvons concevoir de modification nouvelle sans mouvement. Quand nous sentons, il se passe donc en nous des mouvemens, plus ou moins sensibles, suivant la nature des parties solides ou des liqueurs auxquelles ils sont imprimés, mais néanmoins toujours réels et incontestables. Cependant il faut observer que les sensations, ou les impressions, dépendant de causes situées hors des nerfs qui les reçoivent (1), il y a toujours un instant rapide comme l'éclair, où leur cause agit sur le nerf qui jouit de la faculté d'en ressentir la présence, sans qu'aucune espèce de mouvement s'y passe encore ; que c'est, en quelque sorte, pour le seul complément de cette opération que le mouvement devient nécessaire ; et qu'on peut toujours le distinguer du sentiment, et sur tout la faculté de sentir, de celle de se mouvoir. Nous ne devons pourtant pas dissimuler que cette distinction pourroit bien disparoître encore dans une analyse plus sévère ; et qu'ainsi la sensibilité se rattache, peut-être, par quelques points essentiels, aux causes et

---

(1) Elles en dépendent exclusivement, pour l'ordinaire, mais pas toujours, comme on le verra dans la suite ; ce qui du reste n'altère en rien ici la vérité de l'assertion générale, et sur-tout de l'observation qui s'y trouve liée.

aux lois du mouvement, source générale et féconde de tous les phénomènes de l'univers.

Nous observerons aussi qu'en disant que les nerfs sont incapables de se mouvoir, nous avons entendu de se mouvoir d'une manière sensible, ou de faire éprouver à leurs parties des déplacemens reconnoissables, par rapport à celles des autres organes qui les entourent. Tous leurs mouvemens sont intérieurs ; ils se passent dans leur intime contexture ; et les parties qui les éprouvent ou qui les exécutent sont si déliées, que l'action s'en est jusqu'à présent dérobée aux observations les plus attentives, faites avec les instrumens les plus parfaits.

Au reste, cette distinction du sentiment et du mouvement, mais sur-tout des facultés qui s'y rapportent, nécessaire en physiologie, et sans inconvéniens pour la philosophie rationnelle, se déduit de tous les faits évidens sensibles, les seuls sur lesquels doivent porter nos recherches et s'appuyer nos raisonnemens : car les vérités subtiles, infécondes de leur nature, sont principalement inapplicables à nos besoins les plus directs ; et l'on peut dédaigner hardiment celles qui n'offrent pas une certaine prise à l'intelligence.

Tous les points ci-dessus étant bien con-
venus et bien éclaircis, reprenons la suite
de nos propositions.

On voit donc clairement, et cela résulte
des observations les plus simples, que les
impressions n'ont pas lieu d'une manière
uniforme; qu'elles ont, au contraire, relativement à l'individu qui les reçoit, des effets
très-différens. Les unes lui viennent des objets
extérieurs; les autres, reçues dans les organes
internes, sont le produit des diverses fonctions vitales. Il a presque toujours la conscience dés unes; il peut du moins s'en rendre
compte : il ignore les autres; il n'en a du moins
aucun sentiment distinct : enfin les dernières
déterminent des mouvemens dont la liaison
avec leurs causes échappe à ses observations.

Les philosophes analystes n'ont guère considéré jusqu'ici que les impressions qui viennent des objets extérieurs, et que l'organe
de la pensée distingue, se représente et combine : ce sont elles seulement qu'ils ont désignées sous le nom de *sensations*; les autres
restent pour eux dans le vague. Quelques-
uns d'entre eux semblent avoir voulu rapporter au titre générique d'*impressions*,
toutes les opérations inapperçues de la sen-

sibilité : ils renvoient même ces dernières parmi celles qui, pouvant être apperçues et distinguées, ne le sont pas *actuellement*, faute d'une attention convenable (1).

C'est ici, je le répète, que l'on peut suivre deux routes différentes. Comme elles mènent à des résultats en quelque sorte opposés, on ne sauroit choisir au hasard.

§. IV.

La question nouvelle qui se présente, est de savoir s'il est vrai, comme l'ont établi Condillac et quelques autres, que les idées et les déterminations morales se forment toutes et dépendent uniquement de ce qu'ils appellent *sensations* ; si par conséquent, suivant la phrase reçue, toutes nos idées nous viennent des *sens*, et par les objets extérieurs : ou si les impressions internes contribuent également à la production des déterminations morales, et des idées, suivant certaines lois dont l'étude de l'homme sain et malade peut nous faire remarquer

---

(1) J'adopte, comme on le verra ci-après, cette manière de distinguer les deux genres très-différens en effet, des modifications principales éprouvées par la matière vivante.

la constance : et, dans le cas de l'affirmative,
si des observations particulièrement dirigées
vers ce point de vue nouveau, pourroient
nous mettre facilement en état de reconnoître
ces lois et de les exposer avec exactitude.

Quelques faits généraux me paroissent résoudre la question.

Il est notoire que dans certaines dispositions des organes internes, et notamment
des viscères du bas-ventre, on est plus ou
moins capable de sentir ou de penser. Les
maladies qui s'y forment, changent, troublent et quelquefois intervertissent entièrement l'ordre habituel des sentimens et des
idées. Des appétits extraordinaires et bizarres
se développent, des images inconnues assié-
gent l'esprit ; des affections nouvelles s'emparent de notre volonté : et ce qu'il y a peut-
être de plus remarquable, c'est que souvent
alors l'esprit peut acquérir plus d'élévation,
d'énergie, d'éclat, et l'ame se nourrir d'affections plus touchantes ou mieux dirigées.
Ainsi donc les idées riantes ou sombres, les
sentimens doux ou funestes, tiennent alors
directement à la manière dont certains viscères abdominaux exercent leurs fonctions
respectives ; c'est-à-dire, à la manière dont

ils reçoivent les impressions : car nous avons vu que les unes dépendent toujours des autres, et que tout mouvement suppose une impression qui le détermine.

Puisque l'état des viscères du bas-ventre peut intervertir entièrement l'ordre des sentimens et des idées, il peut donc occasionner la folie, qui n'est autre chose que le désordre ou le défaut d'accord des impressions ordinaires : c'est en effet ce qu'on voit arriver fréquemment. Mais on observe aussi des délires qui tiennent aux altérations survenues dans la sensibilité de plusieurs autres parties internes. Il en est qui sont aigus ou passagers; il en est qui sont chroniques, dans lesquels les extrémités sentantes extérieures des nerfs qui composent ce qu'on appelle les *sens*, ne se trouvent point du tout affectées, ou ne le sont du moins que secondairement; et ces délires se guérissent par des changemens directs opérés dans l'état des parties internes malades. Les organes de la génération, par exemple, sont très-souvent le siége véritable de la folie. Leur sensibilité vive est susceptible des plus grands désordres : l'étendue de leur influence sur tout le système fait que ces désordres deviennent presque toujours généraux., et sont principalement ressentis par le centre cérébral. La folie se guérit alors par tout moyen capable de remettre dans son état naturel, ou de ramener à l'ordre primitif, la sensibilité de ces organes : quelques accidens ont même fait voir que leur destruction pouvoit, dans certains cas, produire le même effet.

L'époque de la puberté nous présente des phénomènes encore plus frappans et plus décisifs. Ils méritent d'autant plus d'attention, que tout s'y passe suivant des lois constantes et d'après le vœu même de la nature. Dans les animaux qui vivent séparés de tous ceux de la même espèce, la maturité des organes de la génération arrive un peu plus tard : loin des objets dont la présence pourroit la hâter par l'excitation de l'exemple, ou par certaines images qui réveillent la nature assoupie, l'enfance se prolonge : mais elle cesse enfin, même dans la solitude la plus absolue; et le moment des premières impressions de l'amour n'en est souvent que plus orageux. Les choses se passent de la même manière dans l'homme, avec cette seule différence, que ses organes étant plus parfaits, sa sensibilité plus exquise, et les

objets auxquels elle s'applique plus étendus
et plus variés, les changemens qui s'opèrent
alors en lui, présentent des caractères plus
remarquables, modifient plus profondément toute son existence. Comme l'imagination est sa faculté dominante, comme
elle exerce une puissante réaction sur les
organes qui lui fournissent ses tableaux,
l'homme est celui de tous les êtres vivans
connus, dont la puberté peut être le plus
accélérée par des excitations vicieuses, et
son cours ordinaire le plus interverti par
toutes les circonstances extérieures qui font
prendre de fausses routes à l'imagination.
Ainsi, dans les mauvaises mœurs des villes,
on ne donne pas à la puberté le temps de
paroître : on la devance ; et ses effets se
confondent d'ordinaire avec l'habitude précoce du libertinage. Dans le sein des familles
pieuses et sévères, où l'on dirige l'imagination des enfans vers les idées religieuses, on
voit souvent chez eux la mélancolie amou-
reuse de la puberté se confondre avec la
mélancolie ascétique : et pour l'ordinaire
elles acquièrent l'une et l'autre, dans ce mê-
lange, un degré considérable de force ; quelquefois même elles produisent les plus fu-

nestes explosions, et laissent après elles des traces ineffaçables.

Mais lorsqu'on permet à la nature de suivre paisiblement sa marche; lorsqu'on ne la hâte, ni en l'excitant, ni en la réprimant, (car cette dernière méthode est encore un genre d'excitation) l'homme, ainsi que les animaux moins parfaits, prend tout-à-coup, à cette époque, d'autres penchans, d'autres idées, d'autres habitudes. L'éloignement des objets qui peuvent satisfaire ces penchans, et vers lesquels ces idées se dirigent alors d'une manière tout-à-fait innocente et vague, n'empêche point un nouvel état moral de naître, de se développer, de prendre un ascendant rapide. L'adolescent cherche ce qu'il ne connoît pas : mais il le cherche avec l'inquiétude du besoin. Il est plongé dans de profondes rêveries. Son imagination se nourrit de peintures indécises, source inépuisable de ses contemplations : son cœur se perd dans les affections les plus douces, dont il ignore encore le but ; il les porte, en attendant, sur tous les êtres qui l'environnent.

Chez les jeunes filles, le passage est encore plus brusque et le changement plus général, quoique marqué par des traits plus délicats.

C'est alors que l'univers commence véritablement à exister, que tout prend une ame et une
signification pour elles : c'est alors que le
rideau semble se lever tout-à-coup aux yeux
de ces êtres incertains et étonnés; que leur
ame reçoit en foule tous les sentimens et
toutes les pensées relatives à une passion,
l'affaire principale de leur vie, l'arbitre de
leur destinée, et dont elles répandent quelquefois sur la nôtre le charme ou les douleurs.

Quelle est la cause de tous ces grands changemens? S'est-il fait des changemens analogues ou proportionnels dans les extrémités
sentantes des nerfs? Ces extrémités, où sont
reçues les impressions des objets externes,
ont-elles éprouvé par eux de profondes modifications? Non sans doute. Il ne s'est rien
passé que dans l'intérieur. Un système d'organes, uni par de nombreux rapports à tous
ceux de l'abdomen, qui s'est fait remarquer
à peine depuis la naissance, sort, pour ainsi
dire, tout-à-coup de son engourdissement.
Déjà sa sensibilité particulière, obscure jusqu'alors, se montre toute développée : les
opérations cachées dans sa structure délicate,
ont retenti de toutes parts : son influence
s'est fait sentir aux parties qui lui parois-

sent le plus étrangères : en un mot, par lui seul, tout a changé de face : et si les *sensations* proprement dites ne sont plus les mêmes, si elles donnent à tous les objets de la nature un nouvel aspect et de nouvelles couleurs, c'est encore à lui, c'est à sa puissante influence qu'il faut l'attribuer.

En voilà sans doute assez sur cet article. Je ne crois même pas nécessaire de parler des songes, où l'esprit est assiégé d'images, et l'ame agitée d'affections évidemment produites les unes et les autres sans la participation *actuelle* des *sens extérieurs*, et sans le concours de ces actes de la volonté par lesquels la mémoire est mise en action. Observons seulement que ce phénomène singulier n'est pas toujours, comme on le dit, le tableau fidèle des pensées ou des sentimens habituels; qu'il tient souvent, d'une manière sensible, au travail des organes de la digestion, ou à la gêne du cœur et des gros vaisseaux; et qu'alors les idées pénibles ou les sentimens funestes qui l'accompagnent, peuvent n'avoir pas le moindre rapport avec ce qui, pendant la veille, nous a le plus occupés. Je passe également sous silence les rêveries, ou les états particuliers

du cerveau, qui suivent l'emploi des liqueurs
enivrantes ou des narcotiques, et dont la
cause n'existe et n'agit que dans l'estomac
ou les intestins. Je ne parlerai pas sur-tout
de ces dispositions vagues de bien-être ou
de mal-être que chacun éprouve journellement, et presque toujours sans en pouvoir
assigner la source, mais qui dépendent de
dérangemens plus ou moins graves dans les
viscères et dans les parties internes du systême nerveux ; dispositions très-remarqua-
bles, qui, pour n'avoir aucun rapport avec
l'état des organes des *sens*, n'en déterminent
pas moins d'importantes modifications dans
la nature des penchans ou des idées, et très-
certainement agissent d'une manière immédiate sur la faculté de penser, sur celle même
de sentir. A des faits convaincans et directs
il est sans doute inutile d'en ajouter qui,
pour avoir toute leur force, demanderoient
de plus longues explications.

Les observations précédentes prouvent
donc que les idées et les déterminations
morales ne dépendent pas uniquement de
ce qu'on nomme les *sensations*, c'est-à-dire,
des impressions distinctes reçues par les organes des sens, proprement dits; mais que

les impressions résultantes des fonctions de plusieurs organes internes y contribuent plus ou moins, et, dans certains cas, paroissent les produire uniquement. Cela doit nous suffire pour le moment actuel : la question que nous nous sommes proposée est résolue.

Peut-être penserez - vous, citoyens, que nous employons une marche bien lente et une circonspection bien minutieuse, pour établir des vérités qui doivent, en résultat, vous paroître si simples : mais je vous prie d'observer que c'est ici l'un des points les plus importans de la psychologie, et que le plus sage peut-être de tous les analystes, Condillac, s'est évidemment déclaré pour l'opinion contraire. Quand nous croyons devoir nous écarter des vues de ce grand maître, il est bien nécessaire d'étudier soigneusement et d'assurer tous nos pas.

Il resteroit maintenant à déterminer quelles sont les affections morales et les idées qui dépendent particulièrement de ces impressions internes, et dont les organes des sens ne sont tout au plus que les instrumens subsidiaires : il resteroit ensuite à les classer et à les décomposer, comme l'a fait Condillac pour toutes celles qui tiennent directement aux

I.   8

opérations des sens, afin d'assigner à chaque organe celles qui lui sont propres , ou la part qu'il a dans celles qu'il concourt seulement à produire ; car il semble que l'analyse ne sera complète que lorsqu'elle aura résolu ces deux nouvelles difficultés.

Mais la dernière est évidemment insoluble , du moins dans l'état actuel de nos lumières : nous ne connoissons pas assez les changemens qui peuvent survenir dans la sensibilité des viscères , ou des organes internes ; et nous serions dans l'impossibilité d'assigner en quoi consistent ces changemens. On répliquera peut-être que nous ne connoissons pas mieux ceux qui surviennent dans les organes des *sens*. Rien n'est plus vrai: mais la nature des impressions propres à chacun est déterminée , et par conséquent celle des objets dont il transmet l'image au cerveau , ne peut être équivoque; tandis que nous ignorons absolument si , par exemple, les organes de la digestion , ou ceux de la génération , ne transmettent constamment, ou ne contribuent à réveiller que le même genre d'images , quoique nous sachions bien qu'ils sont évidemment la source de certaines déterminations.

En observant que ces dernières impressions, bien que démontrées, ont cependant
un caractère vague ; que l'individu n'en a
point la conscience, ou ne peut l'avoir que
d'une manière confuse : en convenant que les
rapports du sentiment au mouvement, quoiqu'ils soient aussi directs, et peut-être même
plus invariables dans ces impressions, s'y dérobent à l'observation de l'individu, comme
ils sont indépendans de sa volonté ; nous
avons dû renoncer à l'espoir de ranger toutes
ces opérations particulières en classes bien
distinctes, à chacune desquelles viendroient
correspondre les différens états moraux qui
sont leur ouvrage. Au reste, s'il est possible
d'obtenir un jour, sur cet objet, des lumières plus étendues, ce n'est que dans
la physiologie et dans la médecine, qu'on
pourra les trouver : car il appartient exclusivement à ces deux sciences de faire connoître, d'une part, les modifications régulières qui surviennent dans les organes par
les fonctions mêmes de la vie ; de l'autre,
les changemens accidentels qu'y produisent
les affections morbifiques, notamment celles
qui sont accompagnées de phénomènes particuliers relatifs aux opérations du cerveau :

seul moyen d'y rapporter avec exactitude chaque effet à sa cause.

Je n'ajouterai qu'une dernière observation; c'est que l'ordre établi sur ce point par la nature, est extrêmement favorable à la conservation et au bien-être des animaux. La nature s'est exclusivement réservé les opérations les plus compliquées, les plus délicates, les plus nécessaires. Celles qu'elle a laissées au choix de l'individu sont les plus simples, les plus faciles, et peuvent souffrir des suspensions ou des retards. Elle semble ne s'être fiée qu'à elle-même de tout ce qui devoit se passer dans l'intérieur, où les impressions, par leur multiplicité, par leur complication, par la variété des effets qu'elles doivent produire, sont nécessairement confondues, embarrassées les unes dans les autres. Elle abandonne seulement à chaque être, l'étude de ses relations avec les corps extérieurs; relations déterminées par des impressions moins confuses ou plus uniformes, qu'elle semble avoir rangées d'avance elle - même sous cinq chefs principaux, comme pour en diminuer encore la confusion.

Quant à la première difficulté (savoir

quelles sont les idées et les affections morales qui tiennent à chacun de ces deux
genres d'impressions), peut-être n'est-il pas
tout-à-fait impossible de l'éclaircir.

§. V.

Dans le ventre de la mère, les animaux
n'éprouvent, à proprement parler, aucune
sensation (1). Environnés des eaux de l'amnios, l'habitude émousse et rend nulle pour
eux l'impression de ce fluide ; et s'ils rencontrent dans leurs mouvemens les parois de la
matrice, si même il leur arrive quelquefois
d'en être pressés étroitement, il ne résulte
pour eux de là vraisemblablement aucune
notion, aucune conscience précise et distincte des corps extérieurs. En effet, comme
semble l'avoir prouvé Condillac, tant que les
impressions reçues par un sens ne sont pas
comparées avec celles reçues par un autre,
leur effet se réduit à des modifications intérieures, mais sans jugement formel nettement
senti par l'animal, qui puisse l'induire à placer

---

(1) C'est-à-dire, comme on le verra ci-après, aucune
sensation distinguée, comparée, et d'où puisse résulter un premier *jugement.*

leur cause hors de lui (1). Pendant toute cette première époque, l'existence est concentrée dans les impressions produites par le développement et l'action des organes : ces impressions peuvent toutes être regardées comme internes. La vue, l'ouïe, l'odorat et le goût, ne sont pas encore sortis de leur engourdissement ; et les effets du tact extérieur se rapportent entièrement à ceux du tact des parties internes, exercé dans les divers mouvemens qui sont propres à leurs fonctions. Dès-lors cependant, il existe déjà des penchans dans l'animal ; il s'y forme des déterminations. Si l'enfant trépigne dans les derniers temps de la grossesse, s'il s'agite avec une inquiétude d'autant plus impétueuse et plus continuelle, qu'il est plus vivace et plus fort, ce n'est pas, comme l'ont dit presque tous les physiologistes, parce qu'il se trouve à l'étroit et mal à l'aise dans la matrice ; il y nage au contraire au milieu des eaux. Mais ses membres ont acquis un certain degré de force ; il sent le besoin de les exercer. Son

―――――――――――――――――――

(1) Il paroît cependant que les impressions du tact peuvent, à la rigueur, le conduire jusques-là. Au reste, nous reviendrons sur ce sujet, dans le 10e mémoire.

poumon a pris un certain développement :
la quantité d'*oxygene* qui lui vient de la mère,
avec le sang de la veine ombilicale, ne lui
suffit plus ; il lui faut de l'air ; il le cherche
avec l'avidité du besoin. Ces circonstances,
jointes à la distention de la matrice, dont les
fibres commencent à ne pouvoir prêter davantage, et à l'état particulier où se trouvent
alors les extrémités de ses vaisseaux, abouchés
avec les radicules du placenta, sont la véritable cause déterminante de l'accouchement.

Jusqu'alors, il est difficile de saisir par
l'observation ce qui se passe dans le fœtus.
Cependant quelques faits nous apprennent
que cette existence intérieure, étrangère aux
impressions des corps extérieurs environnans,
est nécessaire au travail fécond qui développe
les organes, et qui les empreint d'une sensibilité toujours croissante. On a conservé des
enfans nés avant terme, en imitant le pro-
cédé de la nature : c'est-à-dire, en les
tenant sur des couches mollettes, au milieu
d'une température égale à celle du corps
humain ; en les environnant d'une vapeur
humide, et leur faisant sucer de temps en
temps, quelques gouttes d'un fluide gélatineux. Ceux qu'on a conservés de cette ma-

nière, sont restés dans une sorte d'assoupissement jusqu'au neuvième mois; et ce n'est pas sans admiration, qu'on les a vus alors s'agiter avec force, comme s'il eût été véritablement question pour eux de naître. Leur respiration, pendant tout le temps de cette gestation artificielle, avoit été presque insensible; ce n'est qu'à l'époque de leur réveil ou de leur nouvelle naissance, qu'ils ont commencé de respirer pleinement, à la manière des animaux à sang chaud. Nous en avons un exemple célèbre dans *Fortunio Liceti*, savant recommandable du seizième siècle, qui vint au monde à l'âge de cinq mois, et que son père, médecin de réputation, conserva par les soins les plus minutieux (1). Brouzet, dans son *Education physique des enfans*, cite deux ou trois faits à-peu-près semblables, et non moins étonnans.

Quand l'enfant a vu le jour, quand il respire, quand l'action de l'air extérieur imprime à ses organes plus d'énergie, plus d'activité, plus de régularité dans les mouvemens; ce n'est pas un simple changement de quelques habitudes qu'il éprouve;

---

(1) Liceti vécut ensuite plus de quatre-vingts ans.

c'est une véritable vie nouvelle qu'il commence. Dès ce moment, les appétits qui
dépendent de sa nature particulière, c'est-
à-dire de son organisation et du caractère
de sa sensibilité, se montrent avec évidence.
Produits par une série de mouvemens et
d'impressions qui, par leur répétition continuelle, ont acquis une grande force, et
dont aucune distraction n'est venue affoiblir
ou troubler les effets, ils mettent au jour le
résultat sensible de ces opérations singulières, que les lois ordonnatrices ont con-
duites avec tant de lenteur et de silence :
et bien avant qu'il ait pu combiner les nouvelles impressions qui l'assaillent en foule,
l'enfant a déjà des goûts, des penchans, des
desirs ; il emploie tous ses foibles moyens
pour les manifester et les satisfaire. Il cherche le sein de sa nourrice ; il le presse de
ses mains débiles pour en exprimer le fluide
nourricier ; il saisit et suce le mamelon.

Sans doute, citoyens, la succion ne doit
pas être regardée comme un grand phénomène dans l'économie animale : mais son
mécanisme est très-savant aux yeux du phy-
sicien ; et c'est toujours une chose bien digne
de remarque, qu'un être exécutant des mou-

vemens aussi compliqués, sans les avoir appris, sans les avoir essayés encore. Hippocrate en étoit singulièrement frappé : il concluoit de-là que le fœtus a déjà sucé l'eau de l'amnios dans le ventre de la mère. Mais ce grand homme ne faisoit ainsi que reculer la difficulté. D'ailleurs, comme la respiration est nécessaire à la succion, et que certainement, malgré les contes populaires, répétés par quelques accoucheurs et anatomistes, le fœtus enveloppé de ses membranes, et plongé dans un liquide lymphatique, ne respire pas; cette explication, ou toute autre du même genre, est entièrement inadmissible.

Une chose plus digne encore d'être remarquée, quoique peut-être on la remarque moins, ce sont toutes ces passions qui se succèdent d'une manière si rapide, et se peignent avec tant de naïveté sur le visage mobile des enfans. Tandis que les foibles muscles de leurs bras et de leurs jambes savent encore à peine former quelques mouvemens indécis, les muscles de la face expriment déjà par des mouvemens distincts, quoique les élémens en soient bien plus compliqués, presque toute la suite des affections géné-

rales propres à la nature humaine : et l'observateur attentif reconnoît facilement dans ce
tableau, les traits caractéristiques de l'homme
futur. Où chercher les causes de cet apprentissage si compliqué, de ces habitudes
qui se composent de tant de déterminations
diverses ? Où trouver même les principes de
ces passions, qui n'ont pu se former tout-
à-coup, car elles supposent l'action simultanée et régulière de tout l'organe sensitif ?
Sans doute ce n'est pas dans les impressions,
encore si nouvelles, si confuses, si peu con-
cordantes, des objets extérieurs. On sait que
l'odorat n'existe point, à proprement parler, chez les enfans qui viennent de naître ;
que leur goût, quoiqu'un peu plus deve-
loppé, distingue à peine les saveurs ; que
leur oreille n'entend presque rien ; que leur
vue est incertaine, et sans la moindre justesse. Il est prouvé, par des faits certains,
qu'ils sont plusieurs mois sans avoir d'idée
précise des distances. Le tact est le seul de
leurs sens qui leur fournisse des perceptions
distinctes ; vraisemblablement parce que c'est
le seul qui, dans le ventre de la mère, ait
reçu déjà quelque exercice. Mais il semble
ne pouvoir résulter aucune notion formelle

de ces opérations isolées d'un sens unique; il
ne peut sur-tout en résulter instantanément
une suite de déterminations si variées et si
complexes. C'est donc, on peut l'affirmer
hardiment, dans les impressions intérieures,
dans leur concours simultané, dans leurs
combinaisons sympathiques, dans leur répétition continuelle pendant tout le temps
de la gestation, qu'il faut chercher à-la fois,
et la source de ces penchans qui se montrent au moment même de la naissance,
et celle de ce langage de la physionomie,
par lequel l'enfant sait déjà les exprimer,
et celle enfin des déterminations qu'ils produisent. Il ne sauroit guère, je pense, y avoir
de doute sur ce point.——

Nous avons déjà vu, nous allons voir encore
dans un moment, que cette conclusion se
confirme par les déterminations analogues
qui se forment à d'autres époques de la vie.

L'enfant nous présente en outre ici quelques faits, qui sont relatifs à sa nature et
à l'état actuel de ses organes. Les petits des
animaux nous en fournissent d'autres, qui
se rapportent également à leur structure particulière, aux progrès qu'ils ont faits dans
la vie, au rôle qu'ils doivent y remplir. Les

oiseaux de la grande famille de gallinacés marchent en sortant de la coque. On les voit courir diligemment après le grain, et le béqueter sans commettre aucune erreur d'optique : ce qui prouve que non-seulement ils savent se servir des muscles de leurs cuisses, mais qu'ils ont un sentiment juste de chacun de leurs mouvemens ; qu'ils savent également se bien servir de leurs yeux, et qu'ils jugent avec exactitude des distances. Ce phénomène trivial, qui s'observe journellement dans les basses-cours, est bien capable de faire rêver beaucoup les véritables penseurs.

Plusieurs quadrupèdes naissent avec les yeux fermés : ceux-là ne peuvent chercher leur nourriture, c'est-à-dire, la mamelle de leur mère, que par le moyen du tact ou de l'odorat. Mais il paroît qu'ils ont l'un et l'autre de ces deux sens d'une sagacité remarquable. Les petits chiens et les petits chats sentent de loin l'approche de leur mère : ils ne la confondent point avec un autre animal de leur espèce et du même sexe : ils savent ramper entre ses jambes, pour aller chercher le mamelon ; ils ne se trompent, ni sur sa forme, ni sur la nature du service qu'ils en attendent, ni sur les moyens d'en

exprimer le lait. Souvent les petits chats alongent leur cou pour chercher la mamelle, tandis
que leurs reins et leurs cuisses sont encore
engagés dans le vagin et dans la matrice de la
mère (1). Assurément, je le répète, rien n'est
plus digne d'attention. Haller a vu plusieurs
espèces d'animaux ; tels que les petits des bre-
bis et des chèvres, à l'instant même qu'ils sor-
toient de la matrice, aller chercher leur mère
à des distances considérables, avant qu'aucune expérience eût pu leur apprendre à se
servir de leurs jambes, ni leur donner l'idée
que leurs mères seules pouvoient fournir au
premier de leurs besoins. Enfin, pour ne
pas nous arrêter sur beaucoup d'autres faits
dont la conséquence générale est la même,
Galien ayant tiré par l'incision un petit chevreau du ventre de sa mère, lui présenta
différentes herbes : du cytise s'y trouva mêlé
par hasard ; le chevreau le choisit de préférence, après avoir flairé dédaigneusement
les autres plantes, et se mit sur-le-champ à
le retourner sous ses mâchoires débiles (2).

____

(1) J'ai moi-même été témoin de ce fait.

(2) Le fait rapporté par Galien peut avoir été em-
belli par son imagination : mais que ce fait soit exact,

Ces résultats des impressions intérieures, reçues par les petits animaux pendant le temps de la gestation, et relatives, dans chaque espèce, à l'ordre du développement de ses organes et à la nature de sa sensibilité, paroissent si convaincans et si décisifs, ils se lient d'ailleurs si bien aux phénomènes analogues qui s'observent dans les époques subséquentes de la vie, qu'on ne peut trop engager les philosophes à les méditer, à les comparer, à peser toutes leurs conséquences.

Nous ne reviendrons pas sur ceux de ces phénomènes qui tiennent à la maturité des organes de la génération : ce que nous en avons déjà dit fait voir assez nettement qu'ils

---

ou qu'il ne le soit pas, peu importe à la solution de la question présente. La quantité de ceux dont le résultat est le même, et qui sont incontestables, est presqu'aussi grande que celle des espèces inférieures d'animaux. Un grand nombre de ces espèces, surtout dans la classe des insectes, exécutent beaucoup de mouvemens combinés, dont ils n'ont jamais ni vu les exemples, ni reçu les leçons ; ils manifestent très-souvent la tendance à certaines déterminations, avant que les besoins, dont ces déterminations dépendent, existent chez eux.

ont lieu par le même mécanisme dont dépendent les premières déterminations de l'animal naissant. Les uns et les autres ne sont le fruit d'aucune expérience, d'aucun raisonnement, d'aucun choix fondé sur le système connu des sensations.

Mais la nature vivante nous présente encore sur cette matière quelques faits généraux qui méritent de n'être pas passés sous silence.

A mesure que les animaux se développent, la nature leur apprend à se servir de nouveaux organes ; et c'est même en cela surtout que consiste leur développement. Ce progrès de la vie se montre, dans certaines circonstances particulières, sous un jour qui le rend encore plus digne de remarque. Souvent l'animal essaie de se servir d'une partie, avant qu'elle ait atteint le degré de croissance nécessaire, quelquefois même avant qu'elle existe. Les petits oiseaux agitent leurs ailes privées de plumes, et couvertes à peine d'un léger duvet : et l'on ne peut pas dire qu'ils ne font en cela que suivre les leçons ou l'exemple de leurs mères ; car ceux qu'on fait éclore par des moyens artificiels, manifestent le même instinct. Les chevreaux et les agneaux cherchent à frapper, en se jouant, des cornes qu'ils n'ont pas encore : c'est ce que les anciens, grands observateurs de la nature , avoient remarqué soigneusement, et ce qu'ils ont retracé dans des tableaux pleins de grace.

Mais de tous ces penchans, qu'on ne peut rapporter aux leçons du jugement et de l'habitude , l'instinct maternel n'est-il pas le plus fort, le plus dominant? A quelle puissance faut-il attribuer ces mouvemens d'une nature sublime dans son but et dans ses moyens, mouvemens qui ne sont pas moins irrésistibles, qui le sont peut-être même encore plus dans les animaux que dans l'homme? N'est-ce pas évidemment aux impressions déjà reçues dans la matrice, à l'état des mamelles, à la disposition sympathique où se trouve tout le systême nerveux par rapport à ces organes éminemment sensibles? Ne voit-on pas constamment l'amour maternel d'autant plus énergique et plus profond, que cette sympathie est plus intime et plus vive , pourvu toutefois que l'abus, ou l'abstinence déplacée des plaisirs amoureux n'en ait pas dénaturé le caractère? —— Il est sûr qu'en général les femmes froides sont rarement des mères passionnées (1).

Je crois inutile d'insister davantage sur ce point.

Mais le temps qui précède la maternité nous montre dans les animaux, une suite d'actions qui sont bien plus inexplicables encore, suivant la théorie de Condillac. Dans ce temps, toutes les espèces sont occupées des sentimens et des plaisirs de l'amour:

---

(1) Dans mon département et dans plusieurs de ceux qui l'avoisinent, quand on manque de poules couveuses, on emploie une pratique singulière qui mérite d'être remarquée. On prend un chapon, on lui plume l'abdomen, on le frotte avec des orties et du vinaigre ; et, dans l'état d'irritation locale où cette opération l'a mis, on le place sur des oeufs. Il y reste d'abord machinalement pour soulager la douleur qu'il éprouve ; bientôt il s'établit dans ses entrailles une suite d'impressions inaccoutumées, mais agréables ; qui l'attachent à ses oeufs pendant tout le temps nécessaire à l'incubation, et dont l'effet est de produire en lui une espèce d'amour maternel factice, qui dure, comme celui de la poule, aussi long-temps que les petits poulets ont besoin d'une vigilance et de soins étrangers. Les coqs ne se prêtent pas à ce manége : ils ont un instinct qui les porte ailleurs ; et cet instinct tient à des circonstances évidentes, dont ce que nous avons déjà dit explique suffisamment l'action.

elles y paroissent livrées tout entières. Cependant les oiseaux, au milieu de leurs chants d'allégresse , et plusieurs quadrupèdes au milieu de leurs jeux , préparent déjà le berceau de leurs petits. Quel rapport y a-t-il entre les impressions qui les captivent, et les soins de leur maternité future ? J'insiste particulièrement encore ici sur l'instinct maternel ; parce que la tendresse des pères, dans toutes les espèces , paroît fondée d'abord presque uniquement sur l'amour qu'ils ont pour leur compagne , dont ce sentiment , toujours impérieux , souvent profond et délicat , leur fait partager les intérêts et les soins. Alors on voit les oiseaux construire d'eux-mêmes les édifices les plus ingénieux, sans qu'aucun modèle leur en ait fait connoître le plan , sans qu'aucune leçon leur en ait indiqué les matériaux : car les petits élevés à la brochette et dans nos cages font aussi des nids dans la saison de leurs amours; l'exécution seulement en paroît plus imparfaite, parce que la nature particulière de tous les êtres vivans se détériore dans l'esclavage, et que l'homme n'est pas le seul dont il enchaîne et dégrade les facultés. Dans tous les temps et dans tous les pays , la forme de ces édifices est toujours la même pour chaque espèce : elle est la mieux appropriée à la conservation et au bien-être des petits ; et chez les espèces que les lois de leur organisation et le caractère de leurs besoins fixent dans un pays particulier, elle se trouve également appropriée au climat et aux divers dangers qui les y menacent. Bonnet a rassemblé sur cet objet beaucoup de détails curieux, dans sa *Contemplation de la nature*. Il est vrai que c'est pour en étayer la philosophie des causes finales, à la réalité desquelles il croyoit fortement, quoique Bacon, dans un siècle moins éclairé, les eût déjà comparées, avec raison, à des vierges qui se consacrent au Seigneur et qui n'enfantent rien : mais la prévention de Bonnet à cet égard ne seroit pas un motif suffisant pour faire rejeter d'intéressantes observations. La philosophie rationnelle analytique doit commencer à marcher d'après les faits, à l'exemple de toutes les parties de la science humaine qui ont acquis une véritable certitude.

Nous pourrions rapporter encore ici quelques autres observations générales qui se confondent avec les précédentes. Nous pourrions citer, par exemple, les effets produits par

la mutilation sur les penchans de l'homme
et des animaux, et les appétits singuliers qui
se manifestent dans certaines maladies, notamment à l'approche des crises : mais la
multiplicité des preuves identiques n'ajoute
roit rien ici à la vérité des conclusions.

Vous voyez donc, citoyens, que les déterminations dont l'ensemble est désigné sous
le nom d'*instinct*, ainsi que les idées qui en
dépendent, doivent être rapportées à ces
impressions intérieures, suite nécessaire des
diverses fonctions vitales. Et puisque Locke
et ses disciples ont prouvé que les jugemens
raisonnés se forment sur les impressions distinctes qui nous viennent des objets extérieurs par l'entremise des sens ; comme ils
ont même, suivant la méthode des chimistes,
décomposé les idées et les ont ramenées à
leurs élémens primitifs ; qu'ils les ont ensuite
recomposées de toutes pièces, de manière à
ne laisser aucun doute sur l'évidence de leurs
résultats : il semble que le partage entre ces
deux espèces de causes se trouve fait de lui-
même. A l'une appartiendra l'instinct ; à
l'autre le raisonnement. Et ceci nous explique
fort bien pourquoi l'instinct est plus étendu,
plus puissant, plus éclairé même, si l'on peut

se servir de cette expression, dans les animaux que dans l'homme; pourquoi dans ce
dernier il l'est d'autant moins, que les forces
intellectuelles s'exercent davantage. Car vous
savez que chaque organe a, dans l'ordre
naturel, une faculté de sentir limitée et
circonscrite; que cependant des excitations
habituelles peuvent reculer beaucoup les
bornes de cette faculté, mais que c'est toujours aux dépens des autres organes : l'être
sensitif n'étant capable que d'une certaine
somme d'attention, qui cesse de se diriger
d'un côté, quand elle est absorbée de l'autre.
Vous sentez aussi, sans que je le dise, que,
dans l'état le plus ordinaire de la nature humaine, les résultats de l'instinct se mêlent
avec ceux du raisonnement, pour produire
le système moral de l'homme. Quand tous
ses organes jouissent d'une activité moyenne,
et en quelque sorte proportionnelle, aucun
ordre d'impressions ne domine; toutes se
compensent et se confondent. Ces circonstances, les plus conformes d'ailleurs, je
crois, à sa véritable destination, sont par
conséquent celles où l'analyse que nous venons d'esquisser est le plus difficile. Mais de
même que certains phénomènes de la santé

ne se connoissent bien que par la considération des maladies ; de même ce qui paroît
confus et indiscernable dans l'état moral le
plus naturel, se distingue et se classe avec
évidence, si-tôt que l'équilibre entre les organes sentans est rompu, et que, par suite,
certaines opérations, ou certaines qualités,
deviennent dominantes.

Je me sers ici du mot *instinct*, non que
je regarde comme suffisamment déterminée
l'idée qu'on y attache dans le langage vulgaire ;
je crois même indispensable de traiter ce
sujet plus à fond, et je me propose d'y revenir
dans un mémoire particulier : mais le mot
existe ; il est, ou son équivalent, usité dans
toutes les langues ; et les observations précédentes combattant une opinion qui tend
à le faire regarder comme vide de sens,
ou comme représentatif d'une idée vague et
fausse, il étoit impossible de lui substituer
un autre mot, qui nécessairement auroit
eu l'air de dénaturer la question. J'observe
d'ailleurs qu'il semble avoir été fait exactement dans l'esprit du sens rigoureux que
je lui donne : en effet, il est formé des
deux radicaux *in* ou εν, *dans*, *dedans*, et
στιζειν, verbe grec, qui veut dire *piquer*,

aiguillonner. L'*instinct* est donc, suivant la signification étymologique, le produit des excitations dont les stimulus s'appliquent à l'intérieur ; c'est-à-dire, justement suivant la signification que nous lui donnons ici, le résultat des impressions reçues par les orga-nes internes.

Ainsi, dans les animaux en général, et dans l'homme en particulier, il y a deux genres bien distincts d'impressions, qui sont la source de leurs idées et de leurs détermi-nations morales ; et ces deux genres se retrou-vent, mais dans des rapports différens, chez toutes les espèces. Car l'homme, placé, par quelques circonstances de son organisation, à la tête des animaux, participe de leurs fa-cultés instinctives ; comme à leur tour, quoi-que privés en grande partie de l'art des signes, qui sont le vrai moyen de comparer les sen-sations et de les métamorphoser en pensées, ils participent jusqu'à certain point de ses facultés intellectuelles. Et peut-être, en y regardant bien attentivement, trouveroit-on que la distance qui le sépare, sous ce dernier point de vue, de certaines espèces, est bien petite relativement à celle qui sépare plu-sieurs de ces mêmes espèces les unes des autres ; et que la supériorité d'instinct que la plupart ont sur lui, jointe sur-tout à leur absence presque absolue d'imagination , compense , pour leur bonheur réel , les avantages qui lui ont été prodigués , et dont elles ne jouissent pas.

C'est beaucoup d'avoir bien établi que toutes les idées et toutes les déterminations morales sont le résultat des impressions reçues par les différens organes ; c'est avoir fait, je crois, un pas de plus, d'avoir montré que ces impressions offrent des différences générales bien évidentes, et qu'on peut les distinguer par leur siége et par le caractère de leurs produits ; quoique cependant, encore une fois, elles agissent sans cesse les unes sur les autres, à cause des communications rapides et continuelles entre les diverses parties de l'organe sensitif : car, suivant l'expression d'Hippocrate, *tout y concourt, tout y conspire, tout y consent.* C'est encore quelque chose peut-être, d'avoir rattaché les observations embarrassantes qui regardent l'instinct, à l'analyse philosophique, qui, ne leur trouvant pas d'origine dans les sensations proprement dites, les avoit écartées, comme erronées ou dangereuses dans leurs consé-

quences, et capables de tout brouiller de
nouveau.

Mais il reste encore une grande lacune
entre les impressions internes, ou externes,
d'une part, et les déterminations morales,
ou les idées, de l'autre. La philosophie
rationnelle a désespéré de la remplir : l'anatomie et la physiologie ne se sont pas encore
dirigées vers ce but. Voyons s'il est en effet
impossible d'y marcher par des routes sûres.

Mais je crois nécessaire de nous arrêter un
moment sur quelques circonstances qui peuvent faire mieux connoître la manière dont
s'exécutent les opérations de la sensibilité.

§. VI.

Les psychologues et les physiologistes
ont rangé, comme de concert, les impressions, par rapport à leurs effets généraux
dans l'organe sensitif, sous deux chefs qui les
embrassent effectivement toutes : le *plaisir*
et la *douleur*. Je ne m'attacherai pas à prouver que l'un et l'autre concourent également
à la conservation de l'animal; qu'ils dépendent de la même cause, et se correspondent toujours entre eux, dans certains balancemens nécessaires. Il suffit de remar-

quer qu'on ne peut concevoir sans plaisir et douleur, la nature animale ; leurs phénomènes étant essentiels à la *sensibilité*, comme ceux de la gravitation et de l'équilibre aux mouvemens des grandes masses de l'univers. Mais ils sont accompagnés de circonstances particulières qui méritent quelque attention.

Les extrémités sentantes des nerfs, ou plutôt les gaînes qui les recouvrent, peuvent être dans deux états très-différens. Tantôt les bouts extérieurs du tube éprouvent une constriction forte et vive, qui repousse en quelque sorte le nerf en lui-même ; tantôt ils se relâchent, et lui permettent de s'épanouir en liberté. Ces deux états, à raison soit de leur degré, soit de l'importance ou de l'étendue des organes qui en sont le siége primitif, se communiquent plus ou moins à tout le système nerveux, et se répètent, suivant les mêmes lois, dans toutes les parties de la machine vivante. Comme ils apportent une gêne considérable dans les fonctions, ou leur donnent au contraire une grande aisance, on voit facilement pourquoi il en résulte des perceptions si diverses. Quand ils sont foibles et peu marqués, ils ne produisent qu'un sentiment de mal-aise, ou de bien-être : quand ils sont prononcés plus fortement, c'est la *douleur* ou le *plaisir* (1). Dans le premier cas, l'animal se retire tout entier sur lui-même, comme pour présenter le moins de surface possible : dans le second, tous ses organes semblent aller au-devant des impressions; ils s'épanouissent pour les recevoir par plus de points. On sait assez, sans qu'il soit nécessaire de le dire, que ces deux circonstances dépendent ou de la nature des causes qui agissent sur les nerfs, ou de la manière dont ces causes exercent leur action. Mais l'on ne doit pas négliger d'observer que les impressions agréables peuvent, par leur durée ou leur intensité, produire le mal-aise, ou même la douleur; et que les impressions douloureuses, en déterminant un afflux plus considérable de liqueurs dans les parties qu'elles occupent, y produisent souvent quelques-uns des effets,

-----

(1) Ces deux états des extrémités sentantes ne sont pas toujours la cause du plaisir ou de la douleur; mais chacun d'eux accompagne la sensation qui lui est spécialement propre, donne immédiatement naissance à quelques-uns de ses effets, et les augmente tous.

pour ainsi dire, mécaniques et locaux, du plaisir : ce qui du reste n'apporte aucun changement à la distinction établie.

Quoique la sensibilité veille par-tout et sans cesse à la conservation de l'animal, soit en l'avertissant des dangers qui le menacent, ou des avantages qu'il peut recevoir de la part des objets extérieurs ; soit en entretenant, dans l'intérieur, la suite non interrompue des fonctions vitales : cependant les impressions ne paroissent pas avoir lieu d'une manière instantanée ; elles ne se font point sentir dans tous les cas avec la même force ; et pour qu'elles aient leur plein effet, il y faut toujours un certain degré d'attention de l'organe sensitif, attention dont la mesure peut donner, sous plusieurs rapports, celle de leur différence.

L'observation réfléchie de soi-même suffit pour faire voir que les extrémités sentantes des nerfs reçoivent d'abord, pour ainsi dire, un premier avertissement ; mais que les résultats en sont incomplets, si l'attention de l'organe sensitif ne met ces extrémités en état de recevoir et de lui transmettre l'impression toute entière. Nous savons, avec certitude, que l'attention modifie directe-

ment l'état local des organes, puisque, sans
elle, les lésions les plus graves ne produisent souvent ni la douleur, ni l'inflammation qui leur sont propres; et qu'au contraire, une observation minutieuse des impressions les plus fugitives peut leur donner
un caractère important, ou même occasionner quelquefois des impressions véritables,
sans cause réelle extérieure, ou sans objet
qui les détermine.

L'on peut donc considérer les opérations
de la sensibilité comme se faisant en deux
temps. D'abord les extrémités des nerfs reçoivent et transmettent le premier avertissement à tout l'organe sensitif, ou seulement, comme on le verra ci-après, à l'un
de ses systêmes isolés; ensuite l'organe sensitif réagit sur elles, pour les mettre en état
de recevoir toute l'impression : de sorte que
la sensibilité, qui, dans le premier temps,
semble avoir reflué de la circonférence au
centre, revient, dans le second, du centre
à la circonférence; et que, pour tout dire en
un mot, les nerfs exercent sur eux-mêmes
une véritable réaction pour le sentiment,
comme ils en exercent une autre sur les parties musculaires pour le mouvement. L'ob-

servation journalière montre que cela se passe évidemment ainsi, par rapport aux impressions extérieures; elle peut prouver que cela ne se passe pas d'une manière différente par rapport à celles des organes internes : car les unes et les autres s'accroissent également par leur propre durée, qui ne fait que fixer l'attention sensitive : elles sont indistinctement, et tour-à-tour, absorbées, les plus foibles par les plus fortes; celles qui deviennent dominantes détruisant quelquefois tout l'effet de celles qui ne se fortifient pas dans la même proportion. Enfin, chez les sujets éminemment sensibles, les impressions intérieures, et même, dans certains cas, les opérations des viscères qui s'y rapportent, deviennent percevables au moyen de l'extrême attention que ces sujets y donnent : et l'on ne peut pas douter que la même chose n'arrivât plus fréquemment, si les objets extérieurs n'occasionnoient de continuelles diversions.

Remarquons donc ici que la sensibilité se comporte à la manière d'un fluide, dont la quantité totale est déterminée, et qui, toutes les fois qu'il se jette en plus grande abondance dans un de ses canaux, diminue proportionnellement dans les autres. Cela devient très-sensible dans toutes les affections violentes, mais sur-tout dans les extases, où le cerveau et quelques autres organes sympathiques jouissent du dernier degré d'énergie et d'action; tandis que la faculté de sentir et de se mouvoir, tandis que la vie, en un mot, semble avoir entièrement abandonné tout le reste. Dans cet état violent, des fanatiques ont reçu quelquefois impunément de fortes blessures qui, dans l'état naturel, eussent été mortelles ou très-dangereuses: car la gravité des accidens qui s'ensuivent de l'action des corps sur nos organes, dépend principalement de la sensibilité de ces derniers; et nous voyons tous les jours que ce qui seroit un poison violent pour l'homme sain, n'a presque plus d'effet sur l'homme malade. C'est en mettant à profit cette disposition physique, que les charlatans, de tous les genres et de tous les pays, ont opéré la plupart de leurs miracles : c'est par-là, que les convulsionnaires de Saint Médard ont pu souvent étonner les imaginations foibles, de leurs coups d'épée et de bûche, qu'ils appeloient ascétiquement des *consolations* : c'est la véritable verge magique au moyen de laquelle

Mesmer faisoit quelquefois cesser les douleurs habituelles, et, donnant une direction nouvelle à l'attention, établissoit tout-à-coup, dans les constitutions mobiles, des séries de mouvemens inaccoutumés, presque toujours funestes, ou du moins dangereux : c'est ainsi que les illuminés de France et d'Allemagne anéantissent, pour leurs adeptes, l'effet des sensations extérieures, et qu'ils les font exister dans un monde qui ne s'y rapporte en rien (1).

Mais revenons à notre analyse.

Cette réaction de l'organe sensitif sur lui-même pour produire le sentiment, et sur les autres parties pour produire le mouvement, a lieu dans toutes les opérations de la vie : elle succède aux simples impressions, d'une part, pour les compléter, de l'autre, pour amener toutes les déterminations qui s'y coordonnent.

---

(1) Les visions des illuminés tiennent encore à une autre propriété vitale, dont ce n'est pas ici le lieu de parler, mais que je développerai dans un mémoire supplémentaire : je veux dire, à la faculté qu'a l'organe sensitif d'entrer en action par lui-même, ou de recevoir des impressions dont les causes agissent immédiatement dans son sein.

Nous avons laissé pressentir que la réaction ne s'exécute pas dans une étendue toujours la même de l'organe sensitif. Souvent elle l'embrasse tout entier : quelquefois elle est renfermée dans l'un de ses principaux départemens ; il y a même des cas où elle est entièrement isolée du système général, et ne dépasse pas les limites d'un organe particulier. Le point d'où elle part est toujours un centre nerveux : soit des gros troncs, comme le sont la moelle épinière et le cerveau ; soit des troncs inférieurs, comme les gros troncs et les ganglions ; soit enfin des ramifications les plus déliées, comme les troncs inférieurs : et l'importance de ce centre est toujours proportionnée à celle des fonctions vitales que la réaction détermine, ou à l'étendue des organes qui les exécutent.

Tout cela résulte directement des faits.

Je passe sous silence une foule d'observations relatives aux sympathies, qui, pour être bien expliquées, m'entraîneroient beaucoup au-delà des bornes que je me suis prescrites. Il nous suffira de considérer la matière animée dans quelques états, où tantôt les lois fixes de la nature, et tantôt ses jeux bizarres, nous la présentent. Nous ne sor-

tirons même pas des faits qui s'observent
dans l'espèce humaine.

§. VII.

POUR qu'il y ait intégrité dans toutes les
fonctions, il faut qu'elle existe dans tous les
organes; il faut notamment que le systême
cérébral et toutes ses dépendances n'aient
éprouvé aucune lésion, ni dans leur formation primitive elle-même, ni postérieurement
et par l'effet des maladies. Par exemple,
pour penser, il faut que le cerveau soit
sain. Les hydrocéphales, chez lesquels sa
substance se détruit et s'efface par degrés,
deviennent stupides. Cependant l'influence
de la moelle épinière suffit encore alors pour
faire vivre les viscères de la poitrine et de
l'abdomen : et même, quand cette moelle
a subi le sort du cerveau, les gros troncs
nerveux entretiennent assez long-temps un
reste de vie. Quelques enfans naissent sans
tête (1) : ceux-là meurent aussi-tôt après
leur naissance, parce que la nutrition qui

______

(1) C'est-à-dire, sans cerveau : et très-souvent alors
la bouche n'existe point, ou son ouverture est obli-
térée.

se faisoit par le cordon ombilical, ne peut plus avoir lieu de cette manière, ni d'aucune autre qui suffise au maintien de la vie. Mais ils sont d'ailleurs souvent gros et gras : leurs membres sont bien conformés, ils ont tous les signes de la force.

Chez d'autres enfans, l'état du cerveau empêche entièrement la pensée. Ils n'en vivent pas moins sains et vigoureux : ils digèrent bien; tous leurs autres organes se développent; et les déterminations instinctives qui tiennent à la nature humaine générale, se manifestent chez eux à peu-près aux époques, et suivant les lois ordinaires. Il n'y a pas long-temps que j'eus l'occasion d'observer un de ces automates. Sa stupidité tenoit à la petitesse extrème et à la mauvaise conformation de la tête, qui n'avoit jamais eu de sutures. Il étoit sourd de naissance. Quoiqu'il eût les yeux en assez bon état, et qu'il parût recevoir quelques impressions de la lumière, il n'avoit aucune idée des distances. Cependant il étoit d'ailleurs très-sain et très-fort; il mangeoit avec avidité. Quand on ne lui donnoit pas bien vîte un morceau après l'autre, il entroit dans de violentes agitations. Il aimoit à empoigner ce qui lui tomboit sous la main, particulièrement les corps animés, dont la douce chaleur, et, je crois, aussi les émanations, paroissoient lui être agréables. Les organes de la génération étoient chez lui dans une activité précoce; et l'on avoit des preuves fréquentes qu'ils excitoient fortement son attention.

Enfin, l'on voit se former dans la matrice et dans les ovaires, des masses charnues, ou des parties osseuses, telles par exemple que des mâchoires garnies de leurs dents, qui se développent et jouissent d'une vie véritable; car elles sont animées par des nerfs dont l'influence y détermine les mêmes mou-vemens que dans celles qui font partie d'un corps complet et régulier. Il en est de ces productions anomales comme des monstres sans tête dont nous avons parlé plus haut: la vie ne s'y conserve que tant qu'elles restent attachées aux organes qui leur ont donné naissance; la nature les y forme et les y nourrit par un artifice particulier. Celles qui peuvent être rejetées dans une espèce d'enfantement, se flétrisent et meurent aussi-tôt qu'elles sont livrées à elles-mêmes; parce qu'elles ne pompent plus alors de sucs nourriciers analogues à leur nature. Mais on voit qu'elles avoient une vie propre, plus ou moins étendue, suivant celle de leurs nerfs, qui forment évidemment un système, comme le fait tout l'organe sensitif dans un enfant bien conformé (1).

Ainsi donc, je le répète, l'action et la réaction du système nerveux, qui constituent les différentes fonctions vitales, peuvent s'exercer sur des parties isolées de ce système. A mesure que le cercle, ou l'influence de ces parties s'étend, les fonctions se multiplient ou se compliquent. Le développement des viscères du thorax et du bas-ventre peut avoir lieu par la seule influence de la moelle épinière. Mais la pensée, qui se produit dans le cerveau, ne sauroit exister quand cet organe manque : elle s'altère plus ou moins quand il est mal conformé, ou ma-

______

(1) Les observateurs de physique végétale ont souvent remarqué, dans les parties tronquées des plantes, certains développemens qui ne s'étendoient point à la plante entière. Un bourgeon peut végéter et fleurir, tandis que la branche et l'arbre auxquels il tient, ne jouissent plus de la vie ; il peut devenir le siége d'une végétation régulière, quoique partielle. Mais le phénomène est bien plus frappant, quand on le retrouve dans le système animal.

lade : et l'on n'en sera pas surpris , puisque les nerfs de la vue, de l'ouïe, du goût et de l'odorat , en partent directement, et que les nerfs brachiaux , dont dépendent les opérations les plus délicates du tact, y tiennent de très-près, étant formés , en grande partie , des paires cervicales.

Pour se faire une idée juste des opérations de la pensée , il faut considérer le cerveau comme un organe particulier , destiné spécialement à la produire ; de même que l'estomac et les intestins à faire la digestion, le foie à filtrer la bile , les parotides et les glandes maxillaires et sublinguales à préparer les sucs salivaires. Les impressions , en arrivant au cerveau , le font entrer en activité ; comme les alimens , en tombant dans l'estomac, l'excitent à la sécrétion plus abondante du suc gastrique et aux mouvemens qui favorisent leur dissolution. La fonction propre de l'un est de se faire des images de chaque impression particulière, d'y attacher des signes, de les combiner , de les comparer entre elles , d'en tirer des jugemens et des déterminations ; comme la fonction de l'autre est d'agir sur les substances nutritives, dont la présence le stimule, de les dissoudre, d'en assimiler les sucs à notre nature.

Dira-t-on que les mouvemens organiques par lesquels s'exécutent les fonctions du cerveau nous sont inconnus? Mais l'action par laquelle les nerfs de l'estomac déterminent les opérations différentes qui constituent la digestion; mais la manière dont ils imprègnent le suc gastrique de la puissance dissolvante la plus active, ne se dérobent pas moins à nos recherches. Nous voyons les alimens tomber dans ce viscère avec les qualités qui leur sont propres; nous les en voyons sortir avec des qualités nouvelles: et nous concluons qu'il leur a véritablement fait subir cette altération. Nous voyons également les impressions arriver au cerveau par l'entremise des nerfs : elles sont alors isolées et sans cohérence. Le viscère entre en action; il agit sur elles : et bientôt il les renvoie métamorphosées en idées, que le langage de la physionomie et du geste, ou les signes de la parole et de l'écriture, manifestent au-dehors. Nous concluons, avec la même certitude, que le cerveau digère en quelque sorte les impressions; qu'il fait organiquement la sécrétion de la pensée.

Ceci résout pleinement la difficulté élevée par ceux qui, considérant la sensibilité comme une faculté passive, ne conçoivent pas comment juger, raisonner, imaginer, ne peut jamais être autre chose que sentir. La difficulté n'existe plus, quand on reconnoît, dans ces diverses opérations, l'action du cerveau sur les impressions qui lui sont transmises.

Mais si l'on fait attention, de plus, que le mouvement, dont toute action des organes suppose l'existence, n'est dans l'économie animale qu'une modification, qu'une transformation du sentiment, on verra que nous sommes bien véritablement dispensés de faire aucun changement dans la doctrine des analystes modernes, et que tous les phénomènes physiologiques ou moraux se rapportent toujours uniquement, en dernier résultat, à la sensibilité physique.

§. VIII.

CONCLUSION.

En revenant sur la série des idées que nous venons de parcourir, on peut en résumer les conséquences dans ce petit nombre de propositions :

La faculté de sentir et de se mouvoir forme le caractère de la nature animale.

La faculté de sentir consiste dans celle qu'a le système nerveux d'être averti des impressions produites sur ses différentes parties, et notamment sur ses extrémités.

Les impressions sont internes ou externes.

Les impressions externes, lorsque la perception en est distincte, portent particulièrement le nom de *sensations*.

Les impressions internes sont très-souvent confuses et vagues ; et l'animal n'en est alors averti que par des effets dont il ne démêle ou ne sent pas directement la liaison avec leur cause.

Les unes résultent de l'application des objets extérieurs aux organes des sens :

Les autres, du développement des fonctions régulières, ou des maladies propres aux différens organes.

Des premières, dépendent plus particulièrement les idées :

Des secondes, les déterminations qui portent le nom d'*instinct*.

Le sentiment et le mouvement sont liés l'un à l'autre.

Tout mouvement est déterminé par une

impression ; et les nerfs, organes du sentiment, animent et dirigent les organes moteurs.

Pour sentir, l'organe nerveux réagit sur
lui-même.

Pour mouvoir, il réagit sur d'autres parties, auxquelles il communique la faculté
contractile, principe simple et fécond de
tout mouvement animal.

Enfin, les fonctions vitales peuvent s'exercer par l'influence de quelques ramifications
nerveuses, isolées du système : les facultés
instinctives peuvent se développer, quoique
le cerveau soit à-peu-près entièrement détruit, et qu'il paroisse dans une entière inac-
tion.

Mais pour la formation de la pensée, il
faut que ce viscère existe, et qu'il soit dans
un état sain : il en est l'organe spécial.

En tirant ces conclusions, nous nous sommes toujours appuyés sur les faits, à la manière des physiciens; nous avons marché de
proposition en proposition, à la manière
des géomètres ; et, je le répète, nous avons
trouvé par-tout, pour unique principe des
phénomènes de l'existence animale, la *faculté de sentir.*

Mais quelle est la cause de cette faculté? quelle est sa nature, ou son essence?

Ce ne seront pas des philosophes qui feront ces questions.

Nous n'avons d'idée des objets que par les phénomènes observables qu'il nous présentent : leur nature ou leur essence ne peut être pour nous que l'ensemble de ces phénomènes.

Nous n'expliquons les phénomènes que par leurs rapports de ressemblance ou de succession avec d'autres phénomènes connus. Quand l'un ressemble à l'autre, nous l'y rattachons d'une manière plus ou moins étroite, suivant que la ressemblance est plus ou moins parfaite. Quand l'un succède constamment à l'autre, nous supposons qu'il est engendré par lui; et nous établissons entr'eux les relations exprimées par les deux termes d'*effet* et de *cause*. C'est là ce que nous appelons expliquer.

Par conséquent, les faits généraux (1) ne

____

(1) La sensibilité est le fait général de la nature vivante : il est évident que sa cause rentre dans les causes premières. En supposant, ce qui n'est pas impossible en effet, qu'on puisse découvrir un jour

s'expliquent point , et l'on ne sauroit en assigner la cause.

Puisqu'ils sont généraux, ils ne se rapportent point par ressemblance, à un autre ; attendu que dans cette dernière supposition, ils cesseroient d'être généraux, soit en se subordonnant à lui , soit en s'y confondant d'une manière absolue. Encore moins peut-on y chercher les rapports d'un effet à sa cause ; puisque ces rapports ne peuvent s'établir qu'entre des phénomènes également connus, qui sont offerts par la nature dans un ordre constant de succession, et puisque le dernier, ou le fait général, perdroit évidemment son caractère, du moment qu'il seroit possible de le subordonner à un autre qui dès ce moment, en effet, viendroit le remplacer.

En un mot, les faits généraux *sont*, parce qu'ils *sont :* et l'on ne doit pas plus aujourd'hui vouloir expliquer la *sensibilité* dans la physique animale et dans la philosophie ra-

---

la liaison que la sensibilité peut avoir avec certaines propriétés bien reconnues de la matière, il resteroit toujours encore à découvrir d'où viennent ces mêmes propriétés, et ainsi de suite. Mais il est vrai qu'en suivant cette route et pour arriver à ce terme , on auroit résolu beaucoup de problêmes importans.

tionnelle, que l'attraction dans la physique des masses.

Au reste, l'on sent que ces diverses questions tiennent directement à celle des *causes premières*, qui ne peuvent être connues, par cela même qu'elles sont premières, et pour beaucoup d'autres raisons que ce n'est pas ici le lieu de développer.

L'inscription de l'un des temples anciens, où la sagesse paroît s'être réfugiée, avant que le charlanatisme y eût élevé son trône, faisoit parler d'une manière véritablement grande et philosophique la cause première de l'univers : *Je suis ce qui est, ce qui a été, ce qui sera ; et nul n'a connu ma nature.*

Une autre inscription disoit : *Connois-toi toi-même.*

La première est l'aveu d'une ignorance inévitable.

La seconde est l'indication formelle et précise du but que doivent se tracer la philosophie rationnelle et la philosophie morale : elle est, en quelque sorte, l'abrégé de toutes les leçons de la sagesse sur ces deux grands sujets de nos méditations.

Car si nous considérons les opérations de notre intelligence, nous voyons qu'elles dépendent des facultés attachées à nos organes.

Et si nous recherchons les principes de la morale, nous trouvons que les règles doivent en être fondées sur les rapports mutuels des hommes; que ces rapports découlent de leurs besoins et de leurs facultés; que leurs facultés et leurs besoins dépendent de leur organisation.

Ainsi ce mot si célèbre dans l'antiquité, γνωθι σεαυτον, est très-digne de servir d'inscrpition à cette salle (1), aussi bien qu'au temple de Delphes.

Tel est, en particulier, citoyens, l'objet des travaux de notre classe. Elle s'y attachera constamment; elle l'embrassera tout entier : mais elle poursuivra l'examen de chaque partie, avec autant de circonspection dans la méthode, que de hardiesse et d'indépendance dans les vues : sans jamais sortir de la route qu'une saine philosophie lui trace; sans laisser égarer ses recherches dans des questions oiseuses, où l'observation et l'expérience ne pouvant nous servir de guides, il est impossible aux esprits les

____

(1) Celle de l'institut national.

plus fermes de faire autre chose que des faux pas.

Tel est, dis-je, notre but ; telle est la route par laquelle nous pouvons y parvenir. Aucun de vous n'ignore que si le bonheur individuel et social ne peut se fonder que sur la vertu, la vertu ne se fonde à son tour, que sur la connoissance de la nature, sur la raison et sur la vérité.

TROISIÈME MÉMOIRE.

SUITE de l'histoire physiologique des sensations.

J'AVOIS cru pouvoir, citoyens, renfermer dans un seul mémoire, le tableau général des phénomènes qui constituent l'exercice ou l'action de la sensibilité. Mais, après avoir passé les bornes ordinaires d'une lecture, je me suis encore vu forcé de renvoyer à un mémoire supplémentaire quelques idées qui sont ou le développement naturel, ou le complément indispensable de celles dont vous avez entendu l'exposition. C'est pour vous rendre compte de ces idées que je demande aujourd'hui la parole. Mon soin principal, après celui de n'en négliger aucune qui soit essentielle, sera de les resserrer dans le plus court espace.

§. I.

Nous avons vu que les êtres animés ne reçoivent pas seulement des impressions relatives aux objets externes, dont les sens

éprouvent l'action ; mais que, par l'exercice régulier de la vie, par celui des fonctions qui la réparent et la maintiennent,
par le développement progressif des organes,
enfin, par toute espèce de cause capable
d'agir sur la sensibilité des parties internes,
ces êtres reçoivent aussi d'autres impressions
auxquelles l'univers extérieur n'a point de
part directe. Nous avons vu que ces deux
genres de modifications organiques influent
sur la formation des idées et sur les déterminations; et nous avons cru pouvoir rapporter
à chacun d'eux, le système d'opérations intellectuelles, ou de penchans et d'actes qui paroissent en dépendre plus particulièrement.

Mais si nous voulons avoir une idée complète de cette action générale du système nerveux, nous devons encore faire un pas de plus.

La distinction des organes sensibles en internes et externes, et celle des impressions
qu'ils peuvent recevoir, ne présentent plus,
je pense, aucune difficulté. Mais l'analyse
ne doit point en rester là.

Nous avons dit que le système nerveux
réagit sur lui-même pour produire le sentiment, et sur les muscles pour produire le
mouvement. Mais il peut encore recevoir des

impressions directes par l'effet de certains changemens qui se passent dans son intérieur, et qui ne dépendent d'aucune action exercée, soit sur les extrémités sentantes extérieures, soit sur celles des autres organes internes. Dans la circonstance dont je parle, la cause des impressions s'applique uniquement à la pulpe cérébrale ou nerveuse. L'organe sensitif réagit sur lui-même pour les accroître, comme il réagit sur ses propres extrémités dans les cas ordinaires ; il entre en action pour les combiner, comme si elles lui venoient du dehors. Souvent ces impressions et l'activité du centre cérébral qu'elles sollicitent, sont d'une grande énergie : et communément il en résulte des mouvemens et des déterminations qui frappent d'autant plus l'observateur, que leur source échappe entièrement à sa curiosité, et qu'ils n'ont aucun rapport avec les causes régulières et sensibles.

De même que les opérations de la sensibilité, quand elles se rapportent aux impressions reçues par les viscères ou par les organes externes, peuvent intéresser l'ensemble ou seulement certaines parties du système nerveux : de même celles qui se passent uniquement dans le sein de ce système, peuvent aussi, tantôt résulter de son excitation générale, tantôt se renfermer dans l'une de ses dépendances, où la cause réside spécialement et borne son action.

Enfin, l'action générale du système peut, dans plusieurs circonstances, se diriger vers certains organes particuliers, et s'y concentrer exclusivement : comme aussi les excitations partielles de l'une ou de plusieurs de ses divisions peuvent également se faire ressentir d'une manière spéciale à d'autres divisions, avec lesquelles leur sympathie est plus étroite ou plus vive, et finir quelquefois par entraîner le système tout entier.

Ces différentes propositions se déduisent de quelques faits également simples et concluans.

L'on observe tous les jours, dans la pratique de la médecine, des folies, des épilepsies, des affections extatiques, en un mot, différens dérangemens des fonctions du système cérébral, qui ne se rapportent aux lésions d'aucun autre organe, soit interne, soit externe. L'observation clinique prouve que leur cause réside dans l'organe nerveux luimême; et les dissections l'ont souvent démontré de la manière la plus invincible : car la consistance, la couleur et l'organisation même de la pulpe cérébrale se sont trouvées alors dans un état contre nature ; quelquefois même on y a découvert des corps étrangers, tels que des matières lymphatiques épanchées, des amas gélatineux, des échardes osseuses, ou des pétrifications, dont la présence occasionnoit tous les accidens.

Dans ces cas, où l'observation peut lier les phénomènes avec leurs causes, nous voyons clairement que les impressions reçues dans le sein de l'organe sensitif s'y comportent de la même manière que celles qui lui viennent des objets externes ; qu'elles se renforcent et deviennent plus distinctes par leur durée ; que l'organe les combine et les compare ; qu'il en tire des jugemens et des déterminations ; qu'il imprime aux parties musculaires, en vertu de ces mêmes impressions, des mouvemens qui, n'étant dans aucun rapport avec celles reçues par les autres organes externes ou internes, ont été long-temps attribués à des causes surnaturelles. Ici l'économie animale se présente à nous dans une de ces circonstances extrêmes, qui servent à faire connoître sa manière d'agir dans celles qui sont plus régulières. Entre cet état, où toutes les opérations semblent interverties, et l'état naturel, où leurs phénomènes suivent des lois plus connues, il y a beaucoup de nuances intermédiaires, dans lesquelles l'ordre et le désordre sont comme combinés en différentes proportions, mais qui laissent toujours également échapper les signes certains de l'énergie et de l'action propre de l'organe sensitif.

Dans l'état le plus naturel, avec un peu d'attention, nous le voyons encore entrer de lui-même en activité : nous voyons qu'il peut, pour cela, se passer d'impressions étrangères; qu'il peut même, à certains égards, les écarter et se soustraire à leur influence. C'est ainsi qu'une attention forte, une méditation profonde, peut suspendre l'action des organes sentans externes; c'est ainsi, pour prendre un exemple encore plus trivial, que s'exécutent les opérations de l'imagination et de la mémoire. Les notions des objets qu'on se rappelle et qu'on se représente, ont bien été fournies, le plus ordinairement, il est vrai, par les impressions reçues dans les divers organes ; mais l'acte qui réveille leur trace, qui les offre au cerveau sous leurs images propres, qui met cet organe en état d'en former une foule de combinaisons nouvelles, ne dépend souvent (1) en aucune manière de causes situées hors de l'organe sensitif.

Je n'insisterai pas davantage sur ce point de doctrine, qui me semble suffisamment éclairci par le simple énoncé des phénomènes. Mais il est nécessaire de ne point en perdre les résultats de vue : ils s'appliquent aux questions les plus importantes de la physiologie et de l'analyse philosophique; et, sans eux, on n'a qu'une idée très-fausse des opérations directes de la sensibilité. Nous verrons ailleurs qu'ils peuvent aussi jeter beaucoup de jour sur les phénomènes du sommeil, dont nous avons laissé pressentir que la théorie se lie naturellement à celle de la folie et des différens délires.

D'autres faits aussi simples prouvent également que cette action, en quelque sorte, spontanée de l'organe sensitif, est quelquefois bornée à l'une de ses divisions. Dans plusieurs maladies, dont tous les médecins rencontrent chaque jour des exemples, l'on remarque

____

(1) Je dis *souvent*, et non pas *toujours*; dans beaucoup de cas, les opérations de l'imagination ou de la mémoire sont directement excitées et déterminées à notre insu, par des impressions qu'il faut rapporter aux extrémités sentantes, externes ou internes.

certaines erreurs singulières, mais partielles, de la sensibilité ; erreurs qui sont fréquemment rectifiées par les impressions plus justes des autres organes, mais qui, fréquemment aussi, deviennent dominantes, et déterminent au moins de faux jugemens particuliers. J'ai vu des vaporeux qui se trouvoient si légers, qu'ils craignoient d'être emportés par le moindre vent ; j'en ai vu qui croyoient avoir le nez d'une grandeur excessive, et qui certifioient qu'ils le sentoient grossir d'une manière distincte. Quelques-uns recevoient l'impression de certaines odeurs extraordinaires ; d'autres entendoient ou des bruits incommodes, ou des sons agréables.

Un homme qui avoit un abcès dans le corps calleux, m'a dit plusieurs fois, pendant le cours de sa maladie, qu'il sentoit son lit se dérober sous lui, et qu'une odeur cadavéreuse le poursuivoit sans cesse depuis plus de six mois. Il prenoit beaucoup de tabac pour la dissiper : mais c'étoit inutilement ; les deux odeurs, ou leurs impresions, se confondoient d'une manière insupportable ; et il les rapportoit également l'une et l'autre à l'organe même de l'odorat.

On pourroit citer encore ici ces sensations étranges que Boerhaave observa sur lui-même, dans une maladie où le système nerveux se trouvoit singulièrement intéressé. Le même cas, à-peu-près, s'est offert à moi, chez un homme d'ailleurs plein d'esprit et d'une raison très-sûre. Il se sentoit tour à tour étendre et rapetisser, pour ainsi dire, à l'infini. Cependant la vue, l'ouïe, le goût, &c. restoient à-peu-près dans leur état naturel; et le jugement conservoit toujours, en général, la même fermeté.

Les autres malades, indiqués ci-dessus, étoient également en état de rectifier leur premier jugement.

Mais on sait que la raison des hypocondriaques n'échappe pas toujours à la puissance de ces illusions. Tout le monde connoît, du moins par ouï dire, les histoires de plusieurs d'entre eux, qui croyoient fermement avoir des jambes de verre ou de paille, ou n'avoir point de tête, ou qui soutenoient que leur corps renfermoit d'immenses amas d'eaux, capables d'inonder tout un pays, s'ils se permettoient d'uriner, &c. A des visions si ridicules, sur lesquelles ils ne formoient pas plus de doute que sur les vérités les plus constantes, ils joignoient souvent un sens droit et des opinions justes sur différens autres objets : quelques-uns même étoient capables, pendant ce temps, d'exécuter des travaux fort ingénieux. C'est au milieu des accès de la plus terrible hypocondriasie, que Swammerdam faisoit ses plus brillantes recherches. Mais s'étant mis dans la tête que Dieu pouvoit s'offenser d'un examen si curieux de ses œuvres, il commença par renoncer à poursuivre de très-belles expériences sur les injections, dont il avoit eu l'idée long-temps avant Ruisch, et dont il avoit même déjà perfectionné beaucoup la méthode; et, dans un paroxysme plus violent, il finit par livrer aux flammes une grande partie de ses manuscrits.

Les faits que je rapporte sont, dis-je, assez connus : et l'on sait aussi par quels moyens ingénieux la médecine est quelquefois parvenue à dissiper les illusions de cette espèce de maládes.

§. II.

MAIS ce n'est pas seulement pour les sensations, c'est aussi pour les mouvemens, que l'action spontanée du systême nerveux se borne souvent à certains points isolés.

Tout mouvement des parties vivantes suppose dans le sein du centre cérébral , ou dans le centre particulier des nerfs qui les animent, un mouvement analogue , dont il est , en quelque sorte , la représentation. Quand nous voyons des organes musculaires se mouvoir , nous sommes assurés que les points ou les divisions , soit du cerveau , soit de ses dépendances qui s'y rapportent, sont mues aussi dans un ordre correspondant. Les mouvemens partiels apparens dépendent d'autres mouvemens cachés, qui sont également partiels : comme dans les spasmes cloniques généraux, où toutes les parties musculaires s'agitent à-la-fois, les divisions cérébrales et nerveuses qui régissent les différentes parties , sont très-certainement, soit par excitation directe, soit par sympathie, dans une convulsion générale (1). L'anatomie

____

(1) Ceci nous force à revenir encore sur la question de la non-contractilité des nerfs. Nous avons dit qu'elle étoit absolue ; et les nerfs sont, en effet, immobiles relativement aux parties qui les avoisinent : mais, comme nous l'avons observé dans le précédent mémoire, ils n'en éprouvent pas moins certainement beaucoup de mouvemens internes. La pulpe du cerveau , de la moelle alongée et de la moelle épinière,

nous a fait voir que certaines lésions du cerveau, de la moelle épinière, ou des ganglions,
dont l'effet est de déterminer des mouvemens
irréguliers dans les organes extérieurs, les
impriment de préférence à l'un plutôt qu'à
l'autre, et que ces mouvemens se trouvent
circonscrits dans des limites plus ou moins
étroites. Les expériences faites sur les animaux vivans confirment cette même vérité. Si
l'on pique, ou si l'on irrite d'une manière
quelconque, différens points de l'organe cérébral, on voit les convulsions, qui sont ordinairement produites par ce moyen, passer
tour à tour d'un muscle à l'autre, et ne pas
s'étendre au-delà de ceux qui se rapportent
aux points irrités. L'observation des phénomènes réguliers donne encore les mêmes ré-

---

susceptible de dilatation et de resserrement, paroît
l'être aussi de palpitations intérieures très-marquées.
Schllitting, ayant fait, avec le scalpel, une blessure
profonde au cervelet d'un chien vivant, y plongea
le doigt : il sentit, à plusieurs reprises, la pulpe cérébrale palpiter autour de son doigt, et le serrer par
secousses oscillatoires ; et ce mouvement se ranimoit,
il devenoit même plus fort, toutes les fois que, de
l'autre main, l'observateur irritoit la moelle épinière,
mise à nu le long de plusieurs vertèbres.

sultats. Dans le sommeil, l'on agite le bras, la jambe, ou toute autre partie du corps, suivant le siége des impressions que l'organe sensitif reçoit et combine, suivant le caractère propre des idées qui se forment alors dans le cerveau : et pendant la veille, dans l'état le plus naturel, on voit des souvenirs lointains retracés par la mémoire, ou des tableaux formés par l'imagination, produire dans certains organes particuliers des mouvemens circonscrits, dont la cause agit sans doute exclusivement sur les points du système cérébral avec lesquels ces organes correspondent.

Enfin, les concentrations, soit de la sensibilité, soit du mouvement, dans certains points particuliers de ce système, vers lesquels alors l'irritation générale se dirige spécialement et va se fixer; leur passage de l'un à l'autre; les opérations exécutées dans d'autres points que ceux où elles paroissent avoir été conçues, c'est-à-dire, les opérations dont les causes déterminantes, appliquées à ces derniers, produisent dans les premiers leurs plus importans effets : tous ces phénomènes, dis-je, se démontrent encore par les observations les plus simples et par les expériences les plus faciles.

On sait que l'épilepsie idiopathique, ou
celle qui tient à l'affection propre du systême nerveux, ne se manifeste pas, à beaucoup près, d'une manière uniforme, générale et simultanée, dans tous les organes
susceptibles de convulsions. Pour l'ordinaire,
l'accès commence par un sentiment de mal-
aise à l'orifice supérieur de l'estomac et au
diaphragme. Le malade éprouve de la pe-
santeur de tête, un léger vertige : ses yeux
deviennent hagards; et tout-à-coup il perd
la connoissance. Souvent à l'affection de la
tête, succèdent des frémissemens particuliers le long de la moelle épinière et des gros
troncs nerveux; à ces frémissemens, des impressions plus ou moins vives dans les organes de la génération. La cause des mouvemens convulsifs, concentrée d'abord à la
région précordiale, se répand de proche en
proche, en suivant le trajet des expansions
nerveuses dans les organes les plus sensibles;
et l'observateur attentif voit leurs impressions s'appeler, en quelque sorte, et se déterminer mutuellement, jusqu'à ce qu'enfin
l'agitation devienne universelle.

Dans d'autres épilepsies, qu'on appelle *sympathiques*, parce qu'elles dépendent d'une

affection locale , qui se communique et s'étend par *consensus* (1), c'est dans le siége même du mal que les accidens se préparent. Par exemple , si le mal est situé dans un nerf de la jambe, duquel la pulpe sentante soit viciée intérieurement, ou comprimée par quelque corps étranger , le malade éprouve d'abord , dans le lieu même, certaines sensations extraordinaires , ou douloureuses , ou simplement incommodes et fatigantes. Bientôt une autre sensation , qu'il compare à celle d'une vapeur, ou d'un *air frais*, et qu'on nomme par cette raison , en médecine, *aura epileptica*, suit le trajet du nerf, en remontant vers la tête : et l'accès commence au moment où l'*aura* semble pénétrer dans la cavité du crâne.

Au début de certaines fièvres malignes , on remarque également des concentrations, tantôt de sensibilité , tantôt de spasme et de contraction musculaire, qui se prolongent pendant plusieurs jours. Elles sont le prélude, ou d'un désordre général dans les fonctions de l'organe sensitif, ou de convulsions effrayantes , qui , durant le cours de la ma-

_____

(1) Ou *par communication de sentiment.*

ladie, se porteront simultanément, ou tour
à tour, sur les différens muscles. Ordinairement c'est à l'estomac, ou dans les organes
des sens, que ces écarts de la sensibilité se manifestent ; c'est à la gorge, ou sur les muscles
de la mâchoire, que ces spasmes se fixent de
préférence : et la gravité des uns et des autres
paroît pouvoir se mesurer sur le voisinage de
leur siége et de l'origine commune des nerfs.

Dans d'autres cas, au contraire, certains
organes sont, pour ainsi dire, le rendez-
vous particulier de toutes les affections et
de tous les mouvemens. L'impression commence par être générale : la convulsion semble n'épargner aucun muscle. Mais bientôt
tout se dirige vers la partie foible ; et plus
les accès durent ou se répètent fréquemment, plus aussi, par degrés, la concentration devient absolue et rapide. Enfin, les
maladies nerveuses nous présentent journellement des désordres subits de l'estomac,
qui résultent de certaines idées ou de certaines passions : les accès hystériques ou
hypocondriaques se terminent assez souvent
par une augmentation de sensibilité, ou par
des convulsions fixées dans certains organes ;
et chez quelques sujets mobiles, le seul

effort de l'attention ou de la pensée suffit
pour les faire naître.

Quant à la communication sympathique des
affections d'un organe à l'autre, en ne parlant, comme nous le faisons ici, que de celles
dont les causes agissent directement dans le
sein même de l'organe sensitif, les exemples
se présentent en foule tous les jours au praticien observateur : les livres de médecine en
sont remplis. Ainsi quelques lésions du cerveau causent des inflammations et des sup-
purations dans le foie ; comme quelques lésions du foie causent réciproquement, mais
suivant des lois qui ne se rapportent pas à
notre objet, et l'inflammation et l'abcès du
cerveau. Ainsi, dans les rêves suffoquans, dits
cochemars (je parle encore uniquement de
ceux qui ne tiennent point à des embarras de
l'estomac ou de la circulation, mais à des dispositions nerveuses particulières); dans les
cochemars, dis-je, l'observation nous annonce et nous fait reconnoître quelquefois,
ou des sensations, ou des mouvemens qui
commencent dans une partie et vont se terminer dans une autre, ou qui passent de la
première à la seconde, sans que l'on puisse en
trouver la cause dans les sympathies orga-

niques connues. Ces transitions dépendent évidemment de déterminations conçues dans le sein même du sytême nerveux.

Un fait général met cette proposition hors de doute, et la présente dans tout son jour.

Les gens de lettres, les penseurs, les artistes, en un mot tous les hommes dont les nerfs et le cerveau reçoivent beaucoup d'impressions, ou combinent beaucoup d'idées, sont très-sujets à des pertes nocturnes de semence. Cet accident se lie presque toujours à des rêves ; et quelquefois ces rêves prennent le caractère du cochemar avant de produire leur dernier effet. J'ai traité plusieurs malades de ce genre ; car il n'est pas rare que leur état devienne une vraie maladie. J'en ai rencontré deux, chez lesquels l'événement étoit précédé par un rêve long et détaillé : ils voyoient une femme, ils l'entendoient approcher de leur lit, ils la sentoient s'appuyer du poids de tout son corps sur leur poitrine ; et c'est après avoir essuyé pendant plusieurs minutes les angoisses d'un véritable cochemar, que les organes de la génération se trouvant excités par la présence de cet objet imaginaire, la catastrophe du rêve amenoit ordinairement la fin du sommeil. Plusieurs autres médecins ont observé le même fait avec peu de variétés dans les circonstances.

La conclusion qui peut s'en tirer est sans doute remarquable : mais elle ne résulte pas, au reste, moins nettement de tous les actes de la mémoire ou de l'imagination, dont les impressions originaires appartiennent à un organe, tandis que les déterminations paroissent ne réagir passagèrement sur lui, que pour se diriger entièrement vers un autre.

Mais revenons un moment sur la suite de nos propositions, et résumons-les en peu de mots.

Le système cérébral a la faculté de se mettre en action par lui-même, c'est-à-dire, de recevoir des impressions, d'exécuter des mouvemens, et de déterminer des mouvemens analogues dans les autres organes, en vertu de causes dont l'action s'exerce dans son sein, et s'applique directement à quelque point de sa pulpe interne.

Dans ces circonstances, les impressions ressenties généralement par tout le système nerveux, peuvent se concentrer dans une de ses parties : les impressions reçues par l'une de ses parties peuvent, tantôt devenir générales et mettre en jeu tout le système, tantôt passer, par voie de sympathie, d'un point à l'autre, et produire leurs derniers effets ailleurs que dans le siége où réside la cause, ou dans le lieu de son application.

Toutes ces propriétés du système nerveux sont inhérentes à sa nature, ou à son existence elle-même, dans l'état de vie. Il faut les connoître, il faut en avoir des idées précises, pour bien concevoir le mécanisme de ses fonctions: et l'on ne doit pas craindre de peser sur toutes les observations qui peuvent éclaircir tant d'admirables phénomènes.

Ainsi donc, suivant l'expression de Sydenham, il y a dans l'homme un autre homme intérieur, doué des mêmes facultés, des mêmes affections, susceptible de toutes les déterminations analogues aux phénomènes extérieurs, ou plutôt dont les faits apparens de la vie ne font que manifester au-dehors les dispositions secrètes, et représenter en quelque sorte les opérations. Cet homme intérieur, c'est l'organe cérébral. L'on voit aisément qu'il faut encore ici distinguer les impressions qui lui sont essentiellement et exclusivement propres, de celles reçues par les différentes parties internes; et les mouvemens conçus dans son sein, de ceux dont il ne fait qu'appercevoir au dehors les motifs par ses

extrémités sentantes, pour envoyer les déterminations qui en résultent, aux différens
organes moteurs.

Nous remarquons donc clairement trois
sortes d'opérations de la sensibilité, que la
différence de leurs effets nous force de ne
pas confondre : la première se rapporte aux
organes des sens; la seconde aux parties internes, notamment aux viscères des cavités
de la poitrine et du bas-ventre (et nous ran-
geons avec ces derniers, les organes de la génération); la troisième à l'organe cérébral
lui-même, abstraction faite des impressions
qui lui sont transmises par ses extrémités
sentantes, soit internes , soit externes.

De ce qui précède , et de ce que nous
avons déjà fait observer dans le dernier mémoire, il se conclut facilement que les nerfs
et le cerveau ne sont point des organes purement passifs; que leurs fonctions supposent
au contraire une continuelle activité qui dure
autant que la vie. La nature de ces fonctions,
et la manière dont elles s'exécutent, suffiroient pour le prouver : d'ailleurs, la connoissance physiologique de ces organes, c'est-
à-dire, celle de leur structure et des mouvemens par lesquels ils se nourrissent et re-

produisent sans cesse la cause immédiate de
la sensibilité, le démontre avec une évidence
que l'œil peut saisir. Et de célèbres médecins
ont fait voir, en outre, que le sommeil lui-
même, cet état de repos où les organes des
sens ne reçoivent plus d'impressions, où
le système sensitif tout entier semble vouloir
se dérober à celles qui ne sont pas indispensables pour le maintien de la vie, où la pensée
enfin est le plus souvent tout-à-fait suspendue; ces médecins, dis-je, ont fait voir que
le sommeil n'est point une fonction passive,
et que, pour le produire, l'organe cérébral
entre dans une véritable action.

Ces différentes vérités, qui sont en quelque
sorte l'énonciation directe des phénomènes
bien vus, jettent à leur tour beaucoup de lumière sur les phénomènes. Elles aident à concevoir ces extases, dont l'effet est de concentrer la sensibilité, la pensée et la vie, dans
les foyers nerveux : elles rendent raison des
songes, particulièrement de ceux qui ne sont
pas le produit d'impressions reçues par les
extrémités sentantes : elles expliquent d'une
manière plus satisfaisante ces délires, tantôt
partiels, tantôt généraux, qui non-seulement
changent les relations morales de l'homme

avec le monde extérieur, mais qui modifient en outre si puissamment la manière dont nos facultés purement organiques sont affectées dans ces nouvelles relations. C'est encore ici qu'il faut rapporter certains états particuliers qui, faisant taire une grande partie des impressions extérieures, rendent percevables d'autres impressions internes qui, dans l'état ordinaire, échappent à la conscience de l'individu ; ces fausses associations d'idées, qui brouillent tout, en rapprochant des objets sans relation véritable entre eux : enfin, ces dispositions si communes, même chez les penseurs, lesquelles font trop souvent confondre les notions distinctes et directes, qui viennent des choses par les sens, avec les impressions qui naissent en même temps, ou par suite, dans le cerveau ; confusion qui bientôt en rend les images entièrement méconnoissables, si l'on n'a pas l'habitude de les ramener sans cesse à leur source. Avec un peu de réflexion, tout cela doit s'entendre et s'expliquer assez de soi-même ; et je crois inutile d'entrer dans aucun détail à cet égard.

J'observerai seulement que si la puissance de l'imagination est plus étendue ; si sa réaction sur certains organes, *par exemple, sur ceux de la génération*, est plus complète pendant le sommeil que durant la veille : la raison en est très - simple ; on peut la trouver ici sans difficulté. En effet, pendant la veille, il arrive toujours au cerveau quelques impressions externes, qui modifient plus ou moins ses opérations propres, et rectifient à certain degré les erreurs de l'imagination : au lieu que dans le sommeil tout se passe à l'intérieur ; les impressions internes deviennent par conséquent plus vives ou plus dominantes ; les illusions sont entières ; et les déterminations qui s'y lient ne rencontrent aucun obstacle dans des impressions contraires reçues par les sens.

Les points ci-dessus, encore une fois, me paroissent suffisamment éclaircis : poursuivons notre marche.

§. III.

Pour entrer en action, pour la communiquer facilement et sans trouble aux différens organes, le système cérébral doit se trouver dans certains états sur lesquels l'observation peut encore fournir quelques lumières. Soit que les impressions lui viennent de ses extrémités sentantes externes et internes ; soit que leurs causes agissant dans

lui-même, les opérations qu'elles excitent,
lui soient plus spécialement propres, la condition de son intégrité doit paroître la plus
indispensable. Mais on n'a pas encore bien
établi en quoi consiste l'intégrité du cerveau, de la moelle épinière, du systême nerveux en général. Il est certain qu'on peut
retrancher des portions considérables de ce
systême sans léser les fonctions sensitives de
ce qui reste intact ; sans porter de désordre
apparent dans les opérations intellectuelles.
Les organes dont le concours n'est pas indispensable au maintien de la vie , sont fréquemment amputés avec leurs nerfs ; des portions considérables du cerveau lui-même sont
consumées par différentes maladies, sont en-
levées par divers accidens , ou par des opérations nécessaires , sans que la sensibilité
générale , les fonctions les plus délicates de
la vie , et les facultés de l'esprit en reçoivent
aucune atteinte. Il est vrai que ce qui se
passe de cette manière , sans inconvénient
chez tel individu , peut devenir grave et quelquefois entièrement funeste chez tel autre ,
et que les parties à l'exacte conservation desquelles la nature attache celle de la vie ou
de ses plus importantes fonctions , ne sont

pas, à beaucoup près, les mêmes dans tous les sujets. Mais l'expérience n'en démontre pas moins, elle démontre même mieux, qu'à l'exception de ces organes, qui ne peuvent cesser d'agir sans que la vie elle-même cesse, il est extrêmement difficile de déterminer le degré où les lésions doivent inévitablement produire tel effet connu. Le cerveau, le cervelet lui-même, et les dépendances de l'un et de l'autre, ne font plus aujourd'hui d'exception, d'après des observations et des expériences très-sûres : et quoique leurs maladies vives et subites, sur-tout lorsqu'elles portent sur le point central qui forme plus particulièrement l'origine commune des nerfs, deviennent assez constamment fatales, beaucoup d'exemples ont appris que, dans les cas moins caractérisés, dans les maladies plus lentes, on ne peut former des pronostics certains touchant la vie ou la mort, la perte ou la conservation des facultés sensitives et intellectuelles.

Nous disons cependant que la pensée exige l'intégrité du cerveau, parce que sans cerveau l'on ne pense point, et que ses maladies apportent des altérations analogues et proportionnelles dans les opérations de l'esprit. Mais j'avoue ingénûment que je suis hors d'état d'établir avec exactitude en quoi consiste cette intégrité.

L'intime organisation de la pulpe cérébrale nous est encore assez mal connue; il ne paroît même pas que nos instrumens actuels puissent nous y procurer beaucoup de nouvelles découvertes. Nous avons, je crois, épuisé ce que peut l'emploi du microscope et l'art des injections. Si l'on veut pousser plus loin l'anatomie humaine en général, et celle du systême nerveux en particulier, il faut imaginer d'autres méthodes, d'autres instrumens. Aussi les conditions organiques sans lesquelles ce systême remplit mal, ou ne remplit point ses fonctions, sont au moins très-difficiles à déterminer. Mais l'observation des maladies et l'ouverture des cadavres ont fourni quelques considérations utiles, qui se lient d'ailleurs très-bien avec les phénomènes ordinaires de la sensibilité : je vais rapprocher ces différens résultats.

Dans l'état naturel du cerveau, l'on s'apperçoit facilement que sa couleur, sa consistance, et le volume des vaisseaux qui l'embrassent, ou qui se plongent dans ses divisions, ont été déterminés et réglés par la nature. L'on ne peut douter qu'il n'y ait un rapport direct entre ces circonstances, et la manière dont s'opèrent les fonctions de la sensibilité; car, si les unes changent, les autres sont modifiées dans la même proportion. Quand la pulpe est plus ou moins ferme qu'elle ne doit l'être; quand elle est plus ou moins colorée; quand ses vaisseaux se trouvent dans un état d'affaissement, ou d'excessive dilatation; quand les fluides qu'ils contiennent ont trop de consistance ou de ténuité, sont inertes ou acrimonieux, les fonctions sensitives ne s'exercent plus suivant l'ordre établi.

Tantôt on trouve le cerveau dans un état de mollesse particulière; il est abreuvé de sérosités, ou de matières lymphatiques et gélatineuses; sa couleur est ternie; il est un peu jaunâtre : ses vaisseaux, presque affaissés, offrent à peine dans leurs troncs principaux quelques vestiges d'un sang pâle et appauvri. Tantôt la masse cérébrale est, au contraire, d'une consistance plus ferme que dans l'état naturel; sa pulpe a quelque chose de sec; elle est presque friable au toucher : souvent alors ses vaisseaux sont injectés d'un sang vif et vermeil, quelquefois d'un sang épais, noirâtre, et comme poisseux. Quelquefois aussi l'on reconnoît les traces d'une véritable inflammation : c'est-à-dire que non-seulement les artères et les veines sont dessinées vivement, les unes en pourpre, les autres en bleu plus rougeâtre qu'à l'ordinaire; mais que les membranes blanches et la pulpe elle-même sont tachées, en différens points, d'un nuage sanglant. Enfin, nous avons déjà remarqué, dans le premier mémoire, que la pulpe pouvoit être d'une consistance fort inégale, ferme et sèche dans un point, molle et humide dans un autre; et qu'il s'y formoit assez fréquemment des corps étrangers de divers genres, des ossifications, des noyaux pierreux, des cartilages, des squirres, &c.

Telles sont, en général, les dispositions organiques du cerveau, dont l'anatomie médicale a fourni les exemples et les preuves. Or, la comparaison de beaucoup de cadavres a mis en état de rapporter ces divers phénomènes aux dispositions sensitives qui leur correspondent pendant la vie.

Mais l'observation de l'homme sain et malade nous fournit d'autres faits généraux, qui, sans pouvoir se lier, avec la même évidence, à des états organiques bien constans du système cérébral, n'en doivent pas moins être considérés comme exprimant les lois principales suivant lesquelles s'exécutent ses fonctions.

Pour que les impressions soient reçues ou agissent convenablement, il faut qu'elles aient une certaine vivacité déterminée ; qu'elles se portent de la circonférence au centre pour produire le sentiment, et reviennent ensuite du centre à la circonférence, pour produire le mouvement , le tout avec une vélocité moyenne : il faut que le sentiment ne soit point émoussé, point languissant, mais qu'il ne soit point trop vif et tumultueux ; que le mouvement le suive avec la vîtesse de l'éclair, mais qu'il ne soit point inquiet et précipité. Si les impressions sont foibles, vagues, traînantes, les déterminations se forment avec lenteur, et d'une manière incomplète. Si les impressions sont excessivement profondes, dominantes, ou rapides, les déterminations prennent divers caractères nouveaux, plus ou moins analogues , qui peuvent les dénaturer également.

Ainsi l'on voit, par exemple, des hommes dont les pensées et les volontés ne semblent naître qu'après coup , et manquent essentiellement du degré d'énergie et d'activité convenable. On en voit d'autres, au contraire,

qui s'efforcent vainement de secouer certaines impressions dominantes, et qui manifestent dans leurs idées, comme dans leurs
penchans, une tournure exclusive et opiniâtre. On en voit qui, démêlant avec peine
une foule de choses qu'ils sentent à la fois,
ne se donnent pas le temps d'en comparer les
élémens divers, et dont, en conséquence,
toutes les habitudes prennent un caractère
de précipitation qu'ils ne paroissent pas les
maîtres de modérer.

Sans doute il existe des rapports directs
entre la manière dont le sentiment se forme,
et celle dont le mouvement se détermine.
La proposition, présentée ainsi d'une manière générale, ne souffre point d'objection.
Mais comme on rencontre ici des faits qui
semblent au premier coup d'œil, entièrement contradictoires, il faut commencer par
bien éclaircir les circonstances qui les caractérisent, si l'on veut arriver à des résultats
complets et satisfaisans.

Un sentiment obscur et foible produit des
mouvemens incertains et sans énergie : mais
il ne s'ensuit pas que les organes moteurs
soient toujours alors dans un état de foiblesse
radicale. D'autre part, quoiqu'un sentiment

vif produise des mouvemens prompts et forts, du moins *relativement*, il ne s'ensuit pas non plus que ces mêmes organes aient alors une grande force réelle. Il n'y a pas de doute que les forces motrices sont entretenues par l'influence des forces sensitives ; et quand celles-ci s'éteignent ou cessent d'agir, celles-là s'éteignent également, ou languissent et s'affaissent. Mais pour que la sensibilité soit une véritable source de vie et d'action, il faut qu'elle s'exerce d'une manière régulière, et suivant l'ordre de la nature. Des impressions trop vives et trop multipliées altèrent, usent, ou appauvrissent singulièrement l'énergie musculaire. Les hommes très-sensibles sont foibles en général : non que leur sensibilité tienne toujours à la foiblesse de leurs organes ; mais parce que le principe même des mouvemens, la cause nerveuse qui les détermine, employée avec excès dans cette réaction que nous avons dit être nécessaire pour sentir, ne sauroit s'appliquer à celle qui l'est plus évidemment encore pour exécuter les mouvemens.

Chez ces hommes donc, les mouvemens sont vifs et précipités ; mais ils n'ont pas une énergie stable. La précipitation devient telle quelquefois, qu'ils vivent dans un état continuel de mobilité. Sensibles à toutes les impressions, ils obéissent à toutes en même temps; et comme elles se multiplient sans terme et sans relâche, ils paroissent ne savoir à laquelle entendre. J'ai vu des femmes vaporeuses, et même quelques hommes hypocondriaques, sur-tout de ceux dont l'état tient à l'abus des plaisirs vénériens, qui tressailloient au moindre bruit, que le moindre mouvement exécuté devant eux mettoit dans une véritable agitation. Chez Mesmer, quelques-unes des femmes éminemment nerveuses, dont son baquet étoit le rendez-vous, sembloient dans l'impossibilité de voir faire un geste sans en être émues. Les médecins hollandais nous ont conservé l'histoire d'un homme si mobile, qu'il se sentoit forcé de répéter tous les mouvemens et toutes les attitudes dont il étoit témoin; si alors on l'empêchoit d'obéir à cette impulsion, soit en saisissant ses membres, soit en lui faisant prendre des attitudes contraires, il éprouvoit une angoisse insupportable. Ici, comme on voit, la faculté d'imitation se trouve portée jusqu'au degré de la maladie; et quoique cette faculté soit la principale source de notre perfectionnement, il est aisé de sentir que lorsqu'elle passe certaines limites, elle rend incapable de réfléchir, et même de former une volonté.

Ces rapports alternatifs des forces sensitives et des forces motrices nous font voir pourquoi, dans l'épilepsie et dans la manie furieuse, où les sens externes reçoivent une moindre somme d'impressions, les organes moteurs acquièrent un surcroît souvent inconcevable d'énergie : c'est précisément le cas inverse de ces états de débilité musculaire dont nous venons de parler, et qui dépendent d'une excessive sensibilité. Ces rapports font voir très-nettement aussi l'immédiate liaison de la cause qui sent avec la cause qui meut; et l'on est directement conduit à reconnoître que tous les mouvemens ont leurs points d'appui dans le sein du système cérébral, comme toutes les impressions quelconques y vont chercher leurs points de réunion.

Ainsi donc les forces motrices s'engourdissent et s'éteignent, quand la sensibilité, par son influence vivifiante, par son action continuelle et régulière, ne les renouvelle pas : mais elles se dégradent également, elles perdent de leur stabilité, de leur énergie, quand les impressions sont trop vives, trop rapides, trop multipliées. Nous savons, à n'en pouvoir douter, que l'épuisement qui suit les plaisirs vénériens, dépend bien moins des pertes matérielles qui les accompagnent, que des impressions voluptueuses qui leur sont propres. D'autres émotions de plusieurs genres laissent également après elles, lorsqu'elles sont vives ou profondes, un sentiment durable de fatigue dans tout l'organe nerveux; et les efforts de l'imagination ou de la méditation, qui consistent, les uns à recevoir et reproduire, les autres à reproduire et comparer les impressions en l'absence des objets, ne causent pas une moindre lassitude que les plaisirs les plus énervans, ou les travaux les plus pénibles. C'est là principalement ce qui rend le sommeil nécessaire; car il faut sur-tout interrompre les sensations : c'est là ce qui le rend plus nécessaire encore peut-être aux penseurs, aux hommes dont le moral est très-développé, qu'aux hommes de peine, dont les muscles fatigués ont, il est vrai, besoin de repos, mais qui, sentant moins et pensant peu, ne s'épuisent point, comme les premiers, par le seul effet de la veille. Les femmes, qui reçoivent, en général, des impressions plus multipliées ou plus diverses, et quelques hommes qui se rapprochent d'elles par leur constitution primitive, ou par leurs maladies, ne peuvent également se passer d'un long sommeil. Sa longueur nécessaire peut se mesurer, en quelque sorte, sur la quantité des sensations, autant et plus que sur celle des mouvemens. J'ai connu quelques personnes qui, ne fermant presque pas l'œil depuis plusieurs années, étoient par conséquent dans l'impossibilité de se soustraire entièrement à l'action des objets extérieurs, ou au travail de la mémoire et de l'imagination ; mais qui, chaque jour, éprouvoient, une ou deux fois, une espèce d'engourdissement périodique de quelques heures, pendant lequel elles devenoient à-peu-près incapables de sentir et de penser.

Une autre considération résulte encore ici de l'examen réfléchi des faits : c'est que l'énergie et la persistance des mouvemens se proportionnent à la force et à la durée des sensations : je dis à leur force et à leur durée ; car nous venons de voir que des sensations trop vives, trop rapides, trop multipliées, produisent un effet contraire. Cette considération se lie parfaitement à tout ce qui précède ; elle conduit à des vues nouvelles sur

le caractère des déterminations, relativement
à celui des impressions dont elles naissent,
et des organes où ces impressions sont reçues:
elle établit plus nettement encore le rapport
véritable des forces sensitives et des forces
motrices : elle peut même servir à rendre
raison de leurs balancemens alternatifs; c'est-
à-dire de ces circonstances où les unes paroissent agir d'autant moins, que l'excitation des autres est plus considérable.

Les premiers physiologistes avoient observé
déjà que les habitudes du système musculaire
ou moteur sont dans une espèce d'équilibre
singulier avec celles du système nerveux ou
sensitif. Une énergie extraordinaire, une ténacité quelquefois merveilleuse dans les mouvemens, se trouve unie, chez certains sujets,
à une manière de sentir forte, profonde, en
quelque sorte ineffaçable. Cette disposition,
quand elle est constante et suffisamment prononcée, forme un tempérament à part, ou
plutôt diverses nuances de tempérament,
qui se rapprochent et se tiennent par ce point
commun, *la persistance de toutes les habitudes*. Mais on peut penser que les impressions ne sont profondes et durables, que parce
que les fibres élémentaires des organes sont

fortes et tenaces ; qu'ainsi les forces sensitives peuvent se trouver plutôt modifiées par l'état des forces motrices, qu'elles ne les modifient ou ne les déterminent elles-mêmes. Rien ne paroît, en effet, plus vraisemblable au premier coup d'œil ; et comme cette observation seule pourroit établir entre elles une distinction plus évidente, il est assez remarquable que Haller et ses disciples n'aient pas pris la question par ce côté, qui leur offroit des argumens bien plus solides que la plupart de ceux dont ils s'étayent. Il est vrai que de nouveaux faits ne tardent pas à réformer cette première conclusion. Les muscles les plus robustes, comme il suit de ce que nous avons dit plus haut, s'énervent par le seul effet de sensations trop vives ou trop multipliées, reçues par l'individu, toutes choses restant égales d'ailleurs : et lorsque certains accidens changent le caractère des sensations chez les personnes même foibles et languissantes ; lorsque, par exemple, certaines maladies appliquent directement au système nerveux des causes d'impressions fortes, profondes et durables, ou que seulement elles le rendent susceptible de recevoir de semblables impressions du dehors, les muscles les plus débiles acquièrent sur-le-champ la faculté d'exécuter des mouvemens d'une énergie et d'une violence qu'on a peine à concevoir (1).

C'est ainsi qu'on voit souvent des femmes vaporeuses qui, dans leur état habituel, peuvent à peine se tenir debout, vaincre dans leurs accès convulsifs, des résistances qui seroient au-dessus des forces de plusieurs hommes réunis. C'est ainsi que, dans les affections mélancoliques, dans la rage, et sur-tout dans les maladies maniaques, des hommes foibles et chétifs brisent les plus forts liens, quelquefois de grosses chaînes, qui seroient, dans l'état naturel, capables de déchirer tous leurs muscles; ce qui, pour le redire en passant, établit une bien grande différence entre les forces mécaniques de la

---

(1) Ce n'est pas que l'état de l'organe cellulaire et celui de la fibre charnue n'influent directement, à leur tour, sur la sensibilité ; nous aurons plusieurs fois occasion d'en faire la remarque, dans les tableaux des âges, des sexes et des tempéramens : mais nous verrons aussi que les dispositions des parties insensibles (*) sont toujours déterminées d'avance par les dispositions primordiales ou accidentelles du système nerveux.

(*) C'est-à-dire, dont la sensibilité ne se manifeste point dans l'état naturel.

fibre musculaire, et les divers degrés des
forces vivantes qui l'animent. C'est encore
ainsi que, dans toutes les passions énergiques, chaque homme trouve en lui-même
une vigueur qu'il ne soupçonnoit pas, et
devient capable d'exécuter des mouvemens
dont l'idée seule l'eût effrayé dans des temps
plus calmes. Et l'on ne peut pas dire qu'on
ne fait alors que reconnoître en soi, que
mettre en action, des forces existantes, mais
assoupies : les observations générales que je
viens d'indiquer prouvent qu'il se produit
alors véritablement de nouvelles forces, par
la manière nouvelle dont le système nerveux
est affecté. Je fais, au reste, ici, comme il
est aisé de le voir, abstraction des dérangemens que les émotions profondes peuvent
occasionner dans les fonctions des organes
réparateurs ; dérangemens qui, par paren-
thèse, ne détruisent pas toujours, à beaucoup près, les forces musculaires ou la cause
immédiate des mouvemens.

Mais nous devons également tenir compte
d'une dernière considération, sans laquelle
les opérations du système nerveux demeu-
rent enveloppées de beaucoup d'incertitudes :
il est sur-tout nécessaire de ne pas la négliger

si l'on veut se faire des notions exactes du caractère des idées et des déterminations, ou des traces que les unes laissent après elles, et des habitudes dans lesquelles les autres se transforment.

A mesure que les sensations diminuent ou deviennent plus obscures, on voit souvent les forces musculaires augmenter, et leur exercice acquérir un nouveau degré d'énergie. Les maniaques deviennent quelquefois presque entièrement insensibles aux impressions extérieures; et c'est alors sur-tout qu'ils sont capables des plus violens efforts. Les sujets stupides ou bornés, les épileptiques qui, pour l'ordinaire, ont des sensations très-engourdies, en un mot, tous les hommes qui sentent moins que les autres, paroissent avoir généralement des forces musculaires plus considérables. Plusieurs bons observateurs en ont déduit la règle, que ces forces sont en raison inverse de la sensibilité, et réciproquement. Mais, avec un peu de réflexion, il est aisé de reconnoître qu'il y a quelque confusion dans ce résultat : j'en trouve la preuve dans les faits même qu'on allègue. L'augmentation des forces, chez les épileptiques et chez les maniaques, coïncide, j'en conviens, avec l'affoiblissement, ou même avec l'entière cessation des impressions exté-rieures : mais ce n'est pas de cette circons-tance qu'elle tire sa source. La pratique de la médecine et l'anatomie médicale nous ap-prennent qu'elle est due à de puissantes im-pressions, dont les causes s'appliquent direc-tement au système cérébral, et qui produisent en même temps la stupeur des sens externes. Chez les hommes d'un esprit borné, mais d'ailleurs sains et vigoureux, les impressions d'après lesquelles les déterminations muscu-laires acquièrent ce degré d'énergie, ont tou-jours également leur principe immédiat dans le système cérébral, ou dans les autres or-ganes internes. Or, la mesure de l'intelli-gence se tire de l'étendue et du caractère des notions que nous avons acquises sur les objets environnans ; et l'imbécillité sera d'au-tant plus complète, que les impressions re-çues par les organes des sens seront moins vives, moins profondes et moins variées.

On peut entrevoir maintenant le but vers lequel nous marchons ; et l'on sent, je crois, la sûreté du fil qui nous dirige.

§. IV.

Sortons des mouvemens musculaires proprement dits, et revenons aux images que se
retrace et aux déterminations que forme
directement le systême nerveux. Mais nous
avons déjà vu qu'elles sont bien évidemment
produites, les unes et les autres, par des mouvemens exécutés dans le sein de ce systême :
nous pouvons donc rapporter ses opérations
immédiates aux mêmes lois qui règlent l'action d'un membre quelconque. Or, que se
passe-t-il quand un membre se meut? La cause
du mouvement lui est transmise par les nerfs;
et cette cause se proportionne à des impressions reçues et combinées dans un centre nerveux. En d'autres termes, tout mouvement
est précédé d'impressions analogues : ce sont
elles qui le déterminent ; et toujours il en
garde le caractère. Nous devons retrouver le
même ordre de phénomènes dans les opérations propres de l'organe cérébral. Ainsi
donc, puisque les faits nous montrent que
les mouvemens produits par des causes qui
agissent d'une manière immédiate sur le systême nerveux lui-même, sont les plus per-
sistans et les plus forts ; qu'ils dominent cons-

tamment, et quelquefois étouffent ou masquent tous les autres , ou plutôt que leurs
causes ne paroissent pouvoir être distraites
dans l'action qu'elles exercent , par aucun
autre genre d'impressions : il est évident aussi
que les idées , les déterminations, les souvenirs, les habitudes, lesquelles ne sont elles-
mêmes que des souvenirs de déterminations
ou d'idées ; il est évident, dis-je, que toutes
ces opérations doivent devenir essentiellement dominantes, lorsqu'elles dépendent du
même genre de causes. Et c'est en effet ce
que nous voyons clairement chez les maniaques, chez les visionnaires , et chez certains mélancoliques qui se rapprochent des
uns ou des autres. Les objets extérieurs, les
nécessités même les plus pressantes de la vie,
ne peuvent souvent les tirer de leurs rêveries
accoutumées , et faire diversion à leurs habitudes opiniâtres.

En second lieu , puisque les organes internes sont dans une activité constante, et
qu'il se fait entre eux et le centre cérébral
un échange continuel d'impressions et de
mouvemens , les idées, les affections et les
habitudes qui dépendent de leurs fonctions
doivent obtenir le second rang en énergie,

en persistance et en ténacité. Tel est aussi le caractère essentiel des *déterminations ins-tinctives*, qui, d'après l'analyse faite dans le précédent mémoire, tiennent plus particu-lièrement au développement successif et aux fonctions propres de ces organes internes ; mais dont il ne faut pas, à la vérité, séparer les fonctions directes et le développement de l'organe nerveux lui-même, qui, sans doute, y entrent pour une part considérable.

Troisièmement, puisque les organes des sens ne sont point dans une activité conti-nuelle, et que chaque jour pendant le som-meil ils cessent presque entièrement de rece-voir des impressions ; puisque d'ailleurs ils ne peuvent en recevoir tous à-la-fois, et que celles qui se rapportent à l'un, sur - tout lorsqu'elles sont un peu vives, émoussent ou même absorbent entièrement celles qui se rapportent à l'autre ; puisqu'enfin ils sont exposés à éprouver de continuelles diversions de la part de différens organes internes : leurs impressions doivent évidemment avoir un degré plus foible de force ou de profondeur ; elles doivent laisser des traces moins durables, ou des souvenirs moins familiers. Et main-tenant, si l'on peut déterminer quels sont, parmi les organes des sens, ceux auxquels les causes extérieures s'appliquent avec le plus d'énergie ou de persistance, il ne sera peut-être pas difficile de classer les idées ou les habitudes qui s'en forment, relativement au degré de mémoire particulier à chacun de ces organes. En outre, s'il est vrai, comme semble l'indiquer l'observation la plus attentive des phénomènes, que, par la nature de leurs fonctions, les organes des sens se rapprochent plus ou moins de l'organe immédiat de la pensée; leurs extrémités nerveuses étant inégalement modifiées dans leur manière de sentir, suivant la structure de leurs gaînes et les dispositions des parties non sensibles qui les recouvrent ou les environnent: nous aurons encore un moyen de classer les diverses idées, déterminations, habitudes, etc.; nous pourrons assigner plus nettement la cause de leurs différences.

Quelques anthropologistes disent que les opérations de certains sens sont plus près de l'état *spirituel* que celles des autres; que les premiers appartiennent davantage à *l'esprit*, tandis que les seconds tiennent plus à la *matière organisée*. Il est facile de voir que, si ces écrivains avoient eu quelque idée claire dans la tête en s'exprimant ainsi, c'eût été celle que je viens d'énoncer en d'autres termes; et je n'ai pas besoin de dire pourquoi j'écarte ceux dont ils se sont servis.

§. V.

LES nerfs ne paroissent différer entre eux, ni par leur substance, ni par leur structure. La pulpe cérébrale se distribue avec uniformité dans les troncs principaux : elle y est entièrement homogène; et la manière dont les filets intérieurs sont rangés et distribués par paquets, établit une ressemblance parfaite entre un nerf et un nerf. En les examinant à leurs extrémités, il est impossible d'y saisir des différences; et si les recherches se portent sur cette substance *caséiforme*, qu'ils laissent échapper lorsqu'on les coupe transversalement, on voit qu'elle est la même dans tous; qu'elle est identique avec celle que le cerveau, la moelle alongée et la moelle épinière fournissent aux troncs principaux dont ils sont l'origine commune. Ce n'est pas seulement au scalpel, à l'œil, au microscope, que cette substance se montre toujours la même : examinée par la chimie, on n'y remarque aucune différence, ni par rapport a

ses produits, ni par rapport aux phénomènes
de sa décomposition. Et quant à l'enveloppe
extérieure des nerfs, on n'ignore pas que
c'est un simple tissu cellulaire épaissi, dont
les fonctions semblent se borner à loger en
sûreté leur pulpe, et à lui donner la consistance et la ténacité nécessaires pour résister
au froissement des parties environnantes.
Tout nous porte donc à croire que la différence des impressions tient à la structure différente, non des nerfs, mais des organes dans
lesquels ils sentent; à la manière dont leurs
extrémités y sont épanouies; à celle dont les
causes des impressions agissent sur leurs épanouissemens. Voyons si l'anatomie et la physiologie peuvent nous fournir quelques lumières à cet égard. Je n'entrerai point dans
de grands détails : ils sont presque toujours
inutiles pour l'intelligence des lois de la nature; ils pourroient ici jeter de l'embarras
sur des idées qui n'auront de prix que par
leur évidence et leur simplicité.

Toutes les impressions, peuvent et doivent
même se rapporter au tact. C'est en quelque
sorte le *sens général* : les autres n'en sont que
des modifications ou des variétés. Mais le tact
de l'œil, qui distingue les impressions de la

lumière, et celui de l'oreille, qui remarque et note les vibrations sonores, ne se ressemblent point entre eux : ils ne ressemblent pas davantage l'un et l'autre au tact de la langue, ou de la membrane pituitaire, dont l'office est de reconnoître les saveurs ou les odeurs ; ni même à celui de l'organe externe, dont les opérations sont relatives à des qualités, en quelque sorte plus matérielles des corps, telles que leur forme extérieure, leur volume, leur température, leur consistance, &c.

Ce dernier, ou le toucher proprement dit, s'exerce par toute la peau, qu'on peut en considérer comme l'organe spécial. La peau est formée de feuillets cellulaires plus ou moins épaissis, de vaisseaux infiniment déliés et de filets nerveux. Ce sont les filets nerveux qui l'animent et lui prêtent le sentiment. En se terminant à sa surface externe, ils se dépouillent de leur première enveloppe, laquelle se divise en lambeaux frangés, et va se perdre dans le corps qu'on nomme réticulaire. Dépouillée de son enveloppe la plus grossière, l'extrémité du nerf s'épanouit, et s'élève entre les mailles de ce réseau muqueux ; elle prend la forme d'un petit fungus, ou d'un mamelon. Dans cet état, il s'en faut grandement que la pulpe nerveuse soit à nu : des couches d'un tissu cellulaire condensé l'environnent encore, sous forme de membrane ; et ce n'est qu'à travers ces intermédiaires, devenus plus ou moins épais, suivant l'action plus ou moins forte et continue des corps extérieurs ; ce n'est qu'à travers ces espèces de langes que le nerf reçoit les impressions. Les mamelons sont même logés dans des sillons ou raînures tracées sur la peau, ce qui les dérobe encore à l'action trop vive ou trop immédiate des corps : et ces sillons, plus profonds à l'extrémité des doigts, où les mamelons sont aussi plus nombreux, s'y trouvent d'ailleurs rangés en spirales ; de sorte que les fonctions tactiles peuvent et doivent s'y exercer de tous les côtés et sur tous les points.

Dans l'organe spécial du goût, la nature ne paroît pas s'être beaucoup écartée de cette forme, qu'on peut regarder comme la plus générale. Les nerfs de la langue se terminent également par des mamelons, mais qui sont plus saillans, plus spongieux, plus épanouis. Le tissu cellulaire qui les entoure est plus lâche, leurs gaînes plus inégales ; ils sont inondés de sucs muqueux et lymphatiques.

Au reste, la langue n'est pas l'organe exclusif
du goût : on a noté plusieurs exemples de
personnes qui l'avoient perdue toute entière
par l'effet de différentes maladies, et qui goû-
toient fort bien les alimens. L'anatomie en
peut même assigner la raison; car elle a découvert des mamelons semblables à ceux de
la langue, dans l'intérieur des joues, au pa-
lais, et dans le fond de la bouche.

La membrane pituitaire qui revêt les cavités des narines, ainsi que les sinus maxillaires et frontaux, n'est pas uniquement com-
posée de tissu muqueux, de vaisseaux et de
nerfs; elle est en outre parsemée d'une quantité considérable de glandes. Mais les nerfs,
ou plutôt les filets nerveux, y sont innombrables. Ils viennent des olfactifs qui forment
la première paire, et qui sortent du crâne
par les porosités de l'os ethmoïde. L'ophthal-
mique leur fournit aussi une branche; et c'est
vraisemblablement par-là, que s'établissent
les rapports sympathiques entre les yeux
et le nez, entre la vue et l'odorat. On peut
remarquer, à l'œil nu, que la membrane
pituitaire forme une espèce de velouté très-
court et très-uni. Les pinceaux en paroissent
entièrement muqueux ; et les filets nerveux

qui sont ici plus mous que dans l'organe externe et dans l'intérieur de la bouche, se terminent par de petits mamelons, qui sont aussi beaucoup plus fins et plus dépourvus de consistance. Leur enveloppe n'est qu'une gaze légère et transparente, à travers laquelle la pulpe cérébrable, rougie par une foule innombrable de petits vaisseaux artériels et veineux, dont elle est entourée, bourgeonne en grains délicats.

Quoique les fonctions de l'odorat paroissent plus éloignées du tact simple que celles de l'ouïe, qui semble se borner à reconnoître les vibrations sonores ; cependant, comme l'organe interne de l'ouïe est sans cesse baigné par un fluide lymphatique, et que l'air pénètre au contraire sans cesse dans les cavités du nez, les extrémités sentantes du nerf auditif, c'est-à-dire, celles de sa partie molle, qui vont tapisser l'intérieur de la rampe du limaçon et des canaux demi-circulaires, sont plus délicates et plus muqueuses. Ici la pulpe cérébrale semble s'être dépouillée de presque tout ce qui pouvoit offusquer pour elle les impressions. Mais, au reste, il ne seroit pas difficile de faire voir que le nombre et le rapport des vibrations du corps sonore ne

forment que le matériel inanimé du son :
sans doute il s'en faut beaucoup que ce soit
là le son lui-même. Les chefs-d'œuvre de Per-
golèze, de Paësiello, de Sacchini, ne sont pas
une simple suite de frémissemens réguliers.
et quand on considère les fonctions admirables de l'ouïe, même en faisant abstraction
de l'influence que ce sens exerce par la parole
sur les opérations intellectuelles, on voit qu'il
est bien autant au-dessus de l'odorat, par
l'importance et l'étendue de ces mêmes fonctions, que les épanouissemens du nerf auditif sont, par leur mollesse, au-dessus de
ceux du nerf olfactif. La gradation de la nature n'est donc troublée ici par aucune ano-
malie organique.

Enfin, dans la rétine, ou dans l'expansion
du nerf optique qui forme l'organe de la vue,
la nature est allée encore plus loin ; car les
extrémités du nerf auditif forment un tout
solide avec la membrane sur la surface de
laquelle elles sont épanouies : mais l'expansion du nerf optique n'est, en quelque sorte,
qu'une mucosité flottante ; la membrane qui
la recouvre par ses deux faces, j'entends par
celle qui regarde le corps vitré, et par celle
qui s'applique à la choroïde, est d'une telle

ténuité, que l'eau pure n'est pas plus transparente : et quoique la rétine elle-même admette
un assez grand nombre de vaisseaux dans sa
structure, la pulpe nerveuse y peut être regardée comme à-peu-près entièrement à nu.

§. VI.

TELS sont, en peu de mots, les instrumens
immédiats des sensations; c'est-à-dire, telle est
la disposition des extrémités nerveuses dans les
divers organes des sens. Depuis celui du tact,
qui reçoit les sensations les plus générales et
les plus simples, jusqu'à celui de la vue, qui
reçoit les plus circonstanciées, les plus délicates et les plus complexes, les nerfs s'y dé-
barrassent de plus en plus de tous les intermédiaires placés entre eux et les objets extérieurs ; ils se dépouillent de plus en plus de
leurs enveloppes; et leurs impressions se rapprochent, par degrés, de celles dont la cause
est appliquée immédiatement à la pulpe sentante, dans le sein même de l'organe cérébral.

Il nous reste maintenant à voir comment ont
lieu les différentes sensations, ou quelles sont
les circonstances les plus évidentes et les plus
générales qu'on peut regarder comme propres
aux fonctions de chacun des organes des sens.

C'est une loi constante de la nature animée, que le retour fréquent des impressions les rende plus distinctes, que la répétition des mouvemens les rende plus faciles et plus précis. Les sens se cultivent par l'exercice; et l'empire de l'habitude s'y fait sentir d'abord, avant de se manifester dans les organes moteurs. Mais c'est une loi non moins constante et non moins générale, que des impressions trop vives, trop souvent répétées, ou trop nombreuses, s'affoiblissent par l'effet direct de ces dernières circonstances. La faculté de sentir a des bornes qui ne peuvent être franchies. Les sucs du tissu cellulaire affluent dans tous les endroits où elle est vicieusement excitée : il s'y forme des gonflemens momentanés, ou de nouvelles enveloppes, en quelque sorte, artificielles, qui masquent de plus en plus les extrémités des nerfs; et souvent la sensibilité même s'altère et s'use alors immédiatement. Ainsi la conservation de la finesse des sens et leur perfectionnement progressif exigent que les impressions n'aillent pas au-delà des limites naturelles de la faculté de sentir; comme il faut, en même temps, qu'elles l'exercent toute entière pour qu'ils ne s'engourdissent pas.

Par la nature même de leurs fonctions, les extrémités sentantes des nerfs du tact sont exposées à l'action, trop souvent mal graduée, des corps extérieurs. C'est le sens qui reçoit d'ordinaire le plus d'impressions capables de le rendre obtus et calleux. Souvent l'intérieur des mains et le bout des doigts, ses organes plus particuliers, se recouvrent, dans les différens travaux, d'un cuir épais et dur, qui forme des espèces de gants naturels. Il en est de même des pieds, où la distribution des nerfs, et leurs épanouissemens en extrémités mamelonnées, sont exactement semblables à ceux des mains : ce qui, pour le dire en passant, contrarie un peu la philosophie des causes finales; car on ne voit pas trop à quoi bon cet appareil si sensible, dans une partie destinée aux plus fortes pressions, et qui doit porter tout le poids du corps.

D'après cela, l'on ne sera point étonné que le tact, qui d'ailleurs est le sens le plus sûr, parce qu'il juge des conditions les plus simples ou les plus saillantes des objets, et qu'il s'applique sur eux immédiatement et par toutes leurs faces, ne soit pas cependant celui qui a le plus de mémoire, ou dont les impressions laissent les traces les plus

nettes, et se rappellent le plus facilement.
Je parle ici de l'état ordinaire : car l'on sait,
d'après beaucoup d'exemples, qu'une culture particulière peut donner au tact autant
de mémoire et d'imagination qu'à la vue
elle-même. Quelques amateurs de sculpture
jugent mieux de la beauté des formes par la
main que par l'œil. Le sculpteur Ganiba-
sius ayant perdu la vue, ne renonça point
à son art : en touchant des statues ou des
corps vivans, il savoit en saisir les formes,
il les reproduisoit fidèlement : et l'on voit
tous les jours des aveugles qui se rappellent
et se peignent vivement tous les objets par
des circonstances uniquement relatives aux
impressions du tact.

Le tact est le premier sens qui se développe; c'est le dernier qui s'éteint. Cela doit
être, puisqu'il est la base des autres, puisqu'il
est, en quelque sorte, la sensibilité même,
et que son entière et générale abolition suppose celle de la vie.

Mais il peut paroître étonnant que le goût,
dont les opérations sont liées à l'un de nos
premiers besoins, et qui s'exerce par des
actes si répétés, n'acquière pas plus promptement le degré de culture ou de finesse dont

il est susceptible; qu'il ne conserve pas mieux la trace de ce qu'il a senti. L'on doit s'en étonner d'autant plus, que ses impressions se confondent, à quelques égards, avec celles qui accompagnent la digestion stomachique. Les unes et les autres concourent à renforcer le sentiment impérieux de la faim, dont elles dirigent les déterminations. Ce qu'il y a de sûr, c'est que, dans la première enfance, le goût est avide sans être éclairé ou délicat; que, dans la jeunesse, il cède le pas à d'autres organes, dont les sensations ont un tout autre prix, et dont l'influence sur le systême est d'ailleurs bien plus étendue. J. J. Rousseau, qui si souvent a peint la nature avec une inimitable vérité, dit que la gourmandise appartient a l'époque qui précède l'adolescence. Mais ce n'est que dans l'âge mûr, lorsque d'autres appétits commencent à n'avoir plus le même empire, que l'on devient exigeant et recherché dans ses repas; et le véritable âge des Apicius est peut-être encore plus voisin de la vieillesse. Il est également certain que rien n'est plus difficile que de se rappeler ou d'imaginer un goût particulier dont on n'éprouve pas actuellement la sensation.

Quelques courtes réflexions suffisent pour faire disparoître ce que ces observations présentent de singulier.

1°. Les impressions qui dépendent du manger et du boire sont souvent accompagnées d'un desir vif, qui les rend emportées et tumultueuses : on est plus enclin à les précipiter et à les renouveler, qu'à les goûter et à les étudier. 2°. Le sentiment de bien-être de l'estomac, qui s'y mêle immédiatement, empêche l'attention de peser beaucoup sur elles. 3°. Elles sont courtes de leur nature ; du moins chacune a peu de persistance. 4°. Il est rare qu'elles soient simples ; elles s'associent, se confondent et changent à tout instant. 5°. La chute des alimens dans l'estomac excite ordinairement l'activité du cerveau. Quand on mange en compagnie, la conversation, sans troubler le plaisir direct du goût, empêche de s'arrêter sur chaque sensation particulière, et de s'en former des images distinctes ; et lorsqu'on mange seul, on est généralement entraîné dans une suite souvent confuse de pensées. 6°. Enfin, il faut aussi, je crois, compter pour quelque chose la disposition spongieuse des nerfs du goût, qui leur permet, à la vérité, de recevoir des sensations vives, mais qui les soustrait à des impressions durables, par les flots de mucosités dont ils sont abreuvés aussi-tôt, et qui délayent ou dénaturent les principes sapides.

Cependant on a vu des hommes qui mangeoient avec une attention particulière, dont même quelques-uns mangeoient seuls, pour n'être pas distraits du recueillement qu'ils portoient dans leurs repas : ils sembloient s'être fait une mémoire vive, nette et sûre de tous les goûts des alimens ou des boissons. J'en ai rencontré qui disoient se rappeler très-bien celui d'un vin dont ils avoient bu trente ans auparavant.

Des rapports intimes et multipliés unissent le goût et l'odorat. On flaire les alimens et les boissons avant de manger et de boire ; et leur odeur ajoute beaucoup aux sensations qu'on éprouve en buvant et mangeant. Il y a même entre le nez et le canal intestinal certaines sympathies singulières, qui ne sont peut-être que le produit de l'habitude ; mais comme on les retrouve dans tous les pays et chez tous les hommes, quoiqu'à différens degrés, et se rapportant à divers objets, on peut les ranger parmi les habitudes nécessaires, qui ne peuvent guère être distinguées des phénomènes naturels. Tout le monde sait que certaines mauvaises odeurs soulèvent l'estomac, et sont quelquefois capables d'occasionner des vomissemens terribles.

Mais il est un autre système d'organes avec lequel l'odorat paroît avoir des rapports encore plus étendus ; je veux parler des organes de la génération. Les médecins avoient remarqué, dès l'origine même de l'art, que les affections qui leur sont propres peuvent être facilement excitées ou calmées par différentes odeurs (1). La saison des fleurs est en même temps celle des plaisirs de l'amour : les idées voluptueuses se lient à celles des jardins ou des ombrages odorans ; et les poètes attribuent avec raison aux parfums la propriété de porter dans l'âme une douce ivresse. Quel est l'homme, même le plus sage, à moins qu'il ne soit mal organisé, dont les émanations d'un bosquet fleuri n'émeuvent pas l'imagination, à qui elles ne rappellent pas quelques souvenirs? Mais je ne veux point considérer les odeurs dans leurs effets éloignés et moraux; c'est-à-dire,

______

(1) Par exemple, la plupart des remèdes employés avec succès dans les affections hystériques, sont des substances douées d'une odeur forte.

comme réveillant, par le seul effet de la liaison des idées, une foule d'impressions qui ne dépendent pas directement de leur propre influence. Les odeurs agissent fortement sur tout le systême nerveux : elles le disposent à toutes les sensations de plaisir : elles lui communiquent ce léger degré de trouble, qui semble en être inséparable ; et tout cela, parce qu'elles exercent une action spéciale sur les organes où prennent leur source les plaisirs les plus vifs accordés à la nature sensible. Dans l'enfance, l'influence de l'odorat est presque nulle ; dans la vieillesse, elle est foible : son époque véritable est celle de la jeunesse, celle de l'amour.

On a remarqué que l'odorat avoit peu de mémoire : la raison en est simple. En général, ses impressions ne sont pas fortes ; et elles ont peu de constance. Lorsqu'elles sont fortes, elles émoussent promptement la sensibilité de l'organe : lorsqu'elles ont quelque constance, elles cessent bientôt d'être apperçues. Leur cause, qui nage dans l'air, s'applique aux extrémités nerveuses d'une manière fugitive et diffuse. Elles laissent donc peu de traces, si ce n'est lorsque certaines particules odorantes, plus énergiques, restent embarrassées dans les mucosités de la membrane pituitaire. Mais alors, comme je viens de le dire, on ne les remarque pas long-temps. Enfin, sans parler des périodes de temps ou des intervalles pendant lesquels l'odorat est dans une espèce d'engourdissement, il est aisé de voir que, par la nature même de ses impressions, il ébranle plutôt le système nerveux qu'il ne le rend attentif: qu'on doit par conséquent plutôt savourer ces mêmes impressions, que les distinguer; en être affecté, que s'en faire des images bien distinctes.

C'est par la vue et par l'ouïe que nous viennent les connoissances les plus étendues : et la mémoire de ces deux sens est la plus durable comme la plus précise. Une circonstance particulière donne à l'ouïe beaucoup d'exactitude : c'est la propriété de recevoir et d'analyser les impressions du langage parlé. Les sons que produit le larynx de l'homme tiennent à son organisation : les cris qu'il pousse pour exprimer sa joie, ses peines et ses différens appétits, sont spontanés comme les premiers mouvemens de ses muscles; c'est un instinct vague qui les détermine. Il n'en est pas ainsi de la parole : parler est un art qu'on apprend lentement, en attachant à chaque articulation un sens convenu. Or, l'on apprend à parler par le moyen de l'oreille : sans son secours, nous ne pourrions tenter cet apprentissage; nous n'aurions même aucune idée des sons articulés qu'il a pour but de nous accoutumer à reproduire, en y attachant les idées ou les sentimens dont ils sont les signes communs. L'oreille est donc obligée ici de peser sur chaque impression particulière, d'y revenir cent et cent fois, de la résoudre dans ses élémens, de la recomposer, de la comparer avec les autres impressions du même genre, en un mot d'analyser avec la plus grande circonspection.

C'est là ce qui donne à l'ouïe cette justesse, et à ses souvenirs cette persistance et cette netteté qui leur sont particulières. Mais l'on voit que, du moins sous ce rapport, l'artifice de ses sensations et de sa mémoire est fondé sur une lente culture : leurs plus simples résultats supposent le long exercice d'une attention commandée.

Une autre circonstance qui tient de plus près aux lois directes de la nature, paroît influer, non pas au même degré, mais cependant beaucoup, sur les qualités de l'ouïe :

c'est le caractère rhythmique et mesuré que
peuvent avoir et qu'ont fréquemment, en
effet, ses impressions. Par cette puissance
de l'habitude dont il a déjà été question
ci-dessus, la nature se plaît aux retours périodiques; elle aime à trouver et à saisir des
rapports réguliers, non-seulement entre les
objets, mais sur-tout entre les divers espaces
de temps : et les accords harmoniques de
tous les genres fixent son attention, faci-
litent son analyse, et lui laissent des traces
plus durables.

Il est inutile de dire que je veux ici parler
du chant. Les rapports réguliers entre le
nombre de certaines vibrations sonores ne
forment pas seulement une agréable symé-
trie : les sons déterminés par ces vibrations
ont chacun, pour ainsi dire, une ame; et
leurs combinaisons produisent une langue
bien plus passionnée, quoique moins précise et moins circonstanciée que la précédente. Cette langue, qui, dans l'état de perfection des sociétés, devient l'objet d'un art
savant, semble pourtant fournie assez immédiatement par la nature. Les enfans aiment
le chant; ils l'écoutent avec l'attention du
plaisir, long-temps avant de pouvoir arti-

culer et comprendre un seul mot, long-temps
même avant d'avoir des notions distinctes
relatives aux autres sens : et, dans l'état de la
plus grossière culture , la voix humaine sait
déjà produire des sons pleins d'expression et
de charme.

Le rhythme de la poésie n'est qu'une imitation de celui de la musique. Comme rhythme
proprement dit, les impressions qu'il produit
sont moins vives et moins fortes : mais, par
des images plus détaillées , mieux circonscrites, ou par des sentimens développés avec
plus d'ordre, et d'une manière qui suit de
plus près leurs mouvemens ou leurs nuances,
la poésie obtient souvent aussi de grands
effets immédiats. Ces effets sont même en
général plus durables, parce que les objets
qu'elle retrace étant plus complets et mieux
déterminés , fournissent plus de pâture à la
réflexion. Au reste, le rhythme du chant et
celui des vers , soit lorsque ce dernier dépend
de la mesure des syllabes , soit lorsqu'il n'est
fondé que sur leur nombre , soit enfin lorsqu'il tient au retour métrique des mêmes
sons articulés , rendent l'un et l'autre les
perceptions de l'ouïe plus distinctes, et leur
rappel plus facile.

L'audition se fait par l'intermède d'un fluide lymphatique contenu dans l'oreille interne, lequel transmet les vibrations de l'air aux extrémités nerveuses. Il en est de même de la vue. La rétine embrasse le corps vitré qui la soutient ; elle ne reçoit l'impression des rayons lumineux qu'à travers cette gelée transparente : et l'utilité des différentes humeurs de l'œil n'est pas seulement de les réfracter et de les diriger ; il paroît aussi qu'elles en approprient les impressions à la sensibilité de la pulpe du nerf optique.

On observe dans les opérations de l'œil deux circonstances principales qui doivent beaucoup influer sur leur caractère. 1°. La lumière agit presque constamment sur cet organe, pendant tout le temps de la veille : elle excite fortement son attention par des impressions vives et variées ; et les jugemens qui s'y rapportent se mêlent à l'emploi de toutes nos facultés, à la satisfaction de tous nos besoins. 2°. L'œil peut prolonger, renouveler ou varier à son gré les impressions : il peut s'appliquer cent et cent fois aux mêmes objets, les considérer à loisir, sous toutes leurs faces et dans tous leurs rapports ; en un mot, quitter et reprendre à volonté les impressions. Ce ne sont pas elles qui viennent l'affecter fortuitement ; c'est lui qui va les chercher et les choisir. Il résulte de-là, qu'elles réunissent toutes les qualités qui peuvent en rendre les résultats bien distincts , et donner à leurs souvenirs un grand caractère de persistance. L'on ne s'étonnera donc pas que la vue soit le sens doué de là plus grande force de mémoire et d'imagination.

Ne passons point sous silence , au sujet de l'oreille et de l'œil , une remarque qui peut mener à des vues nouvelles , peut-être même à des notions plus exactes sur les sensations en elles-mêmes , et sur les traces qu'elles laissent dans l'organe sensitif. Nous avons dit que la perception des objets extérieurs ne paroît pas proprement se faire dans les organes des sens. Les circonstances dans lesquelles on rapporte des douleurs à certaines parties qui n'existent plus , semblent le prouver. Il est d'ailleurs vraisemblable que la perception se fait au même lieu que la comparaison : or, le siége de la comparaison est bien évidemment le centre commun des nerfs, à qui se rapportent les sensations comparées (1).

____

(1) Ces sensations appartiennent souvent à différens organes à-la-fois.

Cependant je ne serois pas éloigné de penser que les sens, pris chacun à part, ont leur mémoire propre; quelques faits de physiologie paroissent l'indiquer relativement au tact, au goût et à l'odorat. Mais une observation que tout le monde a faite ou peut faire facilement sur soi-même, en fournit la preuve ou l'induction plus directe pour l'ouïe et pour la vue. Quand on a long-temps entendu les mêmes sons, ce n'est pas dans la mémoire proprement dite, c'est dans l'oreille qu'ils restent ou se renouvellent, et souvent d'une manière fort importune. Quand on a fixé pendant quelques minutes des corps lumineux, si l'on ferme l'œil, leur image ne s'en efface pas tout de suite; elle y reste même quelquefois, un temps plus long que la durée de l'impression réelle. Mais ses couleurs vont s'affoiblissant de moment en moment, jusqu'à ce que l'image se perde entièrement dans l'obscurité. J'ai souvent fait cette expérience sur une fenêtre vivement éclairée par le soleil: je fixois les compartimens de ses carreaux pendant quelques minutes, et je fermois ensuite les yeux. La trace des impressions duroit ordinairement à-peu-près le double du temps qu'avoient duré les impressions elles-mêmes.

Ce n'est point ici le lieu de tirer de ce fait toutes ses conséquences : mais il est aisé de sentir qu'elles peuvent avoir beaucoup d'importance et d'étendue (1).

D'après la distinction entre les impressions reçues par les sens externes, celles qui sont propres aux organes intérieurs, et celles dont la cause agit directement dans le sein de l'organe sensitif, on pourroit se demander, avec quelque raison, si la division actuelle des sens est complète, et s'il n'y en a véritablement pas plus de cinq. Assurément les impressions qui se rapportent aux organes de la génération, par exemple, diffèrent autant de celles du goût, et celles qui tiennent aux opérations de l'estomac, diffèrent autant de celles de l'ouïe, que celles qui sont propres à l'ouïe et au goût, diffèrent de celles de la vue et de l'odorat : rien n'est plus certain. Les déterminations produites par l'action directe

____

(1) Ces souvenirs de l'oreille peuvent se renouveler plusieurs fois, même après les interruptions du sommeil, ce qui semble prouver que ce n'est pas une continuation d'ébranlemens nerveux locaux. Ceux de l'œil se réveillent aussi très-facilement dans certains états d'excitation générale de l'organe sensitif, surtout pendant le silence et l'obscurité de la nuit.

de différentes causes sur les centres nerveux eux-mêmes, ont aussi des caractères bien particuliers ; et les idées ou les penchans qui résultent de ces différens ordres d'impressions, se ressentent nécessairement de leur origine. Cependant, comme il paroît impossible encore de les circonscrire avec assez de précision, c'est-à-dire, de ramener chaque produit à son instrument, chaque résultat à ses données, une analyse sévère rejette comme prématurées, les nouvelles divisions qui viennent s'offrir d'elles-mêmes. Le sens du toucher étant un sens général qui répond à tout, peut-être seront-elles toujours regardées comme inutiles. L'on voit, au reste, bien clairement ici, quelle est la seule signification raisonnable qui puisse être attachée au mot *sens interne*, dont quelques philosophes se sont servis avec assez peu de précaution. Pour la déterminer avec plus d'exactitude, il faudroit y rapporter toutes les opérations qui n'appartiennent point aux organes des sens proprement dits : et dès-lors ce mot ne seroit plus, je pense, un sujet de débats et de nouvelles incertitudes.

CONCLUSION.

JE terminerai ce long mémoire en observant que les sensations, nécessaires pour acquérir des idées, pour éprouver des sentimens, pour avoir des volontés, en un mot pour *être*, le sont à différens degrés, suivant les dispositions primitives, ou les habitudes propres à chaque individu : je veux dire que l'un a besoin d'en recevoir beaucoup, ou de les recevoir très-fortes, très-vives ; que l'autre n'en peut, en quelque manière, digérer qu'un petit nombre, ou ne les supporte que plus lentes et moins prononcées. Cela dépend de l'état des organes, de la force ou de la foiblesse du système nerveux, mais sur-tout de la manière dont il sent.

Les sensations de plaisir sont celles que la nature nous invite à chercher : elle nous invite également à fuir celles de la douleur. Il ne faut cependant pas croire que les premières soient toujours utiles, et les secondes toujours nuisibles. L'habitude du plaisir, même lorsqu'il ne va point jusqu'à dégrader directement les forces, nous rend incapables de supporter les changemens brusques que les hasards de la vie peuvent amener. De

son côté, la douleur ne donne pas seulement d'utiles leçons : elle contribue aussi plus
d'une fois à fortifier tout le corps ; elle imprime plus de stabilité, d'équilibre et d'à-
plomb aux systèmes nerveux et musculaire.
Mais il faut toujours, pour cela, qu'elle soit
suivie d'une réaction proportionnelle ; il faut
que la nature se relève avec énergie sous le
coup. C'est ainsi que le malheur moral augmente la force de l'ame, quand il ne va pas
jusqu'à l'abattre. Il ne se borne point à faire
voir sous des points de vue plus vrais, les
hommes et les choses ; il élève encore et
trempe le courage, dans lequel nous pouvons
trouver presque toujours, quand nous savons y recourir, un asyle sûr contre les maux
de la destinée humaine.

QUATRIÈME MÉMOIRE.

De l'influence des âges sur les idées et sur les affections morales.

INTRODUCTION.

Tout est sans cesse en mouvement dans la nature ; tous les corps sont dans une continuelle fluctuation. Leurs élémens se combinent et se décomposent ; ils revêtent successivement mille formes fugitives : et ces métamorphoses, suite nécessaire d'une action qui n'est jamais suspendue, en renouvellent à leur tour les causes, et conservent l'éternelle jeunesse de l'univers.

Pour peu qu'on y réfléchisse, il est aisé de sentir que tout mouvement entraîne ou suppose destruction et reproduction ; que les conditions des corps qui se détruisent et renaissent, doivent changer à chaque instant ; qu'elles ne sauroient changer sans imprimer de nouveaux caractères aux phénomènes qui s'y rapportent ; qu'enfin, si l'on pouvoit marquer nettement toutes les circonstances de ces phases successives que parcourent les êtres divers , la grande énigme de leur nature et de leur existence se trouveroit peut-être enfin assez complètement résolue , quand même l'existence et la nature de leurs élémens devroient rester à jamais couverts d'un voile impénétrable.

§. I.

La durée de l'existence des différens corps, sous la forme qui leur est propre , et les faces sans cesse nouvelles qu'ils doivent prendre, dépendent sans doute de leurs matériaux constitutifs ; mais elles dépendent encore plus des circonstances qui président à la formation de ces corps. Il paroît que ces circonstances , et la suite d'opérations qu'elles occasionnent, dénaturent considérablement les matériaux eux-mêmes ; et c'est vraisemblablement dans la manière dont ils sont modifiés par elles, que réside le principal artifice de la nature.

Quand on jette un coup d'œil véritablement observateur sur cette immense variété de combinaisons que le mouvement reproducteur affecte , on reconnoît bientôt que certains procédés, plus ou moins généraux, les ramènent toutes à des chefs communs ;

que certaines différences essentielles et constantes les distinguent et les classent. Les com-
positions et décompositions des corps qu'on
peut appeler *chimiques*, se font suivant des
lois infiniment moins simples que celles de
l'attraction des grandes masses ; les êtres organisés existent et se conservent suivant des
lois plus savantes que celles des attractions
électives : et du végétal à l'animal, quoique
l'un et l'autre obéissent à des forces qui ne
sont proprement ni mécaniques, ni chimiques, il est encore des différences si générales et si marquées, que c'est la main de
la nature elle-même qui semble les avoir distingués dans les tableaux de la science : enfin,
entre le végétal et le végétal, entre l'animal
et l'animal, on apperçoit des nuances et des
degrés qui ne permettent point de confondre
les êtres que leurs caractères principaux ont
placés dans le voisinage le plus immédiat.

Dans les plantes même dont l'organisation
est la plus grossière ou la plus simple, on
observe déjà des forces exclusivement propres aux corps organisés : on remarque dans
les produits des différentes parties de ces
plantes, plusieurs traits distinctifs absolument étrangers à la nature animale. Quelques

animaux dont l'organisation semble à peine ébauchée, offrent néanmoins, dans cet état informe, certains phénomènes, ou certains résultats qui n'appartiennent qu'à la nature sensible.

C'est dans les végétaux que la gomme, ou le mucilage commence à se montrer. En passant dans les animaux qui vivent d'herbes, de grains ou de fruits, et dont il forme la véritable, ou du moins la principale nourriture, le mucilage (1) éprouve un nouveau degré d'élaboration; il se transforme en gélatine, en suc muqueux, en lymphe coagulable et fibreuse. Par l'action des vaisseaux de la plante, par le mélange de l'air et des autres gaz, en un mot par l'effet de cette suite de phénomènes compris sous le nom de *végétation*, le mucilage devient susceptible de s'organiser, d'abord en tissu spongieux, ensuite en fibres ligneuses, en écorce, en feuilles, &c.

____

(1) Je ne parle point ici des gaz, dont le mucilage n'est vraisemblablement lui-même qu'un produit particulier : leur formation, leurs combinaisons, leur manière de se conduire dans les corps organisés, ne nous sont pas encore assez connus pour que nous puissions rattacher ces divers phénomènes à des principes généraux et constans.

dans les opérations qui constituent la vie animale, la gélatine s'organise, d'abord en tissu cellulaire, ensuite en fibres vivantes, en vaisseaux, en parties osseuses : de sorte qu'à côté d'un phénomène végétatif, on pourroit presque toujours placer le phénomène analogue que l'animalisation présente.

En examinant le mucilage, on voit qu'il a, par sa nature, une forte tendance à la coagulation. Si-tôt que l'eau, qui le tient si facilement dissous et suspendu entre ses molécules, vient à lui manquer, il se rapproche et s'épaissit. Si la dissipation de l'eau s'est faite d'une manière rapide, le résidu muqueux ne forme qu'un *magma* confus et sans régularité. Mais quand le mucilage perd l'humidité surabondante par une évaporation graduelle, on découvre çà et là dans son sein, des stries alongées qui se croisent ; et l'on ne tarde pas à s'appercevoir que ces stries, en se multipliant et se rapprochant, transforment le mélange en un corps assez régulier, divisé par locules ou par rayons, dont les cloisons transparentes peuvent aisément être apperçues au microscope.

Tels sont les premiers matériaux du végétal, Maintenant, si l'on observe la gélatine dans des circonstances analogues , on verra que sa tendance à se coaguler est encore plus forte que celle du mucilage. Combinée, ou simplement mêlée avec la fibrine , elle s'organise directement en fibres plus ou moins tenaces, suivant la température plus ou moins élevée qui produit l'évaporation de son humidité surabondante : et leur entrelacement, assez semblable en apparence à celui des filamens mucilagineux , est d'autant plus régulier , que l'expérience est conduite avec plus de lenteur et de repos.

Tels sont les premiers matériaux de l'animal.

Nous avons dit que les produits végétaux ont des caractères qui ne se trouvent point dans le règne minéral ; que les produits des matières animales diffèrent essentiellement de ceux des parties fournies par les plantes. Les diverses combinaisons des gaz répandus dans le sein de la nature, et la production de certains gaz particuliers qui paroissent résulter du développement des corps organiques, paroissent aussi déterminer ces différences. Nous devons cependant observer que dans quelques plantes dont la saveur piquante et vive plaît en général aux animaux , et qui peuvent devenir des remèdes utiles pour eux,

dans les cas d'affoiblissement des forces assi-
milatrices , on découvre déjà quelques traces
du gaz qu'ils sont regardés comme exclusivement propres à former , gaz que la décomposition dégage en si grande abondance de l'intime structure de leurs parties. Dans d'autres
végétaux , ou plutôt dans leurs graines , dont
les peuples civilisés tirent une grande partie
de leur nourriture , la chimie a démontré
l'existence d'un *gluten* qui se rapproche singulièrement de la fibrine animale. Dépouillé
d'un amagalme purement gommeux qui le
masque, le pénètre et le divise, ce *gluten* présente l'aspect d'une membrane animale ridée
et flottante : ses fibres tenaces se prêtent à
tous les efforts ; elles obéissent à la main
et s'alongent sans peine : rendues à elles-
mêmes , elles se retirent vivement et reprennent leur première forme : enfin, pour
compléter la ressemblance , elles contractent
en peu de temps l'odeur propre aux débris
des animaux ; et la chimie en retire les
mêmes gaz.

Mais ces observations , dont il est absolument nécessaire de tenir compte , n'empê-
chent pas qu'on ne puisse toujours distinguer

les matériaux (1) et les produits affectés à ces deux grandes divisions des corps organisés : rapprochées par des nuances, elles n'en sont pas moins séparées l'une de l'autre par des caractères essentiels ; quoique d'ailleurs ces points de contact, s'ils peuvent être multipliés par l'observateur, entre le végétal et le minéral, doivent servir peut-être un jour à développer le mystère de l'organisation.

Le mucilage a donc la propriété de s'épaissir et de former des fibres plus ou moins fermes et souples, suivant les circonstances où il se rencontre : la gélatine et la fibrine animales ont la propriété de former des fibres et des membranes d'une ténacité, d'une élasticité, d'une souplesse beaucoup plus remarquables et plus constantes encore. Cependant il n'y a point une plante dans la goutte de mucilage qui s'épaissit ; il n'y a point un animal dans la goutte de gélatine qui devient cellulaire, ou dans la fibrine fluide qui devient membraneuse. D'où vient donc cette vie particu-

____

(1) Du moins les matériaux qui se retirent de ces mêmes corps décomposés, et que nous avons pu soumettre à des observations régulières, à des expériences méthodiques et concluantes.

lière dont l'une et l'autre peuvent être animées jusques dans leurs derniers élémens?

Quelqu'idée qu'on adopte sur la nature de
la cause qui détermine l'organisation des végétaux et des animaux, ou sur les conditions
nécessaires à leur production et à leur développement, on ne peut s'empêcher d'admettre un principe, ou une faculté (1) vivifiante, que la nature fixe dans les germes, ou
répand dans les liqueurs séminales. Comme
c'est ici l'opération la plus étonnante de toutes
celles qu'offre l'étude de l'univers, les circonstances en sont extrêmement délicates et

---

(1) *Principe* et *faculté* sont des mots dont le sens
n'a rien de précis; je le sais trop bien. Au reste, je
n'entends par-là, que la condition sans laquelle les
phénomènes propres aux différens corps organisés ne
sauroient avoir lieu. Je suis sur-tout bien loin de vouloir conclure affirmativement de ces phénomènes,
l'existence d'un être particulier, remplissant les fonctions de *principe* en communiquant aux corps les propriétés dont leurs fonctions résultent. La langue des
sciences métaphysiques auroit besoin d'être refaite
presque en entier : mais nous n'avons pas encore assez
éclairci leur système général, pour tenter avec succès
cette réforme. Tâchons du moins de nous payer mutuellement, le moins et le plus rarement possible,
de mots.

compliquées : elles restent couvertes d'un
voile mystérieux ; et l'on n'a pu jusqu'à présent en saisir que les apparences les plus grossières. Mais nous savons que dans beaucoup
de plantes et dans la plupart des animaux,
la matière de leurs premiers rudimens, ou
leurs premiers rudimens eux-mêmes, déjà
tout formés, existent à part de la cause qui
doit leur donner la vie, c'est-à-dire, de la
matière prolifique qui en contient le principe. Cette dernière matière, en s'unissant à
la précédente, forme avec elle une combinaison d'une durée quelconque, déterminée
par les circonstances elles-mêmes. Dans le
végétal, elle s'attache à des organes peu
connus, mais qui font certainement ensuite
partie de l'écorce : dans l'animal, elle s'iden-
tifie au système nerveux ; et de-là, elle exerce
son influence sur tout le corps, pendant le
temps que dure la combinaison, ou que rien
n'empêche l'action des organes vitaux.

L'observation des phénomènes qui suivent
l'amputation des parties susceptibles de se
régénérer chez différens animaux ; l'histoire
mieux connue de la suppuration, de la formation des cicatrices, de la reproduction
des os ; les recherches sur le *corium* du sang

et sur l'organe cellulaire ; enfin , l'examen plus attentif des coagulations lymphatiques-membraneuses , qui recouvrent souvent les viscères dans les inflammations mortelles, ont fait voir que la gélatine et la fibrine sont la véritable matière des membranes , d'où se forment ensuite les vaisseaux , les glandes, les enveloppes des nerfs , &c. , qu'elles contiennent même les principes de l'ossification : et s'il est vrai , comme je crois l'avoir porté ailleurs à un assez haut degré de vraisemblance , que la fibre musculaire soit produite par la combinaison de la pulpe nerveuse et du tissu cellulaire , réunis et transformés l'un et l'autre dans leur mélange, les élémens des corps animés se réduisent à la gélatine fibreuse et à la partie médullaire des nerfs. Quoi qu'il en soit , au reste, de ce point de doctrine, comme l'état du muscle se rapporte toujours à celui des autres parties qui sont évidemment formées de tissu cellulaire , les conséquences resteront toujours les mêmes relativement à l'objet qui nous occupe ; c'est-à-dire , relativement aux dispositions physiques des organes dans les différentes époques de la vie , et à l'influence directe que ces dispositions exercent sur

toutes les fonctions intellectuelles et morales.

Je vous demande pardon, citoyens, de
vous arrêter si long-temps sur des idées pré-
liminaires qui paroissent ne pas entrer immédiatement dans notre sujet : je les crois
nécessaires à l'intelligence plus complète de
celles que nous allons parcourir rapidement.

§. II.

AINSI donc, dans le tableau successif de
l'état des organes, tout semble pouvoir se
réduire à la détermination de l'état du systême nerveux et du tissu cellulaire : et dans
le tableau comparatif des variations que subissent les diverses facultés, tout doit pouvoir se ramener à des élémens d'une égale
simplicité.

Par les effets de la végétation, le mucilage
va s'élaborant chaque jour de plus en plus.
Dans l'enfance des plantes, il est presque entièrement aqueux ; il n'acquiert par le repos,
qu'une consistance foible et sans ténacité : sa
saveur est à peine sensible ; elle se confond
avec le goût herbacé commun à toute la nature végétale : et les sels, les huiles odorantes, et les autres principes actifs ne s'y

combinent qu'à mesure que la plante acquiert tout son développement.

Chez les jeunes animaux, la gélatine fibreuse (1) semble tenir encore beaucoup du mucilage : leurs humeurs ont un caractère inerte, insipide ; et les décoctions ou les extraits de leurs parties, singulièrement abondans en matières muqueuses, subissent une longue fermentation acide avant de passer à la putréfaction. Ils ont toujours très-peu, quelquefois même ils n'ont point du tout l'odeur propre à l'espèce de l'animal ; ils fournissent une foible quantité des principes ou des gaz ammoniacaux : en un mot, ils semblent tenir encore à l'état végétal, dont ils viennent de sortir ; et ils gardent, en quelque sorte, le même caractère incertain que les êtres dont ils ont été tirés.

Mais bientôt la vie agit avec une force toujours croissante sur des humeurs qui paroissent presque homogènes dans les différentes espèces vivantes, et dans les différentes parties

______

(1) La fibrine n'est aussi bien que l'albumine, qu'une transformation du mucilage, et, si l'on peut s'exprimer ainsi, un nouveau degré de son animalisation, dont la gélatine pure paroît être le premier terme.

du même animal : elle donne à chacune de ces humeurs son caractère particulier ; elle les distingue dans les races, dans les indivi-dus, dans les organes. Leurs qualités se pro-noncent chaque jour davantage : jusqu'à ce qu'enfin à raison même de leur exaltation, elles commencent à produire dans les solides, des contractions trop vives et trop durables ; que, par suite de leur épaisissement, elles les solidifient de plus en plus, et concourent ainsi, avec d'autres causes qui font décliner l'éner-gie vitale, à précipiter encore sa chute, en rendant l'action de ses divers instrumens plus tumultueuse, ou plus lente et plus pénible.

Dans cette suite d'opérations qui font vivre et développent le végétal et l'animal, l'exis-tence et le bien-être de l'un sont liés à l'exis-tence et au bien-être de l'autre. Le végétal paroît pomper de l'atmosphère certains prin-cipes étrangers, ou surabondans, très-nui-sibles à la vie des animaux ; il lui rend, au contraire, en grande quantité l'espèce de gaz qui peut être regardé comme l'aliment propre de la flamme vitale (1) : et les gaz produits

---

(1) La production ou la régénération du gaz oxygène n'est pas exclusivement attribuée aux végétaux : d'après

par la respiration des animaux, les émanations qui s'exhalent sans cesse de leurs corps,
les produits de leur décomposition, sont précisément ce qu'il y a de plus capable de donner
à la végétation toute son énergie et toute son
activité (1).

Mais s'il est vrai que les plantes rendent la
terre plus habitable pour les animaux, et
que les animaux la rendent plus fertile pour
les plantes; s'il est vrai qu'ils se prêtent une
nourriture mutuelle, afin de maintenir entre
les deux règnes, un constant équilibre; s'il
est certain que l'état où les corps animés, en
supposant qu'ils fussent seuls et suffisamment
nombreux sur le globe, devroient nécessai-

les expériences d'Ingenhouse, les insectes qui forment
les tremelles et les conferva, le fournissent en abondance. Peut-être même aucun corps ne reproduit-il,
à proprement parler, les gaz qu'il exhale : il est très-
possible que la quantité des différens gaz soit toujours
la même dans la nature, et que les corps d'où ils se
dégagent, ne fassent que se les approprier en les enle-
vant à certaines substances qui les enveloppent et les
masquent à nos yeux.

(1) Les dernières expériences de Sennebier sur la
végétation, ont prouvé que la proportion des autres
gaz relativement à l'oxygène, doit rester assez foible,
sans quoi les plantes languissent.

rement mettre à la longue l'atmosphère, soit excessivement défavorable à leur conserva- tion : d'autre part, les inconvéniens attachés au rapprochement et à l'entassement des espèces vivantes, sont compensés par une foule de précieux avantages (1); et ces diffé- rentes espèces, en devenant l'aliment les unes des autres, font subir aux sucs animaux des élaborations répétées qui leur donnent une perfection progressive, dont la supériorité des espèces carnassières dépend sans doute à plusieurs égards.

Passant d'un animal à l'autre, la gélatine fibreuse s'animalise donc encore davantage : comme en passant et repassant par les divers systêmes d'organes dans le même individu, son assimilation aux différentes humeurs devient plus entière et plus parfaite. Ainsi l'homme, qui peut vivre de presque toutes les espèces, semble dire aux animaux fru- givores : *Préparez pour moi les sucs des plantes que mon foible estomac auroit trop de peine à digérer;* aux espèces qui se nour-

____

(1) Il n'est pas même démontré que l'air le plus purgé d'émanations animales, soit toujours le plus propre à la respiration, et le plus sain.

rissent d'être vivans comme elles-mêmes : Elaborez encore des sucs déjà modifiés puissamment par l'influence de la sensibilité. C'est à vous d'approprier à ma nature, un aliment qui, sous un petit volume, et presque sans travail de la part de mes organes, y porte des principes éminemment réparateurs.

§. III.

LES végétaux, qui, par leurs produits chimiques, ont de l'analogie avec les matières animales, sont une nourriture fort convenable (1) pour un grand nombre d'êtres vivans : c'est ce dont on ne peut douter d'après cette saveur agréable et vive qui les fait rechercher avec avidité de toutes les espèces herbivores ; c'est ce que confirme plus directement encore la pratique de la médecine et de l'art vétérinaire. Les graines céréales, qui contiennent la matière glutineuse, fournissent abondamment le principe propre à réparer les pertes occasionnées par le mouvement vital lui-même : en d'autres mots, elles sont très-nourrissantes ; c'est ce qu'atteste

____

(1) Sur-tout quand ils ne sont pas employés en trop grande quantité.

encore l'expérience des plus anciennes et des plus grandes nations civilisées. Enfin, les fortes décoctions, ou les gelées de chair, surtout celles tirées de certains animaux à qui d'autres espèces servent de proie, sont l'aliment le plus concentré, le plus sapide et le plus restaurant; celui dont l'assimilation est, dans beaucoup de cas, la plus prompte et la plus facile : c'est ce que fait voir clairement l'observation journalière ; c'est ce que démontrent encore avec plus d'évidence, un grand nombre de faits de pathologie et de thérapeutique, recueillis par des médecins exacts et judicieux.

Je me contente de citer en preuve de cette dernière assertion, l'histoire rapportée par Lower.

Un jeune homme attaqué d'une violente hémorragie, qu'on avoit arrêtée plusieurs fois vainement et qui se renouveloit sans cesse, fut soutenu dans ses défaillances, avec du bouillon très-fort, ou, pour mieux dire, avec du jus de viande. L'hémorragie continuant toujours, et le fluide qu'elle fournissoit étant à peine coloré, l'on s'apperçut, par son odeur et par son goût, que c'étoit ce jus lui-même qui circuloit dans les vaisseaux au lieu de sang. Cependant le jeune homme se rétablit, recouvra ses forces; et quelques années après, sa constitution devint athlétique, suivant l'expression de l'observateur.

Le même fait s'est renouvelé deux fois sous mes yeux, dans des circonstances presque entièrement semblables.

Il est seulement nécessaire d'observer ici que l'abondance de la matière glutineuse dans les graines céréales les rend quelquefois trop nourrissantes; que les plantes *crucifères* ou *tétradynames* sont plutôt des assaisonnemens et des remèdes que des alimens, et que leur abus ou leur usage déplacé peut quelquefois porter un principe de dissolution dans les humeurs, ou même de désorganisation dans les solides; qu'enfin les sucs animaux, à force d'être successivement élaborés dans différentes espèces, acquièrent un degré d'exaltation qui rend leur odeur rebutante, leur saveur insupportable, et leur usage pernicieux.

§. IV.

Pendant que les changemens dont nous avons parlé, se passent dans la gélatine, et particulièrement dans l'organe cellulaire, qui peut en être considéré comme le grand

réservoir, il se fait dans le système nerveux
d'autres changemens plus importans encore.
Son volume, relativement à celui des autres
systêmes de parties qui doivent lui rester constamment subordonnés, est d'autant plus considérable, ses rapports avec eux paroissent
d'autant plus marqués, ou leur communication d'autant plus facile et prompte, que les
animaux sont plus près de leur origine. A
peine a-t-il reçu l'impulsion vivifiante qui,
par lui, se communique à tous les autres organes; à peine la combinaison qui lui donne
la faculté de sentir et de les faire vivre est-elle
formée, qu'il agit sur eux avec une activité
à laquelle les impressions extérieures n'apportent encore dans ces premiers momens,
presqu'aucune distraction. Son influence vive,
rapide et continuellement renouvelée, est
nécessaire pour les imprégner graduellement
des facultés vitales qui leur seront propres.
La nature semble avoir pris des soins particuliers pour que cette influence s'exerce alors
avec la glus grande facilité. De-là dépend,
à beaucoup d'égards, la disposition convenable des organes dans les époques suivantes:
et, pour cet effet, non-seulement l'énergie
nerveuse n'éprouve aucune résistance de la

part des solides, qui sont encore dans un
état presque uniquement gélatineux; mais
la pulpe cérébrale se trouve elle-même dans
un état de mollesse et de perméabilité qui
permet aux causes dont elle est animée,
d'agir dans son sein avec la liberté la plus
entière, et de faire communiquer toutes ses
parties avec une célérité inexprimable.

Mais bientôt les couches de tissu cellulaire
qui s'insinuent dans les divisions du cerveau,
qui se glissent entre les stries médullaires,
et forment, en les accompagnant hors du
crâne, les enveloppes des troncs et des filets
nerveux; ces couches, dis-je, d'abord à peine
organisées, commencent à prendre par degrés, plus de consistance : les sucs muqueux
qui les abreuvent, se changent progressivement en solides; elles se condensent, elles
embrassent de plus près la pulpe sentante.
La pulpe elle-même acquiert plus de fermeté:
et si l'odeur singulière qui lui est propre, annonce, en se caractérisant mieux avec l'âge,
que la vie s'y confirme, en quelque sorte, de
plus en plus, que son influence s'exerce avec
une force toujours plus considérable, ou que
ses effets s'exaltent en proportion de sa durée;
l'observation prouve en même temps que le

système nerveux agit progressivement avec plus de lenteur, comme avec plus de régularité, et que le moment où sa perfection graduelle commence à devenir le plus remarquable, est également celui qui présage de loin son déclin futur.

En effet, à mesure que la quantité du fluide aqueux qui entre dans la formation des stries médullaires, diminue; que le mucus animal avec lequel elles sont confondues à leur première origine, s'élabore et prend plus de corps : à mesure que les causes vitales parviennent, pour ainsi dire, à leur maturité, l'action des stimulus sur les parties sensibles est moins vive; la réaction des centres de sensibilité sur les organes moteurs est moins précipitée. Cependant ces impressions, bien loin d'abord d'être plus foibles, seront au contraire plus fortes : à raison même de leur lenteur, elles seront plus profondes et plus durables. Mais en avançant, reçues avec plus de difficulté, elles commencent à s'affoiblir ; elles deviennent confuses, embarrassées : et quand elles en sont venues au point de ne pouvoir plus être transmises de la circonférence au centre et du centre à la circonférence, la cause de la vie elle-même, la sensibilité, ne peut se reproduire ou s'entretenir; l'individu n'existe déjà plus.

Cependant, à mesure que la gélatine, ou le mucus animal a pris dans les organes ce degré toujours croissant de consistance ; à mesure que les stimulus, à chaque instant plus énergiques, froncent et contractent de plus en plus les solides fibreux, dans lesquels la vie l'a transformé, l'action du système sensitif sur les diverses parties, qui toutes partagent plus ou moins les effets de ce changement, éprouve, de son côté, des résistances graduelles analogues. Ces résistances, qui la règlent d'abord, la gênent dans la suite et la troublent; elles l'affoiblissent même radicalement, en altérant les fonctions qui reproduisent sa cause : et quelquefois leur intensité peut s'accroître jusqu'à réduire, sans autre maladie caractérisée, l'énergie nerveuse à la plus entière impuissance. Il est vraisemblable que les choses se passent ainsi dans certains cas de mort sénile, mais non dans tous, comme le pensoit Boerhaave. Cette mort, dont j'ai eu l'occasion d'observer deux ou trois exemples sur des sujets d'un âge peu avancé, et sans que les cadavres ayent ensuite présenté aucun vestige d'ossification,

extraordinaire, ou d'endurcissement des solides, arrive, en effet, le plus souvent par
l'extinction directe des forces du système
nerveux.

Tels sont les changemens généraux qui surviennent dans l'économie animale, aux différentes époques, et par l'action même de la
vie. Mais pour bien connoître leurs effets,
il ne suffit pas de les considérer ainsi par
grands résultats : si l'on veut sur-tout pouvoir faire de cette connoissance, une utile
application à l'étude morale de l'homme, il
devient indispensable d'entrer dans quelques
détails à ce sujet.

§. V.

On a fait, depuis long-temps, sur l'état organique des jeunes animaux, deux observations qui sont également vraies, mais dont
on ne paroît pas avoir senti toute l'importance : l'une, que le nombre des vaisseaux
est d'autant plus grand, l'autre, que l'irritabilité des muscles est d'autant plus considérable, que le corps est moins éloigné du
moment de sa formation.

Ce nombre presque infini de vaisseaux qui
rend les cadavres des enfans si faciles à in-

jecter, et qui fait pénétrer la couleur des injections dans toutes les parties des membranes, dans tous les points de la peau, produit des effets très-appropriés aux besoins de ces êtres, pour qui la vie commence, et dont le premier intérêt est d'apprendre à connoître les objets qui les environnent. Il n'en résulte pas seulement une grande facilité dans le cours des différentes liqueurs, et par conséquent une grande promptitude dans l'exercice des fonctions qui dépendent presque toutes de cette circonstance : mais par-là, toutes les extrémités nerveuses, sentantes se trouvent encore dans un état d'épanouissement singulier; ce qui multiplie pour elles les objets des sensations, et donne à chaque sensation particulière une vivacité qu'elle ne peut avoir que dans ce premier âge (1).

(1) Des médecins ont cru que les vaisseaux de certains organes, qui se développent et entrent en action à des époques postérieures de la vie, ou même que certains ordres de vaisseaux, communs à tout le corps, étoient oblitérés, ou n'existoient pas encore dans l'enfance; que par conséquent si l'âge en diminue le nombre à certains égards, il l'augmente à quelques autres. De Haen regardoit le travail de cette évolution de certains vaisseaux, ou non existans, ou du moins

Si l'on adopte l'idée que la fibre charnue
est le produit immédiat de la pulpe nerveuse,
combinée avec le mucus fibreux du tissu cellulaire, qui, dans cette combinaison particulière, éprouve un nouveau degré d'animalisation ; la plus grande irritabilité des muscles,
à cette première époque, où le système cérébral domine si puissamment sur toutes les
autres parties , rentre dans les lois connues
de l'économie vivante. Suivant cette manière de concevoir les muscles, ils ne sont,
pour ainsi dire , que d'autres extrémités des
nerfs , mais des extrémités déguisées par leur
intime mélange avec une substance étrangère : ils ne sont plus seulement les instru-

affaissés jusqu'alors sur leurs parois , comme la cause
occasionnelle de différentes maladies éruptives , telles
par exemple que la petite vérole et la rougeole : il
n'étoit même pas éloigné d'attribuer à cette circonstance, les efflorescences miliaires , blanches ou rouges ,
et les taches pétéchiales. Les adversaires de De Haen
ont eu peu de peine à prouver que son hypothèse étoit
complètement absurde : et l'on peut ajouter que les
parties qui sont encore inertes dans l'enfance , ont
elles-mêmes dès-lors, plus de vaisseaux qu'elles n'en
présentent dans la suite , au temps de leur plus entier
développement, et lorsque leurs fonctions ont acquis
la plus grande activité.

mens dociles de l'organe nerveux ; ils en font partie. Les rapports directs du sentiment et du mouvement, ou plutôt l'unité de leur source bien reconnue , fait du moins disparoître quelques obscurités répandues sur ce double phénomène : et l'on voit sur-tout assez clairement pourquoi , tandis que le système cérébral est le plus foiblement contre-balancé par les autres parties ; tandis que son action a le plus de vivacité , s'exerce et se renouvelle avec le plus d'aisance et de promptitude ; l'on voit , dis-je , pourquoi ses extrémités musculaires doivent alors être dans l'état de la plus grande mobilité , et conserver dans leurs mouvemens les mêmes caractères qui distinguent, à cette même époque, toutes les sensations.

Sans cela , peut-être seroit-il assez difficile d'expliquer comment il se fait que les muscles soient plus sensibles à l'action des causes motrices , précisément lorsqu'ils sont encore le plus incapables d'exécuter des mouvemens , et que cette sensibilité s'affoiblisse à mesure qu'ils deviennent plus propres à remplir leurs fonctions. Dans certains états de foiblesse qui ramènent , en quelque sorte , l'homme à celui de l'enfance , et chez les femmes, qui, sous plusieurs rapports, sont presque toute leur vie des enfans, on remarque cette plus grande mobilité jointe à la foiblesse musculaire : et c'est bien évidemment ici de la même cause que ce phénomène dépend ; je veux dire de la prédominance de l'organe sensitif, et de son influence redevenue plus vive et plus tumultueuse.

Il est une autre circonstance organique, particulière au premier âge, qui tient peut-être de plus près encore à l'ensemble de celles qui font l'objet de nos recherches, ou qui contribue plus puissamment à la production de cet état particulier physique et moral, dont nous essayons de tracer le tableau : mais, pour être bien saisie, elle demanderoit d'assez longues explications ; et je ne puis que l'indiquer en peu de mots.

Depuis le moment où la première dentition est achevée, jusqu'à celui où commence le travail de la seconde, il se fait dans les glandes, et dans tout l'appareil lymphatique, des changemens qui ont la plus grande influence sur l'état général des solides et des humeurs. Chez l'enfant qui vient de naître, comme chez les petits animaux des autres

espèces, les glandes sont plus volumineuses.
Il en existe même quelques - unes qui sont
exclusivement propres à cette époque, et
qui dans la suite doivent se flétrir et s'effacer.
On les trouve toutes alors gonflées d'un suc
laiteux très-abondant ; leur tissu semble en
être comme imbibé : les vaisseaux lymphatiques qui les traversent, sont dans un état
de distension et de mollesse ; et leurs fonctions absorbantes n'ont que peu d'énergie et
d'activité. Une grande partie de l'assimilation
paroît, dans le fœtus, se faire par le moyen
de ces vaisseaux et sur-tout par le travail des
glandes : de-là l'engorgement habituel des
uns et des autres ; et par suite de cet engorgement, celui du tissu cellulaire, et l'état
muqueux de tout le corps.

Quand le système lymphatique commence
à prendre plus de ton, les glandes deviennent
sujettes à des états particuliers de spasme.
C'est le moment du carreau mésentérique,
des oreillons, du premier développement des
affections scrofuleuses : or, quand les glandes
viennent à s'engorger ainsi d'une manière
plus profonde et plus générale, le cerveau
s'en ressent immédiatement, par une de ces
sympathies dont les liens intimes nous sont

inconnus, mais que l'observation des faits constate chaque jour.

Les dispositions maladives du cerveau qui dépendent de cette circonstance, n'apportent pas toujours un obstacle direct aux opérations intellectuelles, au développement moral : elles les hâtent souvent au contraire; elles semblent les rendre plus parfaites, aussi bien que plus précoces : quelquefois même l'ensemble de l'organe cérébral redevient, à cette époque, plus volumineux relativement aux autres parties ; d'où s'ensuivent différens phénomènes physiologiques, ou pathologiques qu'on a souvent attribués à des causes imaginaires.

Je n'entrerai pas ici dans de plus grands détails touchant la révolution qui s'opère alors dans les vaisseaux lymphatiques et dans les glandes, révolution dont l'effet est si puissant sur toute l'économie animale. Il nous suffit de dire que, dès ce moment, l'absorption se fait tous les jours d'une manière plus active et plus complète dans le tissu cellulaire, et que souvent l'organe nerveux, en vertu des changemens arrivés dans les glandes, acquiert tout-à-coup une activité vicieuse.

Ainsi la prédominance relative du système nerveux ; la quantité plus considérable de vaisseaux ; l'élaboration encore imparfaite du mucus animal, jointe à la surabondance d'humidité qu'il contient ; l'irritabilité plus vive des muscles ; enfin, les changemens qui surviennent, soit graduellement, soit par l'effet de certaines révolutions soudaines, dans le système absorbant et lymphatique : telles sont les considérations générales que présente l'état des organes chez les enfans.

§. VI.

Nous allons voir maintenant ces instrumens nouveaux entrer en action par l'influence de l'énergie vitale ; ce système nerveux, où la vie est à peine ébauchée, en imprégner de plus en plus toutes les parties du corps ; ces parties souples et dociles en essayer, en confirmer l'exercice par des mouvemens vifs, rapides, peu durables, mais fréquemment renouvelés.

Au milieu d'impressions qui sont toutes également neuves pour lui, l'enfant semble courir rapidement de l'une à l'autre. Quand il ne dort pas, ses muscles, excités par les plus foibles stimulans, par l'acte le plus fugitif de sa volonté naissante, sont dans un mouvement continuel : et soit qu'il dorme ou qu'il veille, les fibres musculaires des organes vitaux se contractent avec la même vitesse ; ces organes exécutent des mouvemens également rapides et précipités.

Avide de sentir et de vivre, son instinct lui fait prendre toutes les attitudes, dirige son attention vers tous les objets : ses sens encore embarrassés, incertains, se développent de moment en moment, se familiarisent avec leurs propres opérations. C'est en réitérant ses observations et ses tentatives ; c'est en revenant sans cesse sur les objets auxquels elles s'appliquent, qu'il apprend à se servir des instrumens qu'elles mettent en usage, qu'il perfectionne ces instrumens eux-mêmes. Or, de la seule multiplicité des impressions, doivent résulter alors nécessairement des déterminations tumultueuses, changeantes, embarrassées, pour ainsi dire, les unes dans les autres. Mais en même temps l'organe cérébral, dans lequel les principes même de la vie se préparent et s'élaborent, moins raffermi par les membranes cellulaires qui l'embrassent, ou qui se glissent dans ses divisions, entre facilement en jeu. Les moindres

impressions qui lui viennent de ses extrémités sentantes, les moindres stimulans dont
il éprouve l'action directe dans son sein,
excitent de sa part des opérations d'autant
plus faciles et plus promptes, qu'elles tiennent encore de près à celles de l'instinct,
et d'autant plus favorables au développement de tout le corps, qu'elles sont plus générales et diffuses, qu'elles se fixent plus
rarement dans un point particulier : de sorte
que la vie s'exerçant par-tout et sans cesse
d'une manière égale, y prend chaque jour
une nouvelle consistance.

D'autre part (et cela même arrive encore
en vertu de la plus grande irritabilité des organes, et par l'effet des mouvemens plus vifs
ou des secrétions plus abondantes qu'elle détermine); d'autre part, les digestions se font
avec une singulière promptitude : l'estomac
ne peut rester un instant oisif ; son activité
demande des repas fréquens. Mais ces digestions si rapides sont en général imparfaites ;
leurs produits n'acquièrent qu'un degré peu
complet d'animalisation. Le foie, beaucoup
plus volumineux à cet âge, filtre une quantité considérable de bile ; mais il ne peut
encore lui donner l'énergie qu'elle aura dans

la suite. La bile participe du caractère des autres humeurs; elle est gélatineuse, presque inodore, presque insipide; et le chyle qu'elle concourt à former, traîne avec lui, dans le torrent de la circulation, un amas muqueux, que la foiblesse des vaisseaux et des poumons ne peut corriger entièrement. De là, par un cercle inévitable d'actions et de réactions mutuelles et successives, il résulte de nouvelles humeurs inertes et muqueuses comme les précédentes; de cet état des humeurs, s'ensuit également celui des vaisseaux et du système cérébral; comme enfin de l'état du système cérébral, dépend son genre d'action ou d'influence, et de cette influence, jointe à l'extrême souplesse des fibres, la grande irritabilité des organes moteurs.

En conséquence, on voit qu'à ces impressions vives, nombreuses, sans stabilité, doivent correspondre des idées rapides, incertaines, peu durables. Il y a quelque chose de convulsif dans les passions aussi bien que dans les maladies de l'enfant. Les objets de ses besoins et de ses plaisirs sont simples, immédiats : il n'est point distrait de leur étude par des pensées qui ne peuvent exister que plus tard dans son cerveau, par des pas-

sions qui lui sont encore absolument étrangères. Tout ce qui l'environne éveille successivement son attention. Sa mémoire neuve
reçoit facilement toutes les empreintes : et
comme il n'y a point de souvenirs antérieurs
qui puissent les affoiblir, elles sont aussi
durables que faciles. C'est le moment où se
forment les plus importantes habitudes. Les
idées et les sentimens les plus généraux de
la nature humaine se développent, pour ainsi
dire, à l'insu de l'enfant, pendant cette première époque : ils se développent par le même
artifice que plusieurs déterminations instinctives l'ont déjà fait pendant son séjour dans
le ventre de la mère; et ils acquièrent, dans
l'ensemble de l'organe nerveux, leur consistance et leur maturité, de la même manière
que la vie s'ébauche et se consolide dans les
organes particuliers, par la répétition fré-
quente des impressions et des mouvemens.

Nous avons souvent lieu d'être étonnés des
moyens que la nature met en usage dans
l'exécution de ses plans, ou, pour parler
avec plus d'exactitude, dans les opérations
résultantes de son mécanisme général. S'il
est des circonstances défavorables à la vie
des animaux, ce sont sans doute et la dou-

leur, et la maladie : l'une présage, l'autre
atteste le danger plus ou moins pressant de
destruction dont ils sont menacés. Cependant la maladie et la douleur concourent plus
d'une fois elles-mêmes aux mouvemens par
lesquels les forces ordonnatrices imprègnent
les organes de nouvelles facultés.

Deux époques principales se font remarquer chez les enfans ; je veux dire celles
des deux dentitions. Les observateurs savent
quelles souffrances périlleuses accompagnent
l'éruption des premières dents, et quels changemens avantageux se font dans tout le systême après qu'elle est terminée. Ce changement m'a toujours paru plus remarquable
chez les sujets pour lesquels il avoit été précédé de plus d'orages, quand ces sujets étoient
d'ailleurs bien constitués et sains.

Mais la dernière dentition a beaucoup plus
d'influence encore sur l'état général des forces
vivantes. Les anciens médecins, qui divi-
soient la durée de la vie par grandes périodes climatériques, fixoient le terme de
la première de ces périodes, à l'apparition
des dents de sept ans. Ils n'avoient pas eu
de peine à remarquer que les solides et les
humeurs prennent alors tout-à-coup des ca-

ractères plus prononcés : le passage est trop brusque pour qu'il pût échapper à leur observation. Ces exacts contemplateurs de la nature n'ont pas ignoré la révolution qui se fait en même temps dans le moral : et si tous les peuples civilisés placent à cette même époque l'âge de raison, il ne faut pas croire que ce soit au hasard et sans motif.

Parmi les maladies propres au premier âge, on compte ordinairement les hémorragies du nez. Nous avons une belle dissertation de Stahl sur les affections pathologiques des âges, dans laquelle il observe que, pendant ce temps, la direction des humeurs les pousse principalement vers la tête. Il explique même par-là, les délires, les convulsions et les autres accidens nerveux qui surviennent si communément alors.

Mais il faut remonter plus haut. Le cerveau ne perd que par degrés de son volume relatif ou proportionnel. Il attire d'abord à lui plus de sang que les autres parties : et jusqu'à ce que ses membranes extérieures et leurs prolongemens interlobulaires aient acquis une certaine densité, jusqu'à ce qu'il ait pris lui-même plus de consistance, il est hors d'état de résister à l'impulsion du sang artériel. Nous devons rappeler en outre, que, par les lois de l'économie animale, la plus grande activité d'un organe entraîne nécessairement celle de ses vaisseaux. Ainsi cette direction particulière des humeurs vers la tête, que les anciens avoient remarquée également au début de presque toutes les fièvres aiguës, sur-tout de celles du printemps, ou, comme ils aimoient à le dire, de l'enfance de l'année, est l'effet plutôt que la cause des dispositions du cerveau. Cependant elle n'en a pas moins, à son tour, une grande influence sur les opérations de cet organe, notamment sur la formation des idées et des déterminations qui s'y rapportent : c'est pour cela sur-tout que j'ai cru devoir en faire mention.

Mais ce n'est pas avant l'âge de sept ans que les saignemens de nez sont le plus communs : ils le sont au contraire (je parle des saignemens spontanés), ils le sont, dis-je, assez peu dans les premières années de la vie. Leur abondance et leurs retours fréquens annoncent un surcroît d'énergie et de densité dans les humeurs, encore plus qu'une augmentation réelle de leur volume : et les derniers vaisseaux artériels ont commencé de s'oblitérer et de refuser le passage au sang, lorsqu'en se jetant ailleurs, il force ainsi les extrémités de ceux qui ne sont point encore affermis par un épiderme suffisamment solide pour lui résister.

L'époque des hémorragies nasales est une des plus intéressantes pour l'observateur ; elle va se confondre avec celle de la puberté. On peut la considérer comme renfermée entre l'âge de sept ans et celui de quatorze, seconde période climatérique des anciens (1). Dans cet intervalle si précieux pour l'acquisition des premières connoissances, et sur-tout pour le développement de la raison, déjà le tissu cellulaire est plus élaboré, les solides ont plus de ton, les stimulus répandus dans chacun des fluides ont pris, comme nous venons de le dire, une activité plus considérable : et quoique la perméabilité des parties paroisse un peu moindre, leur action est à-peu-près aussi vive, et en même temps beaucoup plus ferme que dans le premier âge.

J. J. Rousseau, qui fut tout à-la-fois un grand observateur de la nature, quoique sa

____

(1) Elle se prolonge souvent jusqu'à vingt-un, par des raisons qu'on verra ci-après.

manière d'écrire, si belle et si riche, ne soit
pas toujours parfaitement naturelle ; et un
esprit très-philosophique, quoique par ses pa-
radoxes et ses déclamations, il ait, pour ainsi
dire, à tout prix, voulu se ranger parmi les
ennemis de la philosophie : J. J. Rousseau
s'est attaché particulièrement, dans son plan
d'éducation, à tracer l'histoire et à montrer
la véritable direction de cette époque importante de la vie : il en a suivi le développement avec une attention scrupuleuse, il l'a
peinte avec la plus grande vérité ; et les leçons pratiques dont il y donne les exemples,
sont des modèles d'analyse. On ne retrouve
cette méthode portée au même point de perfection dans aucun autre de ses écrits : à peine
même pourroit-elle avoir quelque degré de
précision de plus, entre les mains des philosophes les plus exacts ; et l'admirable talent
de l'auteur prête aux vérités qu'elle lui révèle,
une vie, un charme et même une lumière,
qui les font passer tout ensemble dans les
esprits et dans les cœurs.

Cette époque est en effet, je le répète, la
plus décisive pour la culture du jugement :
c'est alors que les impressions commencent
à se rasseoir, à se régler ; que la mémoire,

sans avoir perdu de sa facilité à les retenir, commence à mettre mieux en ordre la multitude de celles qu'elle a recueillies, et devient tout ensemble plus systématique et plus tenace ; que l'attention, sans avoir encore tous les motifs qui plus tard la rendent souvent passionnée, acquiert un caractère remarquable de force et de suite : c'est alors aussi qu'il s'établit entre l'enfant et les êtres sensibles qui l'environnent, des rapports véritablement moraux, que son jeune cœur s'ouvre aux affections touchantes de l'humanité. Heureux, lorsqu'une excitation précoce ne lui donne pas des idées qui ne sont point de son âge, et n'éveille pas en lui des passions qu'il ne peut encore diriger convenablement, ni même sentir et goûter !

§. VII.

DURANT l'enfance, la tendance générale des humeurs les porte donc vers la tête. A mesure que l'enfant approche de l'adolescence, cette première direction s'affoiblit ; et la poitrine devient de plus en plus le terme principal des congestions. Les relations des organes génitaux et de ceux de la poitrine ne s'expliquent point par l'anatomie : mais tous les faits de pratique les attestent. Les maladies des glandes des aines et de celles du poumon, l'état des testicules et celui de la trachée, ou du larynx, les affections de l'utérus et des mamelles, par la manière dont on les voit se produire mutuellement, ou se balancer, ne permettent pas de méconnoître ces relations singulières. Ainsi l'on sera moins étonné de voir que les efforts particuliers de la nature ayent lieu à-la-fois dans ces deux espèces d'organes, dont la situation respective exige pourtant la division mécanique des forces, ou des moyens qu'elle met alors en usage.

D'un autre côté, même sans adopter entièrement l'application que la chimie moderne a faite de la théorie de la combustion à celle de la chaleur animale (1), je ne pense pas qu'on puisse mettre en doute l'influence de la respiration sur la production de cette chaleur :

____

(1) On a fait de fortes objections contre cette application trop dogmatique et trop absolue : Dumas, célèbre professeur de Montpellier, a résumé celles qui avoient été faites avant lui ; et il en a proposé de nouvelles qui paroissent en effet assez difficiles à réfuter. (*Voyez* ses Elémens de Physiologie.) Il seroit possible d'en faire encore quelques autres qui me paroissent avoir aussi du poids.

et l'on sait d'ailleurs assez quelle action spéciale la chaleur en général , et celle de la vie
en particulier , exercent sur les organes de
la génération, dont elles paroissent être le
stimulant le plus efficace et le plus constant.

Enfin, l'expérience nous apprend qu'une
plus grande chaleur pousse le sang avec plus
d'abondance et de force vers le poumon ;
que la résorption de la semence porte dans
le sang les causes indirectes d'une chaleur
nouvelle ; que les congestions sanguines du
poumon , ou les irritations locales qu'une
circulation tumultueuse et gênée y produit
quelquefois, excitent directement les organes
de la génération , donnent un penchant plus
vif pour les plaisirs vénériens. C'est ici l'un
de ces nombreux exemples que l'économie
animale présente , et dans lesquels on voit les
phénomènes s'entrelacer , en quelque sorte,
et devenir tour-à-tour effet et cause , sans
qu'il soit possible de démêler celui dont un
ou plusieurs autres ne sont que la conséquence. Voilà ce qui fait dire à Hippocrate
que *la vie est un cercle , où l'on ne peut
trouver ni commencement ni fin ; car,* ajoute-
t-il, *dans un cercle , tous les points de la circonférence peuvent être fin ou commence-*

ment : et rien n'est plus propre à faire voir
comment, dans l'organisation, toutes les
parties s'enchaînent ; comment dans les fonctions il n'en est point qui ne se supposent
les unes les autres, et ne soient plus ou moins
nécessaires à l'ordre du tout.

Les circonstances physiques particulières
à l'adolescence, sont donc naturellement liées
entre elles ; elles forment un système auquel
viennent se rapporter encore quelques phénomènes accessoires, dont l'exposition nous
entraîneroit dans des détails trop minutieux :
et comme la plus remarquable de toutes ces
circonstances, je veux dire le développement
ou l'action nouvelle des organes de la génération, exerce une grande influence sur l'état
moral ; comme elle crée tout-à-coup d'autres
idées et d'autres penchans, nous ne pouvons
douter que le nouvel état moral ne tienne,
du moins d'une manière médiate, à l'ensemble de ces mêmes circonstances, et ne
se coordonne avec celles qu'on eût, au premier aspect, dû le moins soupçonner d'y
contribuer par de véritables rapports.

Mais je me propose de revenir sur ce sujet
dans le mémoire suivant, où nous considé-
rerons l'influence des sexes. Contentons-nous

maintenant de quelques observations générales.

Il est évident que l'adolescence introduit dans le système, une série nouvelle de mouvemens. Elle trouve déjà le tissu cellulaire et toute la contexture des solides dans un état de condensation, d'élaboration, d'énergie que manifeste la force, journellement croissante, des opérations. Déjà le sang et les autres humeurs ont acquis un degré considérable de vitalité. L'adolescence, en faisant refluer dans le sang un nouveau principe extrêmement actif, augmente beaucoup encore les qualités stimulantes de ce fluide. La proportion de la partie colorante et de la partie fibreuse relativement aux autres, augmente dans les mêmes rapports ; et les solides, plus vivement excités, plus complétement réparés, deviennent aussi de jour en jour plus denses et plus vigoureux.

La fin de cette époque n'est en quelque sorte que le passage de l'adolescence à la jeunesse, ou la jeunesse n'est que le complément de l'adolescence. On pourroit se dispenser de les séparer par des distinctions absolues ; elles ne sont séparées dans la nature que par des nuances. Cependant les an-

ciens médecins avoient observé que vers l'âge
de vingt-un ans, il se fait une troisième révolution qui termine quelques maladies des âges
précédens; révolution marquée en général
par une espèce de mortalité climatérique,
et particulièrement par un surcroît d'activité dans le système artériel, d'où résultent
des dispositions plus habituelles aux fièvres
aiguës inflammatoires et aux affections chroniques du même genre. En effet, dans la
secousse qui se fait sentir alors à toute la
machine, d'une manière très-remarquable
pour des yeux attentifs, la vie et la densité
des humeurs, la force et le ton des organes,
paroissent redoubler, pour ainsi dire, brusquement. Mais, encore une fois, ce n'est
pas un nouvel ordre de phénomènes; c'est
une gradation plus forte, une nuance plus
marquée de l'énergie des fonctions.

Au début de l'adolescence, le cerveau,
comme étonné des impressions singulières
qui lui parviennent, en démêle mal d'abord
le véritable sens : leur nombre et leur nouveauté ne lui laissent pas le pouvoir d'en saisir
les rapports. C'est le moment, dans l'ordre
même le plus naturel, où l'organe cérébral
tout entier reçoit le plus de ces impressions

que nous avons dit lui être plus spécialement propres, de celles dont les causes agissent dans son sein même : c'est aussi le moment où l'imagination exerce le plus d'empire : c'est l'âge de toutes les idées romanesques, de toutes les illusions ; illusions qu'il faut bien se garder, sans doute, d'exciter et de nourrir par art, mais qu'une fausse philosophie peut seule vouloir dissiper entièrement, sans choix et tout-à-coup. Alors toutes les affections aimantes se transforment si facilement en religion, en culte ! on adore les puissances invisibles comme sa maîtresse; peut-être uniquement parce qu'on adore, ou qu'on a besoin d'adorer une maîtresse; parce que tout remue des fibres devenues extrêmement sensibles, et que cet insatiable besoin de sentir dont on est tourmenté, ne peut toujours se satisfaire suffisamment sur des objets réels. De-là, non-seulement résultent beaucoup de jouissances et de bonheur pour le moment, mais naissent et se développent la plupart de ces dispositions sympathiques et bienveillantes qui seules assurent le bonheur futur, et des individus qui les éprouvent, et de ceux qui, dans la vie, doivent faire route commune avec eux.

Je n'ai pas besoin d'ajouter que l'âge où l'on sent le plus, où l'imagination jouit de la plus grande activité, est, sans contredit, relativement aux idées et aux sentimens, celui des provisions pour l'avenir; et que la réflexion, lorsqu'elle vient enfin prédominer sur toutes les opérations de l'organe cérébral, s'exerce principalement sur les matériaux qui lui sont fournis par cette époque intéressante.

Quant à la jeunesse proprement dite, elle commence, nous venons de le voir, au temps où la force et la souplesse des solides, la densité, les propriétés stimulantes et la vivacité dans le mouvement des humeurs, commencent elles-mêmes à se trouver réunies au plus haut degré. Le systême nerveux et les organes musculaires sont montés alors à leur plus haut ton. Rien ne résiste à l'énergie du cœur et des vaisseaux artériels. Les différentes circulations et toutes les fonctions vitales qui en dépendent, s'exécutent avec une véhémence qui ne reconnoît point d'obstacles. Aussi cet âge est-il tout à-la-fois celui des maladies éminemment aiguës, des passions impétueuses, et des idées hardies animées par les sentimens de l'espérance.

Nous avons dit que depuis la naissance de l'enfant, et même depuis la formation du fœtus, jusqu'à l'âge de quatorze ans, le volume et la prédominance du cerveau appellent particulièrement le sang vers la tête ; que depuis quatorze ans, jusqu'à la fin de la jeunesse, les humeurs se portent particulièrement aussi vers la poitrine. Les crachemens de sang, ou plutôt les hémorragies pulmonaires, peuvent distinguer pathologiquement toute cette dernière époque. Mais sa durée n'est peut-être pas facile à déterminer avec précision ; et les observateurs ne nous fournissent aucun résultat satisfaisant touchant le terme qu'il convient de lui fixer. Il paroît que, chez quelques sujets précoces, ce terme arrive à vingt - huit ans, moment de la quatrième révolution septénaire, ou de la seconde quatuordécimale. Mais le plus ordinairement, ce n'est que vers trente-cinq, à la fin de la cinquième révolution : et cela vient de ce que la première époque, ou celle de la direction du sang vers la tête, se prolonge encore jusqu'à vingt-un ans; cette direction ne s'affoiblissant que par degrés insensibles : de sorte que, jusqu'à cette troisième révolution, les humeurs se portent presque égale-

ment vers les différentes parties situées au-
dessus du diaphragme, et que c'est alors seulement que les organes du thorax deviennent
le terme spécial de la congestion. Or, voilà
pourquoi les hémorragies nasales se reproduisent bien long-temps encore après quatorze ans; et que depuis lors, jusqu'à vingt-un,
les esquinancies, qui semblent former l'intermédiaire entre les maladies de la tête et
celles de la poitrine, sont si communes, et
si dangereuses.

Ainsi donc c'est vers trente-cinq ans, qu'il
faut placer le passage de la jeunesse à l'âge
mûr. Cette époque est celle des plus notables
changemens dans le physique et dans le moral
de l'homme.

§. VIII.

Jusqu'a ce moment, l'activité du systême
nerveux, l'énergie du cœur et des artères,
la vie et l'impétuosité des humeurs, ont sur-
monté facilement toutes les résistances que
la force et le ton toujours croissans des solides, opposent au mouvement circulatoire
et à l'exercice des diverses fonctions dont ce
mouvement lui-même fait une partie essentielle. Beaucoup de vaisseaux se sont successi-

vement oblitérés : les parois et les extrémités des autres, en s'étendant et devenant de jour en jour plus denses et plus fermes, ont perdu par degrés de leur souplesse ; elles sont devenues de plus en plus incapables de céder. Mais l'énergie vitale s'est accrue dans une plus grande proportion ; elle peut surmonter sans peine ces premiers obstacles : et les actes de la vie ne sont encore accompagnés d'aucun sentiment de gêne et de travail. Aussi la conscience de sa force pousse-t-elle sans cesse le jeune homme hors de lui-même : elle n'inspire à son cœur et à son cerveau que des affections et des idées de confiance et de bonheur.

Tout le temps que dure ce premier état respectif des vaisseaux et des forces vitales, la pléthore sanguine est dans le systême artériel ; c'est-à-dire, que les artères contiennent une plus grande abondance relative de sang ; et les hémorragies sont fournies directement par leurs extrémités. Mais au moment où la résistance des solides commence à contrebalancer l'action du systême nerveux et l'impulsion des humeurs, il se fait une révolution presque subite dans la distribution du sang : la pléthore passe des artères aux

veines. Alors paroissent les hémorragies variqueuses.

Ce n'est pas ici le lieu d'exposer le mécanisme de ces deux états différens de la circulation , et le passage de l'un à l'autre : il
nous suffit de les énoncer comme des faits
constans, et faciles d'ailleurs à vérifier par
l'observation journalière. La pléthore veineuse commence à se former , ou du moins
elle se fait remarquer d'abord dans la veine
porte et dans ses principales dépendances.
Cette pléthore en général tient à la lenteur
plus grande de la circulation dans les veines:
il est donc naturel que sa première apparition ait particulièrement lieu dans ceux de
ces vaisseaux où le cours du sang est dans
tous les temps le plus paresseux.

Quand l'action de la vie commence à rencontrer de fortes résistances , et le mouvement des fluides à se faire avec moins de facilité, ce sentiment de force et de bien-être (1)

____

(1) Le bien-être n'est cependant pas toujours dans
un rapport direct avec l'énergie vitale. Celle-ci peut
être quelquefois si forte , qu'elle occasionne, par cela
même , un sentiment habituel d'inquiétude et de
mal-aise. Le bien-être ne vient alors qu'avec l'âge,
ou ne paroît que dans les temps de foiblesse. Cardan

qui caractérise la jeunesse, ne disparoît pas tout-à-coup; mais il diminue de jour en jour d'une manière remarquable. L'homme commence à ne plus se croire invincible; il s'apperçoit que ses moyens sont bornés. Ses idées et ses affections ne s'élancent plus au loin avec la même hardiesse : il n'a plus cette confiance sans bornes dans lui-même; et, par une conséquence nécessaire, bientôt il perd une grande partie de celle qu'il avoit dans les autres.

La sagesse et la circonspection tiennent en effet à l'insuffisance présumée des moyens dont on dispose. Tant qu'on ne suppose même pas la possibilité de cette insuffisance, on marche directement et sans hésiter vers chaque but que le desir indique. Mais si-tôt qu'on se défie de ses moyens, on sent la nécessité de n'en négliger aucun, d'en augmenter l'effet par un meilleur usage : on cherche

---

raconte que lorsqu'il se portoit bien, non-seulement il étoit tourmenté de l'activité la plus malheureuse, mais qu'il se trouvoit alors presque incapable de l'attention qu'exigent les travaux de l'esprit. Pour jouir de toutes ses facultés morales, il avoit besoin d'être malade, ou de fixer cette inquiétude dévorante par des douleurs artificielles.

à les fortifier de tous les secours extérieurs
que l'observation et l'expériece peuvent fournir. La situation présente de l'homme commence à l'occuper sérieusement ; et ses regards ne se portent pas sans inquiétude vers
l'âge qui s'avance. C'est le moment d'écono-
miser, d'étendre tous les moyens actuels, de
se créer des ressources pour l'avenir. Aussi
l'âge mûr est-il caractérisé , chez tous les
grands peintres de la nature humaine , par
des déterminations plus mesurées et plus réfléchies ; par le soin de ménager les hommes
avec lesquels on a des rapports , et de cultiver l'opinion publique ; par une plus grande
attention donnée à tous les moyens de fortune.

Si nous remontons à la source même du
bonheur, nous verrons qu'il consiste particulièrement dans le libre exercice des facultés , dans le sentiment de la force et de
l'aisance avec lesquelles on les exerce. Les
opérations des organes ne sont pas toutes
également nécessaires ; et parmi les besoins,
il en est qui souffrent plus d'interruptions
ou de retards que les autres : mais c'est un
besoin général pour la machine vivante, de
sentir et d'agir ; et la vie est d'autant plus en-

tière, que tous les organes sentent et agissent plus fortement, sans sortir toutefois de l'ordre de la nature. Voilà ce qui constitue le bien-être physique : et c'est encore en cela que réside le bonheur moral, qui en est un résultat particulier, ou plutôt qui n'est que ce même bien-être considéré sous un autre point de vue, et dans d'autres rapports.

Je crois pouvoir me dispenser d'ajouter ici qu'il n'est pas toujours nécessaire pour le bonheur, d'éprouver actuellement même les impressions dont il dépend : il suffit souvent de leur souvenir et de la conscience qu'elles restent en notre pouvoir.

Mais lorsque cette conscience devient incertaine, lorsque le sentiment des forces commence à s'émousser, l'existence prend déjà quelque chose d'inquiet et de fâcheux : l'imagination a, dès-lors, besoin de se rassurer par les impressions d'une force factice, exercée sur les objets extérieurs ; impressions qui, constatant elles-mêmes ce commencement de décadence, n'en font que mieux sentir le vide qu'on cherche à remplir par elles, et sont de bien foibles dédommagemens pour des pertes trop véritables. L'âge mûr est donc encore celui de l'ambition, de cette passion égoïste et sombre dont les jouissances ne font qu'irriter d'insatiables desirs.

Nous avons vu qu'au moment où l'activité de la circulation s'affoiblit , le système veineux s'engorge, et les hémorragies deviennent variqueuses. Les mouvemens vitaux, qui se mettent presque tous en rapport avec celui du sang , se font alors avec plus de lenteur : les maladies sont moins inflammatoires ; leur marche, leurs crises, leurs solutions prennent un caractère général, en quelque sorte, chronique. Nous avons vu d'ailleurs que le système de la veine-porte , où le cours d'un sang épais et gras n'est pas aidé par l'action directe des muscles, comme dans les vaisseaux externes , est le premier à ressentir le changement dont dépend la pléthore veineuse. Les humeurs qui reviennent de toutes les parties flottantes du bas-ventre cheminent avec plus d'embarras : les viscères que cette cavité contient , et particulièrement le foie et la rate , sont sujets à s'obstruer. De-là , ces maladies hypocondriaques si tenaces , dont l'effet n'est pas seulement d'exagérer le sentiment de la diminution des forces , mais encore de donner à toutes les idées et à tous les penchans une tournure singulière d'opiniâtreté : de-là, ces conceptions plus fortes, plus réfléchies ; ces passions plus lentes à se former, mais plus profondes et plus incurables. Et l'on ne dira pas que ces dispositions de l'esprit et de l'ame doivent être rapportées à la seule expérience, aux combinaisons nouvelles et plus nombreuses qu'amène la durée de la vie ; car les sujets dans lesquels la résistance des solides et la gêne de la circulation du sang veineux abdominal se manifestent avant le temps, sont également précoces relativement aux idées et aux affections de cette troisième époque.

Ainsi donc, soit par l'impression directe de la plus grande résistance des vaisseaux, et d'une foiblesse relative que cette résistance entraîne après elle ; soit par les effets les plus prochains de la pléthore veineuse qui commence à s'établir alors, on explique facilement les habitudes morales propres à l'âge mûr ; et les traits qui le caractérisent sont l'ouvrage immédiat et nécessaire de quelques changemens physiques, qu'on pourroit juger de peu d'importance au premier coup d'œil.

La durée de l'âge mûr n'est pas la même chez tous les hommes. Elle comprend une période ou de quatorze, ou de vingt-un ans,

suivant la constitution primitive du sujet,
le genre de vie qu'il mène, les maladies qu'il
a éprouvées. Pour les personnes dont la jeunesse a été précoce, ou valétudinaire, l'âge
mûr se termine quelquefois vers la quarante-
neuvième année ; mais souvent il se prolonge
jusqu'à la cinquante-sixième. Sa terminaison
est marquée par une cinquième, ou sixième
révolution très-sensible dans l'économie vivante. Cette révolution occasionne différentes
maladies, et ces maladies amènent des crises
qui méritent toute l'attention des observateurs. L'époque n'en est guère moins dan-
gereuse pour les hommes, que celle de la cessation des règles (qui, par certaines raisons
particulières , la devance dans les climats
chauds et tempérés) ne l'est ordinairement
pour les femmes : c'est pour les deux sexes
un véritable âge climatérique. La pratique
de la médecine nous présente chaque jour
le tableau de cette révolution ; et la comparaison attentive des tables de mortalité confirme ses effets : car on voit clairement dans
ces tables, que les probabilités de la vie ne
vont point en augmentant ou diminuant d'un
pas égal , et suivant la marche progressive
établie par la plupart des calculateurs ; mais

que cette marche est souvent suspendue, ou devient stationnaire à différentes époques, et qu'elle semble même quelquefois devenir rétrograde pendant certains momens, à la vérité fort courts.

Quand l'homme échappe aux dangers de cet âge climatérique, il entre alors dans la vieillesse.

§. IX.

PENDANT tout le temps que durent les congestions hypocondriaques abdominales, les glandes sont plus sujettes aux dégénérations squirreuses : il se forme même assez souvent alors des corps comme glanduleux dans différens points du tissu cellulaire. Ces états sont toujours accompagnés d'affections de l'ame tristes et mélancoliques. Mais vers la première septénaire de la troisième époque, c'est-à-dire, vers la quarante-deuxième année, il se fait pour l'ordinaire, un changement qui dissipe en grande partie, les maladies dominantes jusqu'alors, et qui les remplace par des maladies nouvelles.

En s'élaborant de plus en plus, les humeurs ne peuvent s'empêcher de prendre un certain degré d'acrimonie : cette acrimonie y produit un commencement de décomposition ; elles deviennent plus ténues et plus fluides. Les embarras de la circulation dans le bas-ventre, diminuent dès ce moment ; et les affections directement dépendantes de l'engorgement de la veine-porte font place à la goute, à la gravelle, à la pierre, au rhumatisme, aux dispositions apoplectiques, au catarre suffocant, qui n'est lui-même qu'une véritable apoplexie du poumon.

Ces différentes maladies, dont les rapports mutuels ont excité plus d'une fois l'attention des observateurs, paroissent dépendre du mouvement de fonte dont nous venons de parler ; de la diminution des diverses perspirations insensibles, soit internes, soit externes ; de la quantité plus grande des parties terreuses que cette diminution laisse alors dans les fluides. Cette quantité n'est plus employée toute entière à l'accroissement, ou à la réparation des os : et par l'effet direct de la décomposition des fluides, le phosphate calcaire se sépare précipitamment de leurs autres parties constituantes ; il n'a plus le temps d'être complétement évacué par les émonctoires naturels ; il se dépose sur certains organes, et forme des concrétions osseuses.

ou pierreuses de différens caractères, suivant la manière dont ses molécules s'arrangent, et les dispositions du gluten qui les unit.

Telles sont les circonstances auxquelles paroissent devoir être rapportés les dépôts gouteux, la gravelle, la pierre, les ossifications artérielles et les concrétions pierreuses de toute espèce.

En même temps, l'acrimonie des humeurs agit sur les nerfs ou sur leurs enveloppes, sur les muscles ou sur leurs gaînes aponévrotiques : les parties les plus âcres se réunissent par une espèce d'attraction élective; elles vont se fixer sur un organe spécial. De-là, le rhumatisme, l'apoplexie, le catarre suffocant.

Enfin la diminution, tous les jours plus marquée de la transpiration insensible extérieure, résultat nécessaire de l'affoiblissement graduel de la circulation, de l'endurcissement de la peau, et de toutes les causes combinées dont nous venons de faire mention, produit et rend nécessaires les évacuations catarrales de la gorge, du poumon, de la vessie, &c. qu'on observe particulièrement chez les vieillards.

Ces diverses circonstances physiques forment un ensemble, une sorte de système :

et il est aisé de voir qu'elles se lient et correspondent intimement avec celui des affections morales propres à cette même époque de la vie.

Au moment où les humeurs perdent une partie de leur ténacité, les penchans et les idées qui dépendent de l'engorgement des viscères abdominaux, commencent à perdre également, et dans la même proportion, une partie de leur caractère opiniâtre. Presque toujours les dispositions mélancoliques s'affoiblissent alors ; souvent même elles disparoissent entièrement. Mais d'un côté, l'acrimonie des humeurs, sur-tout celle de la bile, qui prend une activité singulière, et stimule plus vivement les extrémités nerveuses ; de l'autre, la rigidité des solides, qui, de jour en jour augmentant, multiplie aussi de jour en jour les résistances : ces deux circonstances, dis-je, déterminent une forte réaction de l'organe nerveux sur lui-même. Il semble que la vie revienne sur ses pas, que l'homme commence une nouvelle jeunesse (1). Les

―――――――――――――――――

(1) Cette espèce de seconde jeunesse est plus marquée chez certains sujets que chez la plupart des autres. On la voit quelquefois ramener presque les

idées reprennent de la hardiesse , en con-
servant le degré de force et de consistance
qu'elles ont acquis ; les passions deviennent
violentes et colériques. Telle est en particulier la tournure des sujets disposés à l'apoplexie ; chez qui les extrémités , suivant
l'expression de Bordeu , forment une espèce
de conjuration contre la tête , en y poussant
avec violence les humeurs ; ou peut-être en
dirigeant vers elle , l'action d'autres causes
d'un mouvement excessif.

L'apparition de la goute , du rhumatisme
ou de la pierre , ne change pas moins l'état
moral que l'état physique. Toutes ces différentes maladies sont le plus souvent , de véritables transformations de celles qui tiennent
aux embarras de la circulation dans le système de la veine-porte. Elles peuvent devenir
la cause de vives souffrances : mais dans le
principe , elles sont de véritables crises ; elles
prouvent l'énergie de l'action vitale : et quand

____

illusions) et les rêveries heureuses de l'adolescence.
J. J. Rousseau nous en offre un exemple singulier.
Qui ne se rappelle la partie des mémoires de cet
homme extraordinaire relative à cette époque de
sa vie ?

le rhumatisme et la goute ont un cours régulier, je veux dire, quand leur cause se
porte sur les extrémités et ne reflue point
vers les organes internes; quand les matériaux de la pierre s'évacuent en sable léger,
à mesure qu'ils se rassemblent dans la vessie,
ou dans les reins : la nature, satisfaite d'avoir
éloigné son ennemi, mêle souvent alors aux
douleurs même les plus vives, un sentiment
de bien-être qui se manifeste par l'activité
de l'esprit, les affections bienveillantes et
la gaîté. Mais si l'humeur lithique, gou-
teuse, ou rhumatismale, est au contraire incertaine dans sa direction; si elle affecte ou
menace d'affecter les parties précordiales :
alors l'inquiétude, l'anxiété, s'emparent de
tout l'être sensitif ; l'esprit est sans force et
sans lumière; l'ame se refuse à tous les sentimens de bonheur.

En entrant dans la vieillesse, l'homme
s'apperçoit trop évidemment de son déclin.
Mais cet effet ne date pas uniquement de
l'époque qui le met en évidence. Il y a déjà
long - temps qu'après être parvenue à son
plus haut sommet, la vie roule et se préci-
pite, avec une vîtesse toujours accélérée,
vers cet abîme où toutes les existences pas-

sagères vont s'engloutir. Mais c'est au moment dont je parle, que chaque pas de la chute devient sensible. Les solides acquièrent encore plus de densité, plus de roideur; la gêne de l'influence vitale s'accroît sans cesse; les humeurs, mal dépurées par des excrétions incomplètes ou languissantes, se décomposent de plus en plus : et soit par les irritations contre nature qu'elles portent dans le système nerveux, soit par la foiblesse ou l'embarras des fonctions réparatrices, ce système perd progressivement de ses forces; le principe même du mouvement s'affoiblit, à mesure que les instrumens deviennent moins capables d'obéir à son impulsion.

Sans entrer dans de nouveaux détails, on doit sentir qu'à raison des progrès de l'âge, les opérations de l'esprit doivent de jour en jour, prendre plus de lenteur et d'hésitation; le caractère devenir de plus en plus timide, défiant, ennemi de toute entreprise hasardeuse. La difficulté d'être, augmentant dans une progression continuelle, le sentiment de la vie ne se répand plus au-dehors : une nécessité fatale replie sans cesse le vieillard sur lui-même; et son égoïsme est l'ouvrage immédiat de la nature.

Mais si le vieillard n'existe qu'avec peine (1), il agit avec bien plus de peine encore : il ne rencontre par-tout que des résistances. Les corps extérieurs semblent prendre, à son égard, une force d'inertie, à chaque instant plus invincible. Ses propres organes se refusent aux ordres de sa volonté. Tout le ramène de plus en plus au repos : jusqu'à ce qu'enfin l'absolue impossibilité de soutenir, même les foibles impressions d'une vie défaillante, lui rende nécessaire et desirable ce repos éternel que la nature ménage à tous les êtres, comme une nuit calme après un jour d'agitation (2).

(1) Sentir, et sur-tout sentir distinctement, est un véritable travail pour lui. L'organe nerveux n'a plus assez de souplesse et d'agilité pour saisir, combiner et distinguer beaucoup de sensations à-la-fois. Les vieillards, ceux même qui ont conservé le mieux leurs organes et leurs facultés, n'entendent que du bruit dans la conversation de plusieurs personnes.

(2) La vieillesse pourroit se diviser en différentes époques septénaires, aussi bien que les autres grandes périodes de la vie : mais ce ne sont plus de véritables crises qui marquent ces époques ; la nature ne fait maintenant que d'impuissans efforts ; et chaque secousse accélère ou confirme son déclin, au lieu de le suspendre, ou d'en réparer les effets.

§. X.

On a remarqué depuis long-temps que, dans la vieillesse, les impressions les plus récentes s'effacent aisément ; que celles de l'âge mûr s'affoiblissent ; mais que celles du premier âge redeviennent, au contraire, plus vives et plus nettes. Ce phénomène, très-constant et très-général, est en effet bien digne d'attention : il a dû fixer particulièrement celle des métaphysiciens et des moralistes. D'après notre manière de voir, il peut, je crois, s'expliquer facilement.

Dans l'enfance, la mollesse du cerveau le rend susceptible de toutes les impressions ; sa mobilité les multiplie et les répète indéfiniment et sans cesse, j'entends celles qui sont relatives aux objets que l'enfant a sous les yeux et qui intéressent sa curiosité. Or, ces objets sont bornés quant à leur nombre ; et les rapports sous lesquels il les considère sont très-simples : de sorte que la puissance de l'habitude se joint pour lui bientôt à l'influence des premiers et des plus pressans besoins, à l'attrait de la plus vive nouveauté. Tout concourt donc à donner alors aux combinaisons que fait l'intelligence naissante, un

caractère durable; à les identifier en quelque
sorte avec l'organisation ; à les rapprocher
des opérations automatiques de l'instinct.

Mais à mesure que le cerveau devient plus
ferme, et que les extrémités sentantes, ga-
ranties par des enveloppes plus denses, se
trouvent moins immédiatement exposées à
l'action des corps extérieurs, les impressions
deviennent moins vives, leur répétition moins
facile, la communication des divers centres
de sensibilité moins rapide; en un mot, tous
les mouvemens prennent plus de lenteur. En
même temps, le nombre des objets à considérer augmentant de moment en moment,
leurs rapports se compliquent, et l'univers
s'agrandit.

Or, si la rigidité des organes rend les impressions difficiles, embarrassées, il est impossible qu'elle ne les rende pas incomplètes :
car leur perfection tient sur-tout à la liberté
des mouvemens qui les produisent, ou qui
les accompagnent ; et leur trace n'est forte et
durable, qu'autant qu'elles sont elles-mêmes
vives, nettes et profondes.

Et si, d'autre part, la grande variété des
objets multiplie et diversifie les impressions,
elle les rend aussi, par-là même, foibles et

confuses : leur souvenir, auquel d'ailleurs
l'influence d'une entière nouveauté ne donne
plus cette vivacité native, exclusivement ré-
servée au premier âge, n'a pas le temps de
se graver profondément dans le cerveau : elles
n'y laissent que des empreintes, en quelque
sorte équivoques, et dont la durée dépend
de celle du système d'idées et d'affections
auxquelles on est alors livré.

Ainsi donc, au moment où le besoin de
recevoir et de combiner des impressions nouvelles cesse de se faire sentir; au moment
où, pour ainsi dire aucun objet n'excite plus
la curiosité des organes, ni celle d'un esprit
rassasié : l'on doit voir, et l'on voit en effet
les souvenirs s'effacer dans l'ordre inverse,
où les impressions ont été reçues, en com-
mençant par les plus récentes, qui sont les
plus foibles, et remontant jusqu'aux plus anciennes, qui sont les plus durables. Et à mesure que celles dont la mémoire étoit comme
surchargée, s'évanouissent, les précédentes,
qu'elles offusquoient, reparoissent : bientôt
tous les intérêts, toutes les pensées qui nous
ont le plus occupés dans le cours des âges pos-
térieurs, n'existant plus pour nous, les momens où nous avons commencé de sentir,

peuvent seuls rappeler encore vers eux nos regards ; ils peuvent seuls ranimer notre attention défaillante : jusqu'à ce qu'enfin nous cessions d'être , en perdant presque à-la-fois , et les impressions du moment présent , et les traces de ces images brillantes et magiques que laissent dans notre cerveau , les premières lueurs de la vie.

Il n'est pas rare de voir les vieillards tomber dans une véritable enfance. Non-seulement leurs idées et leurs passions se rapportent alors uniquement aux mêmes appétits directs que celles de l'animal qui vient de naître; mais ils reprennent encore cette même mobilité qui caractérise les enfans (1). Le cerveau, perdant le point d'appui que lui prêtoient la force des muscles, et l'ensemble des habitudes acquises pendant la vie, se retrouve, pour ainsi dire, au même point que lorsque la mollesse des organes ne lui opposoit aucune résistance. Comme son énergie particulière

(1) Le célèbre duc de Marlborough, que l'on ne peut pas soupçonner d'avoir manqué de fermeté dans la jeunesse et dans l'âge mûr, devint, dans la vieillesse, sujet à toutes les petites passions d'un enfant. Il s'attendrissoit à la plus légère émotion ; il se mettoit en colère ou pleuroit au moindre refus.

s'est affoiblie en même temps et dans la même proportion, cette dernière circonstance de la vie qui s'éteint, compense amplement la mollesse qui n'existe plus dans le cerveau : et la ressemblance des deux extrémités de l'existence humaine se trouve complète relativement à la mobilité du système cérébral; ce qui, pour le dire en passant, prouve que le défaut de consistance dans les déterminations tient moins au défaut de fermeté des fibres musculaires, qu'à la foiblesse de l'organe nerveux, à l'impuissance des opérations qui lui donnent le sentiment de la vie.

CONCLUSION.

NON, sans doute, la mort n'a rien de redoutable aux yeux de la raison : elle ne peut épouvanter que les imaginations foibles, incapables d'apprécier au juste ce qu'elles quittent, et ce qu'elles vont retrouver; ou les ames coupables, qui souvent au regret du passé, si mal mis à profit pour leur bonheur, joignent les terreurs vengeresses d'un avenir douteux. Pour un esprit sage, pour une conscience pure, la mort n'est que le terme de la vie : *c'est le soir d'un beau jour.*

Mais la mort peut être accompagnée de divers

genres de sensations, suivant l'âge auquel
elle arrive, et le caractère de la maladie qui
l'amène. Dans la jeunesse et dans les maladies
aiguës, elle est souvent convulsive, quelque-
foisdouloureuse. Ses approches peuvent occasionner de vives angoisses. Cependant, en
général, à cette époque elle n'affecte point
l'ame de regrets pusillanimes, ou de vaines
terreurs: et même dans certains cas, où l'activité du cerveau se trouve augmentée par
l'effet même de la maladie, où la vie, avant
de s'éteindre, paroît concentrer toute son
influence sur cet organe, l'esprit acquiert
une énergie et une élévation, les sentimens
de courage et d'enthousiasme prennent un
ascendant, dont l'effet est de donner à cette
dernière scène, quelque chose de surnaturel
aux yeux des assistans émus.

Les fièvres lentes phthisiques semblent
spécialement propres à la jeunesse : or, on
sait qu'elles sont assez ordinairement accompagnées d'un sentiment habituel de bien-être
et d'espérance. Les malades marchent à la
mort sans la craindre, souvent sans la voir:
ils expirent en faisant de longs projets de vie,
et se berçant des plus douces illusions.

Les maladies lentes, hypocondriaques et

mélancoliques , les passions ambitieuses , tristes et personnelles, appartiennent à l'âge mûr : il paroît aussi que c'est l'époque où , généralement parlant, on meurt avec le moins de résignation. L'effet le plus fâcheux sans doute des affections hypocondriaques, est de causer une terreur invincible de la mort, de multiplier, pour ainsi dire , cet événement inévitable , en présentant sans cesse son image à des regards qui n'osent plus la fixer. Les maladies aiguës de l'âge mûr participent ordinairement du caractère de ces affections ; et leur terminaison, souvent funeste, le devient encore plus , par les idées sombres et le morne découragement qui s'y mêlent. Telle est , en effet, l'agonie des fièvres malignes nerveuses (1) , des fièvres atrabilaires syncopales, &c. qui s'observent principalement chez des sujets d'un âge moyen.

Dans la vieillesse et dans les maladies dépendantes de la destruction des forces vitales, comme , par exemple, dans les diverses hydropisies, dans la gangrène, &c. l'esprit est calme , l'ame n'éprouve aucun sentiment

____

(1) Du moins lorsque le malade conserve quelque connoissance.

pénible de terreur ou de regret. Cependant le malade voit alors, sans aucun doute, approcher le coup fatal : il parle de sa propre mort comme de celle d'un étranger; et quelquefois il en calcule le moment avec une précision remarquable. Dans les fièvres continues atoniques, qu'on peut regarder comme les analogues aigus des maladies dont il vient d'être question, l'observateur retrouve encore le même état moral ; je parle ici de l'ordre le plus naturel des choses; et je suppose toujours que l'imagination n'ait pas l'habitude d'être vicieusement excitée.

Enfin, dans la mort sénile, le malade n'éprouve que cette *difficulté d'être*, dont le sentiment fut, en quelque sorte, la seule agonie de Fontenelle. On a besoin de se re- -poser de la vie comme d'un travail que les forces ne sont plus en état de prolonger. Les erreurs d'une sensibilité fausse, ou dirigée sur des objets imaginaires, peuvent seules, à ce moment, empêcher de goûter la mort comme un doux sommeil.

Si l'on avoit observé les maladies dans cet esprit, il n'auroit pas été difficile d'apperce- voir que les circonstances physiques qui les caractérisent, et le genre de mort par lequel elles se terminent, ont, avec l'état moral des moribonds, plusieurs rapports directs et constans : et l'on auroit pu tirer de-là, quelques vues utiles sur la manière de rendre leurs derniers momens heureux encore, ou du moins paisibles.

C'est un sujet que Bacon avoit recommandé de son temps aux recherches des médecins. Il regardoit l'art de rendre la mort douce (1), comme le complément de celui d'en retarder l'époque. Persuadé que la durée commune de la vie de l'homme peut être rendue beaucoup plus longue, par différentes pratiques dont il n'appartient qu'à la médecine de tracer les règles, il vouloit, dans ses vœux de perfectionnement général, que l'art réunît toutes ses ressources pour améliorer notre dernier terme, comme un poète dramatique rassemble tout son génie pour embellir le dernier acte de sa pièce. En un mot, si la vie ne lui paroissoit devoir produire tous ses fruits, que lorsque le cours de ses diverses saisons seroit devenu moins rapide; il pensoit également qu'elle ne peut être entièrement heureuse, que lorsqu'on saura les

____

(1) C'est ce qu'il appelle l'*euthanasie.*

moyens de donner à ses derniers momens ,
le caractère paisible et doux que , sans nos
erreurs de régime et nos préjugés, ils auroient
peut-être presque toujours naturellement.

Quand je parlerai de l'influence que la médecine doit avoir un jour, sur le perfectionnement et sur le plus grand bien-être de la race
humaine, je me propose de traiter avec étendue les deux sujets indiqués par Bacon (1).

Il me suffit maintenant d'avoir fait sentir,
par quelques faits généraux, que chaque âge
a des maladies qui lui sont plus particulièrement propres ; que les différentes espèces de
maladies, et le genre de mort qu'elles déterminent, ont, relativement à l'état de l'esprit
et de l'âme, des effets très-distincts ; et que,
par conséquent, les âges exercent encore,
même dans ce moment fatal, qui semble
pourtant les égaliser tous et les confondre,
une influence dont on reconnoît aisément la
trace dans les idées et les affections morales
des agonisans.

____

(1) Ce sujet entrera naturellement dans un ouvrage
dont je m'occupe à rassembler les matériaux, et qui
aura pour but de traiter du perfectionnement physique de l'espèce humaine.

CINQUIÈME MÉMOIRE.

De l'influence des sexes sur le caractère des idées et des affections morales.

INTRODUCTION.

Dans le système de l'univers, ce qui se passe tous les jours est précisément ce qui mérite le plus d'attention. Rien n'appelle si fortement les regards des hommes véritablement réfléchis, que ce retour régulier des mêmes circonstances et des mêmes phénomènes; rien sur-tout n'est si digne de leurs méditations, que ce renouvellement successif des mêmes formes vivantes, que cette reproduction continuelle des mêmes êtres, ou des mêmes races, qui portent en elles le principe d'une durée indéfinie.

A mesure qu'on fait de nouveaux pas dans la connoissance de la nature, on voit combien sont variées les méthodes qu'elle met en usage pour la perpétuation des races. C'est un des objets qu'elle semble avoir eus le plus à cœur; c'est celui pour lequel elle a déployé toute la richesse de ses moyens. Vainement, par de savantes classifications, s'est-on efforcé de ramener des phénomènes si divers, à certaines lois communes et constantes : de nouveaux faits ont sans cesse renversé, ou modifié les résultats trop ambitieux des faits précédemment connus; et l'imagination peut à peine concevoir des formes possibles de propagation, dont la nature ne fournisse bientôt les exemples aux observateurs.

Il n'entre point dans notre plan de parcourir ce tableau, qui s'étend et se diversifie tous les jours davantage; ni sur-tout d'assigner les circonstances propres à chaque forme particulière. Mais les historiens du systême animal, ceux spécialement qui s'attachent à peindre les mœurs des différentes espèces, doivent regarder maintenant comme indispensable, de fixer plus particulierement leur attention sur l'ordre des phénomènes dont je parle ici. Peut-être n'auront-ils pas de peine à voir que les penchans et les habitudes propres à chacune, tiennent, en grande partie, à la manière dont elle se propage; et que le caractère de ses besoins, de ses plaisirs et de ses travaux, sa sociabilité, sa perfectibilité, l'étendue ou l'importance de ses relations, soit avec les autres espèces, soit avec les divers agens ou corps extérieurs, tirent particulièrement leur source des circonstances, ou des conditions auxquelles sa reproduction est attachée, et de la disposition des organes employés à cette fin.

Quant à nous, c'est l'homme seulement que nous avons en vue; l'homme dont la sensibilité plus étendue et plus délicate, embrassant plus d'objets et s'appliquant à plus de nuances, peut être singulièrement modifiée par les moindres changemens survenus, ou dans la manière dont elle s'exerce, ou dans les dispositions des agens extérieurs. Nous ne sortirons donc point de ce sujet déjà si vaste par lui-même, si difficile à saisir sous toutes ses faces : et même dans l'histoire des sexes, qui forme proprement l'objet de ce mémoire, pour ne pas faire un gros livre, nous serons encore obligés de nous borner aux points sommaires et généraux ; ou si nous nous arrêtons quelquefois sur des faits particuliers, ce ne sera du moins qu'autant que leur connoissance paroîtra nécessaire à la sûreté de notre marche et à l'évidence de nos résultats.

Notre intention n'est point de retracer des

tableaux faits pour plaire à l'imagination; rien assurément ne seroit ici plus facile. Dans les sujets de cette nature, le physiologiste est sans cesse entouré d'images qui peuvent le captiver et le fasciner lui-même : et la peinture des sentimens les plus passionnés vient, presque malgré lui, se mêler sans cesse aux observations du moraliste philosophe. Nous voulons éloigner, au contraire, tout ce qui pourroit s'écarter de la plus froide observation : nous sommes, en effet, des observateurs, non des poètes; et dans la crainte de détourner l'attention que cet examen demande, par des impressions entièrement étrangères à notre but, nous aimons mieux n'offrir que le plus simple énoncé des opérations de la nature, et nous renfermer dans les bornes de la plus aride et de la plus froide exposition.

§. I.

L'homme, à l'instar des animaux les plus parfaits, à la tête desquels le placent sa structure et son éminente sensibilité, se propage par le concours de deux êtres, dont l'organisation a beaucoup de choses communes, mais qui diffèrent cependant par plusieurs traits particuliers. Il sort du sein de la mère avec des organes capables de résister aux impressions de l'air atmosphérique , et d'assimiler la nourriture : il peut déjà vivre de sa vie propre. Il ne doit pas rester encore, durant des espaces de temps indéterminés , comme l'ovipare , recouvert d'une enveloppe étrangère , et plongé dans un sommeil qui ne paroît guère pouvoir être distingué de celui du néant : il n'attend pas qu'une chaleur créatrice vienne lui communiquer le mouvement et la vie , au milieu de fluides nourriciers préparés d'avance par la nature , comme une douce provision pour le premier âge, tels que ceux dans lesquels nage long-temps, comme un point invisible , l'embryon du serpent, de la tortue et de l'oiseau. Dans l'utérus, le fœtus humain a vécu d'humeurs animalisées par l'action des vaisseaux de la mère: immédiatement après sa naissance, il vit du lait que lui préparent chez elle , des organes consacrés spécialement à cet objet.

Mais la durée de la gestation, celle de l'enfance où les secours du père et de la mère sont indispensables , et l'époque de la puberté, c'est-à-dire, ce moment où la faculté d'engendrer se manifeste par des signes sensibles, ne sont pas à beaucoup près les mêmes dans les différentes espèces d'animaux ; ces circonstances ne sont point liées entre elles par des rapports uniformes et constans. L'enfance de l'homme est la plus longue, et sa puberté la plus tardive, quoique le temps de la gestation soit plus court pour lui que pour quelques autres races. Ces circonstances, encore une fois, ont l'influence la plus marquée sur les besoins, sur les facultés, sur les habitudes de l'homme. Mais pour en apprécier avec justesse les effets, on sent bien qu'il faut prendre la mesure comparative, soit de l'enfance, soit des autres époques, d'après la durée totale de la vie.

Semblable encore, à cet égard, aux animaux les plus parfaits, l'homme ne naît donc pas avec la faculté de reproduire immédiatement son semblable : les organes qui doivent servir un jour à cette importante fonction, paroissent plongés dans un profond engourdissement ; et les appétits qui la sollicitent, n'existent pas encore.

Mais la nature n'a pas simplement distingué les sexes par les seuls organes, instrumens directs de la génération : entre l'homme et la femme il existe d'autres différences de structure, qui se rapportent plutôt au rôle

qui leur est assigné, qu'à je ne sais quelle nécessité mécanique qu'on a voulu chercher
dans les relations de tout le corps avec quelques-unes de ses parties.

Chez la femme, l'écartement des os du bassin
est plus considérable que chez l'homme;
les cuisses sont moins arquées; les genoux
se portent plus en dedans; et lorsqu'elle
marche, le changement du point de gravité
qui marque chaque pas, est beaucoup plus
sensible.

D'un autre côté, les fibres de la femme
sont plus molles, ses muscles moins vigoureux.

De cette double circonstance, il résulte
non-seulement que les diverses parties de la
charpente osseuse n'ont pas entre elles, les
mêmes rapports dans les deux sexes; mais
que les muscles plus forts de l'un produisent,
par leur action répétée, certaines courbures,
certaines éminences des os, beaucoup plus
remarquables chez lui; de sorte que les
rainures profondes qu'ils y tracent par une
compression continuelle, pourroient elles
seules servir à faire distinguer le squelette de
l'homme. De-là, il résulte également que la
partie centrale, ou le ventre des muscles

devient moins saillant et moins prononcé
dans la femme; qu'entourés de toutes parts
d'un tissu cellulaire lâche, ces organes con
servent aux membres les molles rondeurs et
la souplesse de formes que les grands artistes
ont si bien reproduites dans les images de la
beauté. Enfin, de-là il résulte encore que
chez les femmes, certaines parties, naturellement plus lâches et plus abreuvées de
sucs cellulaires, prennent un accroissement
particulier, au moment où leur sympathie
avec l'utérus les faisant entrer en action de
concert avec lui, appelle dans leurs vaisseaux une quantité plus considérable d'humeurs.

§. II.

MAIS ces différences ne se font remarquer
bien distinctement, que vers le moment où
les sexes se trouvent parvenus au terme de
leur perfection spéciale et respective. Dans
la première enfance, elles restent confondues sous des apparences extérieures qui sont
à-peu-près les mêmes pour l'un et pour
l'autre. Les muscles n'ont encore produit
aucun changement notable dans la direction
des os : les parties charnues et glandulaires
ne paroissent différer encore, ni quant à leur

formé, ni quant à leur volume relatif; et la distinction des squelettes se tire même difficilement alors de l'écartement des hanches et de la largeur comparée du bassin.

La même confusion semble regner dans les dispositions morales des enfans de l'un et de l'autre sexe. Les petites filles participent à la pétulance des petits garçons; les petits garçons, à la mobilité des petites filles. Les appétits, les idées, les passions de ces êtres naissans à la vie de l'ame, de ces êtres encore incertains, que la plupart des langues confondent sous le nom commun d'*enfans*, ont, dans les deux sexes, la plus grande analogie. Ce n'est pas cependant qu'un observateur attentif ne remarque entre eux déjà de notables différences; que déjà les traits distinctifs de la nature ne commencent à se montrer, et dans les formes générales de l'organisation, et dans les habitudes morales, ou dans les accens naïfs des affections de cet âge. Sans doute les garçons ont quelque chose de plus emporté dans leurs mouvemens; ils donnent moins d'attention aux petites choses : peutêtre même, en y regardant de plus près, trouveroit-on que leurs attitudes ne sont pas seulement plus libres et plus prononcées, mais qu'elles diffèrent aussi par la disposition habituelle à tel mouvement plutôt qu'à tel autre.

Les petites filles sont déjà sensiblement occupées de l'impression qu'elles font sur les personnes qui les entourent ; sentiment presque inconnu dans ces premiers temps aux petits garçons, du moins lorsque des excitations artificielles n'ont pas fait naître en eux une vanité précoce : et dans leurs jeux, comme J. J. Rousseau l'observe très-bien, les filles préfèrent toujours ceux qui sont le plus relatifs au rôle que la nature leur destine ; elles semblent vouloir s'y préparer en le répétant de toutes les manières. Enfin, déjà l'art de la conversation, par lequel elles doivent un jour assurer leur empire, commence à leur devenir familier : elles s'y exercent incessamment ; et ce tact délicat des convenances, qui distingue particulièrement leur sexe, paroît se développer chez elles, comme une faculté d'instinct, bien long-temps avant que les jeunes garçons en aient la plus légère idée, long-temps même avant qu'ils aient reçu les impressions qui lui donnent naissance, et senti de quel usage il peut être dans la vie.

Mais, encore une fois, la différence physique et morale des sexes ne se prononce
bien distinctement qu'à l'époque de la puberté.

Nous ne sommes point encore, et peut-être
ne serons-nous jamais en état de déterminer
par quelle action particulière les organes de
la génération influent sur les autres organes ;
comment ils dirigent, en quelque sorte,
leurs opérations, et modifient le caractère
et l'ordre des phénomènes qui s'y rapportent.
Mais cette influence est évidente ; elle est incontestable. Les formes et les habitudes des
hommes mutilés se rapprochent de celles de
la femme. Les femmes chez qui l'utérus et
les ovaires restent dans une inertie complète pendant toute la vie, soit que cela
tienne à quelque vice de conformation, soit
que la sensibilité du système nerveux, ou de
quelques-unes de ses divisions ne s'exerce
pas chez elles suivant l'ordre naturel ; ces
femmes, dis-je, se rapprochent des formes
et des habitudes de l'homme. Dans ces deux
espèces d'êtres indécis, on ne retrouve ni
la disposition des membres et des articulations, ni la démarche, ni les gestes, ni le
son de voix, ni la physionomie, ni la tour-

nure d'esprit et les goûts propres à leur sexe respectif.

Il n'y a rien de plus absurde que de chercher une cause mécanique de ces phénomènes accidentels, et même des phénomènes plus réguliers dont ils viennent contrarier la marche, mais dont cependant ils servent à faire mieux reconnoître les lois. Les uns et les autres ne peuvent assurément se déduire ni de la structure des organes auxquels ils appartiennent, ni de la nature connue des liqueurs qui s'y préparent. Mais la considération de quelques circonstances physiologiques assez simples en elles-mêmes, semble pouvoir nous faire sortir un peu de ce vague des causes occultes, auxquelles les anciens bornoient leur théorie, et dont les modernes n'ont guère fait jusqu'à présent, que changer la dénomination. Et même, on peut le dire, ces derniers, en substituant aux suppositions des anciens, d'autres explications plus dogmatiques, ont donné naissance à des erreurs bien plus graves et bien plus dangereuses ; ils ont fait contracter aux esprits la mauvaise habitude de chercher à déterminer la nature des causes, dans les cas où nous ne pouvons qu'observer les effets ; et en déterminant ces causes, ils ont souvent personnifié de pures abstractions.

C'est d'abord un fait certain, n'importe la manière dont il a lieu, que les fibres charnues sont plus foibles, et le tissu cellulaire plus abondant, chez les femmes que chez les hommes. Secondement, on ne peut douter que ce ne soit la présence et l'influence de l'utérus et des ovaires qui produisent cette différence : elles la produisent infailliblement toutes les fois que ces organes sont originairement bien conformés et que leur développement se fait suivant l'ordre naturel. Or, cette foiblesse des muscles inspire un dégoût d'instinct pour les violens exercices ; elle ramène à des amusemens, et, quand l'âge en rend l'individu susceptible, à des occupations sédentaires. Il est même constant que les personnes à fibres molles et chargées de tissu cellulaire, ont besoin de peu de mouvement pour conserver leur santé ; lorsqu'elles en font davantage, leurs forces s'épuisent bien vîte ; et elles vieillissent avant le temps. On peut ajouter que l'écartement des hanches rend la marche plus pénible chez les femmes, à raison du mouvement plus considérable qui se fait à chaque pas, comme on l'a vu ci-dessus, pour changer le centre de gravité. Voilà donc leur genre de vie, pour ainsi dire, indiqué d'avance par une circonstance d'organisation qu'on pourroit considérer comme très-minutieuse, que même, dans le premier âge, on saisit encore à peine. D'autre part, ce sentiment habituel de foiblesse inspire moins de confiance. Ne se sentant pas les moyens d'agir sur les objets par une force directe, la femme en cherche d'autres plus détournés : et moins elle se trouve en état d'exister par elle-même, plus elle a besoin d'attirer l'attention des autres, de fortifier sa propre existence de celle des êtres environnans qu'elle juge les plus capables de la protéger.

Ceci suffiroit presque pour expliquer les dispositions, les goûts et les habitudes générales des femmes. Les femmes doivent préférer les travaux qui demandent, non de la force musculaire, mais une adresse délicate. Elles doivent s'exercer sur de petits objets : leur esprit acquerra par conséquent plus de finesse et de pénétration, que d'étendue et de profondeur. Menant une vie sédentaire que la nature des travaux qui leur conviennent, ne les y retient pas moins fortement que les

penchans immédiats dépendans de leur organisation), vous voyez, en quelque sorte, se
développer en elles un nouveau systême physique et moral. Elles sentent leur foiblesse;
de-là, le besoin de plaire : elles ont besoin de
plaire; de-là, cette continuelle observation de
tout ce qui se passe autour d'elles ; de-là, leur
dissimulation, leurs petits manéges, leurs
manières, leurs graces, en un mot leur *coquetterie*, qui, dans l'état social actuel, doit
être regardée comme la réunion ou le résultat
de leurs bonnes et de leurs mauvaises qualités.

Par les raisons contraires, les petits garçons trouvent dans leur instinct, une pente
originelle et caractéristique; ils doivent, en
conséquence, contracter des manières et des
habitudes absolument opposées. Pleins du
sentiment de leur force naissante et du besoin
de l'exercer, le repos leur est désagréable et
pénible : il leur faut des mouvemens vifs, et
ils s'y livrent avec impétuosité. Ainsi donc,
sans entrer dans de grands détails, l'on voit
que de leurs dispositions originelles et du
genre d'amusemens ou d'occupations qu'elles
les déterminent à préférer, se forment directement la tournure de leurs idées et le caractère

de leurs passions. Or, les passions et les idées de l'homme fait ne sont que celles de l'enfant, développées et complétées par la maturité des organes et par l'expérience de la vie.

§. III.

MAIS jusqu'ici, rien ne nous apprend comment ces modifications si générales peuvent dépendre des conditions propres à certains organes particuliers. Il est donc nécessaire de remonter plus haut, pour voir si dans l'explication de cette grande influence qu'exercent ceux de la génération, on peut tirer quelque lumière de leur structure, de leurs fonctions, de leurs rapports physiologiques avec les autres branches du système.

Nous voyons d'abord que les parties qu'animent des nerfs venus de différens troncs, ou formés de différens nerfs réunis, sont, ou plus sensibles, ou plus irritables, et presque toujours l'un et l'autre à-la-fois. La nature semble avoir à dessein, placé les ganglions et les plexus dans le voisinage des viscères, où l'influence nerveuse doit être le plus considérable. L'épigastre et la région hypocondriaque en sont comme tapissés ; aussi leur sensibilité est-elle extrêmement vive, leurs symphaties extrêmement étendues ; et les portions du canal intestinal qui s'y rapportent, jouissent d'une irritabilité que celle du cœur paroît égaler à peine. Voilà un premier fait qui ne peut échapper aux observateurs.

Mais les nerfs des parties génitales de l'un et de l'autre sexe, sans être en apparence fort importans par leur volume, ou par leur nombre, sont pourtant formés de beaucoup de nerfs différens : ils ont des relations avec ceux de tous les viscères du bas-ventre, et par eux, ou plutôt par le grand symphatique qui leur sert de lien commun, avec les divisions les plus essentielles et l'ensemble du système nerveux. Enfin, autour, ou dans le voisinage de ces parties, il en est plusieurs autres presque aussi sensibles qu'elles-mêmes, et qui concourent, par leur influence puissante et non interrompue, à les imprégner sans cesse d'une plus grande vitalité.

Les hommes instruits dans l'économie animale savent combien ces diverses circonstances réunies peuvent donner d'étendue et de force aux symphaties d'un organe, quelles que soient d'ailleurs ses fonctions.

En second lieu, des observations certaines prouvent que le système nerveux (dont l'organisation primitive et la manière d'agir déterminent la sensibilité générale de tous les organes pris dans leur ensemble, et la sensibilité particulière de chacun d'eux considéré séparément), prouvent, dis-je, que le système nerveux peut à son tour être lui-même puissamment modifié par le caractère des fonctions de ceux dont le rôle est le plus important ; c'est-à-dire, en d'autres termes, par les impressions habituelles qui lui viennent de quelques-unes de ses extrémités les plus sensibles. La perte d'un sens ne produit pas seulement une augmentation d'énergie ou d'attention dans ceux qui restent, lesquels semblent, dans ce cas, redoubler d'efforts pour le remplacer ; mais il en résulte encore que la manière de sentir et de réagir du système nerveux n'est plus la même, et qu'il contracte de nouvelles habitudes dont la liaison est évidente avec les impressions insolites que ces sens commencent alors à recevoir. La pratique de la médecine nous montre journellement que les affections des différentes parties influent de la manière la plus directe sur les goûts, sur les idées, sur les passions. Dans les maladies de poitrine, les dispositions morales ne sont point du tout les mêmes que dans celles de la rate, ou du foie. On a plus ou moins de pente vers un certain ordre d'idées, ou de sentimens (comme, par exemple, vers celui qui se rapporte aux croyances religieuses), dans certains états morbifiques, que dans d'autres : et la plus grande aptitude aux travaux qui demandent, ou beaucoup de force et d'activité dans l'imagination, ou des méditations opiniâtres et profondes, dépend souvent d'un état maladif général, introduit dans le système, par le dérangement des fonctions de quelques viscères abdominaux.

Ainsi donc, que des organes doués d'une sensibilité singulière exercent un empire très-étendu sur l'organe général de la vie, rien de plus conforme aux lois de l'économie animale ; et l'on n'a pas de peine à reconnoître que c'est ici seulement l'un des phénomènes les plus remarquables qui se rapportent à ces lois.

Troisièmement, les parties des organes génitaux qui paroissent être le principal foyer de leur sensibilité propre (1), sont de nature

_____

(1) Les testicules et les ovaires sont en effet de véritables glandes.

glandulaire ; et, pour le dire en passant, ces glandes particulières diffèrent singulièrement par-là, de la plupart des autres, qui se montrent presque insensibles dans l'état naturel. Or, tous les faits pathologiques prouvent que le système glandulaire forme en quelque sorte un tout distinct, dont les différentes parties communiquent entre elles, et ressentent vivement et profondément les affections les unes des autres. Ainsi l'engorgement des glandes de l'aine produit bientôt celui des glandes de l'aisselle ou du cou ; et celles des bronches partagent bientôt les maladies de celles du mésentère. Mais nous avons vu, dans le mémoire précédent (1), que l'état des glandes influe beaucoup sur celui du cerveau, dont l'énergie peut être considérablement augmentée ou diminuée par cette cause ; et cela doit être vrai sur-tout pour des glandes qui se distinguent particulièrement par leur éminente sensibilité.

Quatrièmement, nous savons que les organes génitaux, chez les mâles, préparent une liqueur particulière, dont les émanations

---

(1) Qui traite *de l'influence des âges sur les idées et les affections morales.*

refluant dans le sang, lui communiquent un caractère plus stimulant et plus actif. C'est à l'époque de la formation, ou de la maturité de cette liqueur, que la voix devient plus forte, les mouvemens musculaires plus brusques, la physionomie plus hardie et plus prononcée. C'est alors que paroissent les poils de la face et de quelques autres parties, signes non équivoques d'une vigueur nouvelle. Chez quelques animaux, la liqueur séminale imprime à toutes les autres humeurs une odeur forte, qui fait distinguer facilement et l'espèce, et le sexe de l'individu : souvent aussi la production des cornes et de certaines protubérances calleuses tient évidemment à sa présence et à son action.

D'autre part, tout annonce que, dans les ovaires des femmes, il se forme également une humeur particulière qui contient les matériaux de l'embryon, qui du moins concourt à les fournir, et dont la résorption dans le sang, y porte des principes analogues aux excitations nouvelles qui doivent être ressenties par tout le système. Les vésicules lymphatiques, que plusieurs physiologistes ont considérées comme de véritables œufs,

et les corps jaunes, (*corpora lutea*) (1),
nous présentent cette humeur sous deux
formes différentes, qu'elle est susceptible
de prendre dans certaines circonstances déterminées : et l'apparition des règles ; la
turgescence des glandes mammaires et du
tissu cellulaire qui les environne; quelques
sympathies remarquables qui n'existoient pas
avant que les ovaires entrassent en action;
l'éclat plus vif des yeux; et le caractère plus
expressif, mais plus timide et plus réservé,
des regards et de tout le visage, ne nous
laissent aucun doute sur l'impulsion géné-

---

(1) Les *corpora lutea* s'observent particulièrement
dans les vaches ; on les retrouve même dans les fe-
melles de quelques autres animaux ruminans : mais,
chez les femmes qui viennent de concevoir, on apperçoit des vésicules gonflées, parfaitement analogues,
répandues sur la surface de l'ovaire ; principalement du côté par où les franges de la trompe de
Fallope l'entourent en se redressant ; et les petites
cicatrices, dont le nombre est regardé par quelques
anatomistes comme propre à déterminer celui des
conceptions, sont elles-mêmes les débris de ces vésicules, qui se détachent pour enfiler le tuyau de la
trompe, ou du moins pour y verser la liqueur qu'elles
renferment dans leur cavité.

rale que la présence de cette humeur donne
à tous les organes ; impulsion correspondante à celle que nous venons de remarquer
dans les adolescens , et parfaitement conforme à la destination propre de la femme.

Une preuve que tout cela se passe par l'influence directe des ovaires , et vraisemblablement aussi par celle du fluide éminemment
vitalisé qui se prépare et circule dans leurs
vaisseaux , c'est que tout le temps que ces
corps glanduleux , et par sympathie l'utérus,
restent dans l'engourdissement de l'enfance,
il ne survient aucun des phénomènes dont
nous venons de parler. Si cet état se prolonge encore après l'époque ordinaire de la
puberté, la femme paroît bientôt se rapprocher de l'homme par quelques-uns de ses caractères extérieurs , par quelques-uns même
de ses goûts : et si la langueur des organes
génitaux tient à quelque vice accidentel,
indépendamment de la suspension des phénomènes propres à la puberté chez les filles,
il survient une espèce de maladie dont le
principal symptôme est l'inertie de la sanguification. Or , non-seulement cette maladie
ne se guérit que lorsque la matrice et les
ovaires rentrent dans l'ordre régulier de leurs

fonctions, mais sa cure peut s'opérer assez souvent par leur excitation directe.

Cinquièmement enfin, pour bien entendre l'influence différente de ces organes dans les deux sexes (car ce que nous avons dit jusqu'ici s'applique également à l'un et à l'autre), il faut concevoir des dispositions particulières dans la formation primitive du systême nerveux, ainsi que dans celle du tissu cellulaire, des muscles et des os. Ces dispositions dépendent sans doute des circonstances inconnues, en vertu desquelles l'embryon lui-même se forme, vit et se développe : leur raison se rapporte donc à celle de la différence des sexes ; ce sont de simples faits qu'il faut admettre comme tels, sans prétendre remonter plus haut. Mais une fois admis, et laissant ainsi leurs causes de côté, l'on peut se faire une idée assez juste de ce qu'ils sont en eux-mêmes, et sur-tout du vrai caractère des phénomènes subséquens qui s'y lient. Quelques considérations physiologiques, immédiatement enchaînées à des vérités déjà reconnues, suffisent, je crois, pour éclaircir en particulier, la question qui nous occupe maintenant.

§. IV.

Dans la femme, la pulpe cérébrale participe de la mollesse des autres parties. Le tissu cellulaire qui revêt cette pulpe, ou qui s'insinue dans ses divisions, est plus abondant; les enveloppes qu'il forme sont plus muqueuses et plus lâches. Tous les mouvemens s'y font d'une manière plus facile, et par conséquent plus prompte : ils s'y font aussi d'une manière plus vive, tant à cause de la docilité correspondante des fibres musculaires et des vaisseaux, que de la brièveté relative de toute la stature. Or, la promptitude et la vivacité d'action dans le système nerveux, sont la mesure de la sensibilité générale du sujet. Mais, d'un côté, nous avons vu que, même dans les cas où la foiblesse des fibres charnues n'est pas originelle, l'effet de cette sensibilité si grande et si rapide est bientôt de produire directement cette foiblesse : comme, au contraire, la force radicale des muscles se lie à des impressions fortes, profondes, et par conséquent moins précipitées. D'un autre côté, dans l'économie animale il n'y a point d'impulsion énergique toutes les fois que cette impulsion n'éprouve point de résistance : sa facilité même l'énerve et l'anéantit. Si l'énergie de réaction dépend de celle d'action, à son tour l'action s'entretient par la réaction qui lui succède, et qui devient pour elle un stimulant indispensable. Ainsi, tandis que chez l'homme, la vigueur du système nerveux et celle du système musculaire s'accroissent l'une par l'autre, la femme sera plus sensible et plus mobile, parce que la contexture de tous ses organes est plus molle et plus foible, et que ces dispositions organiques primitives sont reproduites à chaque instant, par la manière dont s'exerce chez elle, la sensibilité.

Maintenant, il ne faut pas oublier que si les nerfs vont porter la vie à tous les organes, chaque organe en particulier, à raison des impressions qu'il reçoit et des fonctions qu'il remplit, influe de son côté, plus ou moins, sur l'état de tout le système nerveux. Les effets d'une affection locale deviennent souvent généraux ; souvent une seule partie semble tenir le tout sous son empire : et plus la sensibilité sera grande, et les communications libres et rapides, plus aussi cette influence devra produire des phénomènes, non pas durables et profonds, mais subits, variés, extraordinaires.

L'on voit donc que les organes génitaux, par leur éminente sensibilité, par les fonctions que la nature leur confie, par le caractère des liqueurs qui s'y préparent, doivent réagir fortement sur l'organe sensitif général, et sur d'autres parties très-sensibles comme eux, avec lesquelles ils sont dans des rapports directs de sympathie. Cette réaction doit se faire remarquer particulièrement à l'époque où leurs fonctions commencent. En effet, c'est alors seulement (car tout ce qui se passe d'analogue dans l'enfance, paroît dépendre principalement des dispositions organiques primitives dont nous avons déjà parlé); c'est alors, dis-je, qu'une suite de déterminations particulières imprime à l'un et à l'autre sexe, les penchans et les habitudes propres à leur rôle respectif. On voit aussi que ce qu'il y a de commun à tous les deux, sous ce point de vue, s'explique par la vivacité des sensations et la puissance sympathique des organes génitaux; ce qu'il y a de différent, par la contexture originelle des diverses parties, qui certainement n'est pas la même dans les deux sexes : on voit, en un

mot, que toutes les lois de l'économie animale, ou tous les faits physiologiques généraux se rapportent ici, d'une manière tantôt
directe, tantôt médiate, à celui qui nous
occupe, et qu'ils se réunissent pour l'é-
claircir.

Telle est l'idée qu'on peut se faire des circonstances principales qui déterminent cet
ébranlement général du système, qu'on observe au moment de la puberté, circonstances qui servent également à expliquer
les différences singulières de ses effets dans
l'homme et dans la femme : telle est du moins
la manière dont je les conçois : et quand il
resteroit encore ici quelque chose d'obscur et
d'indéterminé, les phénomènes n'en seroient
pas moins constans, ni l'application de leurs
résultats à nos recherches idéologiques et
morales, moins sûre et moins utile.

Mais il ne suffit pas d'établir ces points
sommaires de doctrine : des conséquences si
générales ont besoin d'être rattachées à quelques détails plus sensibles et plus positifs.

Suivons encore la nature dans les principales modifications qu'elle imprime aux sexes
différens, afin de les mieux approprier à
leur but.

I.   22

§. V.

L'époque de la puberté est, comme nous venons de le voir, celle d'un changement général dans toute l'existence humaine. De nouveaux organes entrent en action; de nouveaux besoins se font sentir; un nouvel état moral se développe. C'est alors que l'enfant cesse d'être enfant, et que sa destination, relativement à l'espèce, se marque par des traits qu'il n'est plus possible de méconnoître.

Nous avons dit que ce changement étoit annoncé par quelques circonstances physiques, qui tendent à distinguer les deux sexes de plus en plus. L'objet même qu'ils ont à remplir, exige que la douce confusion qui a régné entre eux jusqu'à ce moment, ne se prolonge pas davantage. Nous avons dit que les formes extérieures propres à l'un, ou à l'autre, prenoient alors un caractère plus prononcé; que ce n'étoit pas seulement dans les organes qui la caractérisent spécialement, que cette distinction se trouvoit tracée; mais que l'empreinte en devenoit sensible dans la structure de presque toutes les parties, et sur-tout dans la manière dont s'exécutent leurs fonctions.

Parmi ces circonstances, il en est deux qui paroissent, en quelque sorte, communes aux deux sexes, et qui méritent une attention particulière, parce qu'elles peuvent jeter encore quelque jour sur les procédés de la nature. On va voir qu'elles se rapportent directement aux considérations exposées ci-dessus.

Nous n'avons pas négligé d'établir les rapports sympathiques qui existent entre toutes les branches du système glandulaire ; et nous savons que les parties des organes génitaux, qu'on peut regarder comme le foyer principal de leur sensibilité particulière, ou qui paroissent imprimer aux autres la vie et le mouvement, sont, à proprement parler, des glandes (1). Aussi, du moment que l'évolution de ces organes commence, il se fait un mouvement général dans tout l'appareil lymphatique : les glandes des aînes, celles des mamelles, des aisselles, du cou, se gonflent ; souvent elles deviennent douloureuses. Ce

---

(1) Les anatomistes ont cherché vainement des canaux sécrétoires dans les ovaires : mais ce sont des vues grossières et mécaniques qui les ont portés à conclure de-là, qu'il ne s'y fait aucune sécrétion ou préparation d'humeurs spéciales.

n'est pas seulement chez les filles que les glandes mammaires acquièrent alors un volume plus considérable ; je les ai vues, nombre de fois, former chez les jeunes garçons, des tumeurs qui paroissoient inflammatoires : assez souvent aussi je les ai vu prendre pour telles par des médicastres ignorans. Pour l'ordinaire, cet accident cause de l'inquiétude à ceux qui l'éprouvent : mais leur inquiétude est moins causée par la douleur (qui ne laisse pourtant pas quelquefois de gêner beaucoup les mouvemens du corps), que par l'influence de cette activité nouvelle, que l'ébranlement général du système imprime alors à l'imagination.

Le premier essai des plaisirs vénériens est souvent nécessaire pour compléter le développement des organes qui en sont le siége ; et la sensibilité de ces organes n'existe toute entière qu'après s'être exercée : aussi le gonflement général de toutes les parties où se trouvent situées des glandes, notamment celui du sein et de la face antérieure du cou, est-il souvent la suite de cette vive commotion. Les caractères qui manifestent ce gonflement sont beaucoup plus remarquables chez les femmes ; cela doit être encore. La contexture molle de tous les organes les rend, chez elles, plus susceptibles de ces turgescences spontanées : ils sont entourés et pénétrés par un tissu cellulaire plus abondant ; et ce tissu prend toujours lui-même une part active à l'état des parties auxquelles il se trouve uni. Ce n'est donc pas sans quelque raison peut-être, que les anciens médecins, et même quelques modernes, ont donné le gonflement subit du cou dans les jeunes filles, pour un signe de défloration. Mais ils ont eu tort d'en faire un signe général et certain : il n'est assurément ni l'un ni l'autre.

La tuméfaction du système glandulaire et lymphatique se lie, à son tour, à des dispositions intérieures particulières, et à certaines directions nouvelles que le sang commence à prendre en même temps : cette réunion forme la seconde circonstance dont nous avons voulu parler.

§. VI.

Il est certain que la résorption des humeurs spéciales que préparent les organes génitaux, et l'influence directe qu'ils exercent par leur vive sensibilité, sur tout le système sanguin, donnent alors au sang plus d'énergie

et de vitalité. Ce fluide devient plus stimulant pour les vaisseaux qui le contiennent.
Leur ton, et particulièrement celui des artères, augmente considérablement. Enfin, la
circulation prend une activité qu'elle n'avoit
pas encore. Tout cela se manifeste avec évidence, par l'accroissement des forces et de la
chaleur animale, par l'impétuosité des mouvemens vitaux, par la flamme nouvelle dont
brillent les regards et la physionomie, par
les hémorragies, tantôt anomales et tantôt
régulières, mais toujours actives et spontanées, qui s'établissent simultanément. Des
changemens si notables dans l'état et le cours
du fluide dont toutes les autres humeurs sont
formées, produisent nécessairement une révolution générale : chacune de ces humeurs
acquiert des qualités, et sur-tout reçoit des impulsions analogues ; leurs organes sécrétoires
et leurs vaisseaux redoublent d'action. Or, la
lymphe, les glandes et les vaisseaux blancs
qui leur appartiennent, doivent, sans doute,
par leur importance et par l'étendue de leurs
fonctions, être des premiers à s'en ressentir :
et cette révolution entre d'ailleurs si bien
dans le système des opérations successives
de la vie, elle est si nécessaire à leur en-

chaînement, que, lorsqu'elle vient à manquer, soit par l'état général de débilité des
nerfs et du cerveau, soit par les affections
particulières des organes dont elle dépend,
il en résulte, comme nous l'avons déjà fait
observer, une maladie exclusivement propre
à cet âge et à ces circonstances.

Tout le monde sait que les jeunes filles chez
qui le caractère distinctif de la nubilité ne
se montre pas à l'époque ordinaire, tombent
souvent dans une langueur cachectique, connue sous le nom de *chlorose*, ou *pâles couleurs*. On attribue communément les *pâles
couleurs* à la suspension du flux menstruel ;
et pour les guérir, on cherche à le provoquer ou à le rappeler. Mais c'est ici prendre
l'effet pour la cause. Ce flux ne sauroit avoir
lieu lorsque les organes génitaux, et particulièrement les ovaires, négligent d'entrer en
action : car alors les artères ne reçoivent point
ce surcroît de ton, et le sang cette impulsion forte qui lui vient de ces organes ; double
condition dont dépendent les nouveaux mouvemens hémorragiques. D'un autre côté, l'u-
térus restant dans l'inertie par l'effet sympathique de celle des ovaires, n'appelle point
une quantité plus considérable de sang dans

ses vaisseaux artériels ; et les matériaux de
l'hémorragie locale manquent eux-mêmes.
Que faut-il faire dans ce cas? Employer les
moyens qui peuvent tout ensemble imprimer
plus d'énergie à la sanguification, et stimuler
directement les organes dont l'influence, nécessaire à son perfectionnement, peut seule
déterminer les directions nouvelles de la circulation. Heureusement, c'est ce que font
très-bien les remèdes dits *emménagogues*,
sur-tout le fer, qu'on peut regarder ici comme
un véritable spécifique : et ce n'est pas, au
reste, le seul exemple d'une pratique utile,
fondée sur des principes théoriques incomplets, ou même erronés.

Nous avons déjà fait remarquer les rapports
établis par la nature, entre la poitrine et les
organes génitaux; rapports qui rendent raison
de plusieurs phénomènes singuliers de physiologie et de pathologie, et qui paroissent
tenir évidemment à ce que la sanguification,
sur laquelle ces derniers organes exercent
l'influence dont nous venons d'essayer de
rendre compte, se fait particulièrement dans
les poumons. Mais, pour mieux faire sentir
l'uniformité des procédés de la nature, même
au milieu des différences qu'elle semble avoir

voulu marquer le plus fortement, il est nécessaire d'observer que la chlorose ne se montre
pas seulement chez les jeunes filles : je l'ai
rencontrée plusieurs fois, chez les jeunes garçons, avec presque tous ses symptômes ; et
je l'ai guérie par les mêmes moyens qu'on
emploie dans l'intention de rétablir le flux
menstruel. On remarque aussi chez les adolescens, certaines affections nerveuses analogues à celles que produit si fréquemment,
dans les sujets de l'autre sexe, le travail pré-
paratoire de la nubilité. C'est encore par les
mêmes remèdes qu'ils se guérissent chez les
filles et chez les garçons : le meilleur de
tous ces remèdes est fourni par la nature. On
sait de quelle manière Rousseau, dans sa première jeunesse, allant consulter les médecins de Montpellier, se délivra, pendant la
route, de ses palpitations ; et comment, à
son arrivée dans cette ville médicale, il reprit
bientôt ses langueurs et ses anxiétés.

Voilà pour l'état physique particulier à
cette époque : nous n'ajouterons rien de plus.
Les autres phénomènes accessoires, ceux particulièrement qui sont relatifs à la distinction des sexes, s'expliquent suffisamment par
ce qui a été dit ci-dessus.

§. VII.

MAINTENANT, si nous voulons porter nos regards sur l'état moral, le tableau qui se présente est infiniment plus vaste ; les objets et les points de vue en sont infiniment plus nombreux et plus variés. Pour procéder avec ordre , et pour pouvoir se reconnoître au milieu de tant de phénomènes confus , il est indispensable de remonter jusqu'à leur source , et de les classer , en les rapportant à certaines considérations principales.

Les partisans des causes finales ne trouvent nulle part, d'aussi forts argumens en faveur de leur manière de considérer la nature , que dans les lois qui président, et dans les circonstances de tout genre qui concourent à la réproduction des races vivantes. Nulle part, les moyens employés ne paroissent si clairement relatifs à la fin. Mais ce qu'il y a de sûr, c'est que si les moyens n'avoient ici résulté nécessairement des lois générales , les races n'auroient fait que passer ; dès long-temps , elles n'existeroient plus.

Dans l'état d'isolement, l'homme est l'être le plus foible, le plus incapable de se défendre contre les intempéries des saisons , contre les

attaques des autres animaux, contre la faim
et la soif, en un mot le plus incapable de pour-
voir complètement à ses premiers besoins. Il
ne peut guère se conserver, et sur-tout se
reproduire, que dans la vie sociale. La longueur de son enfance exige une continuité
de soins assidus, qui supposent au moins la
société du père et de la mère : ces soins eux
seuls la nécessiteroient sans doute, si, par une
impulsion antérieure, par des besoins plus
personnels et plus directs, cette société ne
se trouvoit déjà formée. Mais ici, tout tient
à des directions primitives, indépendantes
de la raison et de la volonté des individus :
tout se lie, se coordonne, et ne tend pas
moins à leur plus grand bien-être, qu'à la
perpétuation paisible et sûre de l'espèce.

Pour l'accomplissement de ce dernier but,
comme l'a très-bien fait voir Rousseau,
l'homme doit attaquer : la femme doit se défendre. L'homme doit choisir les momens où
le besoin de l'attaque se fait sentir, où ce
besoin même en assure le succès : la femme
doit choisir ceux où il lui est le plus avantageux de se rendre ; elle doit savoir céder à
propos, à la violence de l'agresseur, après
l'avoir adoucie par le caractère même de la

résistance ; donner le plus de prix possible à sa défaite ; se faire un mérite de ce qu'elle-même n'a pas desiré moins vivement peut-être d'accorder, que lui d'obtenir ; elle doit enfin, savoir trouver dans la sage et douce direction de leurs plaisirs mutuels, le moyen de s'assurer un appui, un défenseur.

Il faut que l'homme soit fort, audacieux, entreprenant ; que la femme soit foible, timide, rusée.

Telle est la loi de la nature.

De cette première différence, relative au but particulier de chacun des deux sexes, et qui se trouve déterminée directement par l'organisation, naît celle de leurs penchans et de leurs habitudes.

Par sa force même, l'homme est moins sensible, ou moins attentif aux petites impressions : son attention n'est fixée que par des objets frappans : ses sensations, moins vives et moins rapides, sont plus profondes et plus durables.

Si le premier besoin de tout animal est celui d'exercer ses facultés, de les développer, de les étendre, de s'en assurer, en quelque sorte, la conscience, il est évident que les phénomènes, ou les produits de leur éner-

gie, qui résultent de cette série de déterminations et de fonctions, ne peuvent être les
mêmes pour l'homme et pour la femme,
dont les facultés sont si différentes.

L'homme a le besoin d'employer sa force,
de s'en confirmer à lui-même, tous les jours
le sentiment par des actes qui la déploient.
La vie sédentaire l'importune : il s'élance au-
dehors : il brave les injures de l'air. Les travaux pénibles sont ceux qu'il préfère : son courage affronte les périls : il n'aime à considérer
la nature en général, et les êtres qui l'entourent en particulier, que sous les rapports
de la puissance qu'il peut exercer sur eux.

La foiblesse de la femme n'entre pas seulement dans le système de son existence,
comme élément essentiel de ses relations avec
l'homme ; mais elle est sur-tout nécessaire,
ou du moins très-utile, pour la conception,
pour la grossesse, pour l'accouchement,
pour la lactation de l'enfant nouveau né,
pour les soins qu'exige son éducation pendant les premières années de la vie (1). On a

---

(1) Il paroît que la conception se fait plus facilement et plus sûrement, dans un certain état de foiblesse
de la femme : beaucoup d'observations portent à croire
que cette loi est commune à la plupart des animaux.

déjà vu que la foiblesse musculaire est liée dans l'ordre naturel, avec une plus grande sensibilité nerveuse, avec des impressions plus vives et plus mobiles; et c'est particulièrement sous ce point de vue, ou plutôt dans ce rapport avec d'autres qualités coexistantes avec elle, qu'il faut la considérer en ce moment.

Par une nécessité sévère, attachée au rôle que la nature lui assigne, la femme se trouve assujettie à beaucoup d'accidens et d'incommodités : sa vie est presque toujours une suite d'alternatives de bien-être et de souffrance; et trop souvent la souffrance domine. Il falloit donc que ses fibres fussent assez souples pour se prêter à ces tiraillemens continuels; que leur contractilité moins forte, fût cependant vive et prompte, afin de pouvoir les ramener sur-le-champ à leur état moyen : il falloit également, et même à plus forte raison, que la sensibilité générale eût ce même caractère de promptitude et de vivacité, qui la rend susceptible de revenir facilement à son ton naturel, après avoir cédé sans résistance à toutes les impressions, après s'être laissé pousser, en quelque sorte, à tous les extrêmes, soit en plus, soit en moins. Pour ajouter à la douce séduction du sexe et de la beauté, la nature ne semble-t-elle pas avoir même pressenti qu'il convenoit de mettre la femme dans un état habituel de foiblesse relative? La principale grace de l'homme est dans sa vigueur : l'empire de la femme est caché dans des ressorts plus délicats ; on n'aime point qu'elle soit si forte. Aussi, parmi elles, celles qui entendent le mieux leurs intérêts, évitent-elles de le paroître, même dans les objets qui, n'étant que du ressort de l'esprit, écartent toute idée d'un effort corporel et mécanique : elles sentent bien que ces objets ne sont plus faits pour elles, du moment qu'ils exigent de grandes méditations.

A raison de sa foiblesse, la femme, partout où la tyrannie et les préjugés des hommes ne l'ont pas forcée à sortir de sa nature, a dû rester dans l'intérieur de la maison, ou de la hutte. Des incommodités particulières et le soin des enfans l'y retenoient, ou l'y ramenoient sans cesse : elle a dû se faire une habitude de ce séjour. Incapable de supporter les fatigues, d'affronter les hasards, de résister au choc tumultueux des grandes assemblées d'hommes, elle leur a laissé ces forts travaux, ces dangers qu'ils avoient choisis de préférence : elle ne s'est point mêlée aux discussions d'affaires publiques, auxquelles non-seulement doit toujours présider une raison sévère et forte, mais où l'accent du caractère et de l'énergie ajoute singulièrement à la puissance de la raison. En un mot, la femme a dû laisser aux hommes les soins extérieurs et les emplois politiques ou civils : elle s'est réservé les soins intérieurs de la famille, et ce doux empire domestique, par lequel seul elle devient tout-à-la-fois respectable et touchante.

§. VIII.

MAIS si la foiblesse de la femme fait, pour ainsi dire, partie de ses facultés et de ses moyens, sa sensibilité vive et changeante étoit encore plus nécessaire à la perfection de l'objet qu'elle doit remplir. Tandis que l'homme agit sur la nature et sur les autres êtres animés, par la force de ses organes, ou par l'ascendant de son intelligence, la femme doit agir sur l'homme, par la séduction de ses manières et par l'observation continuelle de tout ce qui peut flatter son cœur, ou captiver son imagination. Il faut pour cela, qu'elle sache se plier à ses goûts, céder sans contrainte, même aux caprices du moment, et saisir les intervalles où quelques observations jetées, comme au hasard, peuvent se faire jour.

Une sensibilité qui retient profondément les impressions des objets, et d'où résultent des déterminations durables, convient donc au rôle de l'homme. Mais une sensibilité plus légère, qui permet aux impressions de se succéder rapidement, qui laisse presque toujours prendre le dessus à la dernière, est la seule qui convienne au rôle de la femme. Changez cet ordre, et le monde moral n'est plus le même. En effet, le système des affections dépend presque tout entier des rapports sociaux; et toute société civile quelconque a toujours pour base, et nécessairement aussi pour régulateur, la société primitive de la famille.

Il ne faut pas croire que la vie du fœtus soit uniquement l'ouvrage de cet instant indivisible, où la nature combine les matériaux qui doivent le former, où elle leur imprime un mouvement régulier d'évolution. L'utérus est sans doute de tous les organes celui qui jouit constamment de la plus éminente sensibilité. Depuis le moment de la conception jusqu'à celui de l'accouchement, il devient en outre, le but, ou le centre de toutes les sympathies. C'est le point de réunion des impressions diverses les plus vives; c'est le terme commun vers lequel, sur-tout alors, se dirige l'action de la sensibilité générale: c'est là que vont aboutir les efforts et l'influence des organes particuliers. Pendant tout ce temps, l'utérus se trouve monté au plus haut ton de la sensibilité physique. Le but de tous les mouvemens qu'il exécute alors, est, si je puis me servir de ce mot, de fomenter la vie naissante de l'embryon: il faut que, par une véritable incubation intérieure, il l'en imprègne chaque jour de plus en plus. Or, cette action vivifiante, comme la plupart des autres fonctions animales, s'exerce en vertu des impressions que l'organe a reçues lui-même préalablement. Ces impressions, il les doit à l'être nouveau dont la présence le sollicite et le fait entrer incessamment en action. Il faut qu'il en suive et qu'il en partage toutes les affections, tous les mouvemens. Sa manière d'agir se règle donc sur des sensations extrêmement fugitives et changeantes.

Cela posé, l'on voit que comme réservoir et source de sensibilité ou de vie, son influence sur le fœtus est continuelle, d'une part; de l'autre, qu'elle résulte d'une suite de déterminations variées à l'infini. Mais ces deux circonstances ne peuvent avoir lieu, qu'au moyen d'un systême vital sensible et mobile, pour ainsi dire, à l'excès.

De très-long-temps, l'enfant qui vient de naître n'est en état d'exécuter les mouvemens les plus nécessaires à sa conservation. Bien différent en cela, des petits de plusieurs autres espèces d'animaux, ses sens ne lui fournissent aucun jugement précis sur les corps extérieurs; ses muscles débiles ne peuvent l'aider à se garantir des chocs dangereux, ni même à chercher la mamelle qui doit l'allaiter.

Dans les premiers temps, il diffère peu du fœtus : et sa longue enfance, si favorable d'ailleurs à la culture de toutes ses facultés, exige des soins si continuels et si délicats, qu'ils rendent presque merveilleuse l'existence de l'espèce humaine. Sera-ce le père qui voudra s'assujettir à cette vigilance de tous les momens; qui saura deviner un langage, ou des signes dont le sens n'est pas encore déterminé pour celui même qui les emploie? Sera-ce lui qui pourra devancer, par la prévision d'un instinct fin et sûr, non-seu-

lement les nécessités premières, sans cesse re-
naissantes, mais encore tous ces petits besoins
de détail dont la vie de l'enfant se compose?
Non sans doute. Chez l'homme, les impressions ne sont pas, en général, assez vives; les
déterminations ont trop de lenteur. Le nour-
risson auroit long-temps à souffrir, avant que
la main paternelle vînt le soulager; les secours
arriveroient presque toujours trop tard. Observez en outre, la mal-adresse et la lourdeur
avec lesquelles un homme remue les êtres
foibles et souffrans. Ils courent toujours avec
lui quelque risque ; il les blesse par la rudesse
de ses mouvemens, ou les salit par la manière
négligée dont il leur distribue la nourriture
et la boisson. Et quand il les soulève et les
porte, on peut presque toujours craindre
qu'occupé de quelque autre objet, il ne les
laisse échapper de ses bras, ou ne les heurte
par mégarde, dans sa marche brusque,
contre les corps environnans. Ajoutez encore
que l'homme n'eut jamais, et que jamais il
ne sauroit avoir, ni l'attention minutieuse nécessaire pour pouvoir songer à tout, comme
une nourrice et une garde, ni la patience
qui triomphe des dégoûts inséparables de
ces deux emplois.

Qu'on mette au contraire une femme à sa place ; elle paroît sentir avec l'enfant ou le malade ; elle entend le moindre cri, le moindre geste, le moindre mouvement du visage ou des yeux ; elle accourt, elle vole ; elle est par-tout, elle pense à tout ; elle prévient jusqu'à la fantaisie la plus fugitive : et rien ne la rebute, ni le caractère dégoûtant des soins, ni leur multiplicité, ni leur durée.

Or, ces qualités touchantes de la femme dépendent nécessairement du genre de sensibilité que nous avons dit lui être propre : c'est également à cette cause, qu'il faut rapporter, en grande partie, le développement spontané, ou plutôt l'explosion de l'amour maternel, le plus fort de tous les sentimens de la nature, la plus admirable de toutes les inspirations de l'instinct.

Les observateurs de la nature, qui n'ont pas toujours été des raisonneurs bien sévères, et dont il est d'ailleurs si simple que l'imagination soit frappée et subjuguée par la grandeur du spectacle qu'ils ont sous les yeux ; les observateurs, dis-je, n'ont pas eu de peine à remarquer cette correspondance parfaite des facultés et des fonctions, ou, selon leur langage, des moyens et du but, coordonnés avec inten-

tion dans un sage dessin : ils se sont attachés
à la montrer dans des tableaux, auxquels
l'éloquence et la poésie venoient si naturellement prêter tout leur charme. Mais une seule
réflexion suffit pour rendre encore ici, la
cause finale beaucoup moins frappante : c'est
que les fonctions et les facultés dépendent
également de l'organisation ; et découlant de
là même source, il faut bien absolument
qu'elles soient liées par d'étroits rapports.
Les finalistes seront donc obligés de remonter plus haut ; ils s'en prendront aux merveilles de l'organisation elle-même. Mais,
sur ce dernier point, une logique sévère ne
peut pas davantage s'accommoder de leurs
suppositions. Les merveilles de la nature en
général, et celles en particulier, qui sont
relatives à la structure et aux fonctions des
animaux, méritent bien, sans doute, l'admiration des esprits réfléchis : mais elles
sont toutes dans les faits ; on peut les y reconnoître, on peut même les célébrer avec
toute la magnificence du langage, sans être
forcé d'admettre dans les causes, rien d'é-
tranger aux conditions nécessaires de chaque
existence. Du moins est-on fondé, d'après
l'analogie des faits qui s'expliquent mainte-

nant, à penser que tous ceux dont les causes peuvent être constatées, s'expliqueront par la suite de la même manière ; et que l'empire des finales, déjà si resserré par les précédentes découvertes, se resserrera chaque jour davantage, à mesure que les propriétés de la matière et l'enchaînement des phénomènes seront mieux connus.

Nous sommes, au reste, très-éloignés de vouloir réveiller ici des discussions oiseuses ; nous n'avons pas sur-tout la prétention de résoudre des problêmes insolubles : mais nous pensons qu'il seroit bien temps de sentir enfin le vide d'une philosophie qui ne rend véritablement raison de rien, précisément parce que, d'un seul mot, elle s'imagine rendre raison de tout.

Revenons à notre sujet.

§. IX.

Les différences qui s'observent dans la tournure des idées, ou dans les passions de l'homme et de la femme, correspondent à celles que nous avons fait remarquer dans l'organisation des deux sexes et dans leur manière de sentir. Il y a sans doute dans leur manière de sentir, un grand nombre de choses communes ; celles-là se rapportent à la nature humaine générale : mais il y en a plusieurs essentiellement différentes ; et ce sont ces dernières qui tiennent à la nature particulière des sexes. Le point de vue sous lequel les objets se présentent à nous, ne peut pas manquer d'influer beaucoup sur le jugement que nous en portons : or, indépendamment de ce que la femme ne sent pas comme l'homme, elle se trouve dans d'autres rapports avec toute la nature ; et sa manière d'en juger est relative à d'autres buts et à d'autres plans, aussi bien qu'elle se fonde sur d'autres considérations.

Jugeant différemment des objets qui n'ont pas le même genre d'intérêt pour elle, son attention ne fait pas entre eux le même choix ; elle ne s'attache qu'à ceux qui ont de l'analogie avec ses besoins, avec ses facultés. Ainsi, tandis que d'une part, elle évite les travaux pénibles et dangereux ; tandis qu'elle se borne à ceux qui, plus conformes à sa foiblesse, cultivent en même temps l'adresse délicate de ses doigts, la finesse de son coup d'œil, la grace de tous ses mouvemens : d'autre part, elle est justement effrayée de ces travaux de l'esprit, qui ne peuvent s'exécuter

sans des méditations longues et profondes :
elle choisit ceux qui demandent plus de tact
que de science, plus de vivacité de conception que de force, plus d'imagination que
de raisonnement ; ceux dans lesquels il suffit
qu'un talent facile enlève, pour ainsi dire,
légèrement la superficie des objets.

Elle doit se réserver aussi cette partie de la
philosophie morale, qui porte directement
sur l'observation du cœur humain et de la
société. Car vainement l'art du monde cou-
vre-t-il, et les individus, et leurs passions, de
son voile monotone : la sagacité de la femme
y démêle facilement chaque trait et chaque
nuance. L'intérêt continuel d'observer les
hommes et ses rivales, donne à cette espèce
d'instinct une promptitude et une sûreté
que le jugement du plus sage philosophe ne
sauroit jamais acquérir. S'il est permis de
parler ainsi, son œil entend toutes les pa-
roles, son oreille voit tous les mouvemens ;
et par le comble de l'art, elle sait presque
toujours faire disparoître cette continuelle
observation, sous l'apparence de l'étour-
derie, ou d'un timide embarras.

Que si la mauvaise étoile des femmes, ou
l'admiration funeste de quelques amis sans

discernement, les pousse dans une route contraire ; si, non contentes de plaire par les graces d'un esprit naturel, par des talens agréables, par cet art de la société qu'elles possèdent sans doute à un bien plus haut degré que les hommes, elles veulent encore étonner par des tours de force, et joindre le triomphe de la science à des victoires plus douces et plus sûres : alors tout leur charme se flétrit ; elles cessent d'être ce qu'elles sont, en faisant de très-vains efforts pour devenir ce qu'elles veulent paroître ; et perdant les agrémens sans lesquels l'empire de la beauté lui-même est peu certain, ou peu durable, elles n'acquièrent le plus souvent de la science, que la pédanterie et les ridicules. En général, les femmes savantes ne savent rien au fond : elles brouillent et confondent tous les objets, toutes les idées. Leur conception vive a saisi quelques parties : elles s'imaginent tout entendre. Les difficultés les rebutent : leur impatience les franchit. Incapables de fixer assez de temps leur attention sur une seule chose, elles ne peuvent éprouver les vives et profondes jouissances d'une méditation forte ; elles en sont même incapables. Elles passent rapidement d'un sujet à l'autre ; et il ne leur en reste que quelques notions partielles, incomplètes, qui forment presque toujours dans leur tête, les plus bizarres combinaisons.

Et pour le petit nombre de celles qui peuvent obtenir quelques succès véritables, dans ces genres tout-à-fait étrangers aux facultés de leur esprit, c'est peut-être pis encore. Dans la jeunesse, dans l'âge mûr, dans la vieillesse, quelle sera la place de ces êtres incertains, qui ne sont, à proprement parler, d'aucun sexe? Par quel attrait peuvent-elles fixer le jeune homme qui cherche une compagne? Quels secours peuvent en attendre des parens infirmes ou vieux? Quelles douceurs répandront-elles sur la vie d'un mari? Les verra-t-on descendre du haut de leur génie, pour veiller à leurs enfans, à leur ménage? Tous ces rapports si délicats, qui font le charme et qui assurent le bonheur de la femme, n'existent plus alors : en voulant étendre son empire, elle le détruit. En un mot, la nature des choses et l'expérience prouvent également que, si la foiblesse des muscles de la femme lui défend de descendre dans le gymnase et dans l'hippodrome, les qualités de son esprit et le rôle qu'elle doit

jouer dans la vie , lui défendent plus impé-
rieusement encore , peut-être , de se donner
en spectacle dans le lycée , ou dans le por-
tique.

On a vu cependant quelques philosophes
qui , ne tenant aucun compte de l'organisation primitive des femmes , ont regardé leur
foiblesse physique elle-même comme le produit du genre de vie que la société leur impose , et leur infériorité dans les sciences ou
dans la philosophie abstraite , comme dépendante uniquement de leur mauvaise éducation. Ces philosophes se sont appuyés sur
quelques faits rares , qui prouvent seulement qu'à cet égard , comme à plusieurs
autres , la nature peut franchir quelquefois,
par hasard , ses propres limites. D'ailleurs,
la femme appartenant à celle des espèces vivantes dont les fibres sont , tout ensemble,
les plus souples et les plus fortes , elle est assurément très-susceptible d'être puissamment
modifiée par des habitudes contraires à ses
dispositions originelles. Mais il s'agit de savoir
si d'autres habitudes ne lui conviennent pas
mieux ; si elle ne les prend pas plus naturellement ; si lorsque rien d'accidentel et de
prédominant ne violente son instinct , elle ne

devient pas telle que nous disons qu'elle doit
être. Ce qu'il y a de sûr du moins, c'est que ces
femmes extraordinaires qu'on nous oppose,
furent, ou sont presque toutes peu propres
au but principal que leur assigne la nature, et
aux fonctions dans lesquelles il faut absolument qu'elles se renferment pour le bien
remplir : il est sûr que l'homme n'entrevoit
guère, au milieu de tout ce grand fracas, ce
qui seul peut l'attirer et le fixer. Or, le bonheur des femmes dépendra toujours de l'impression qu'elles font sur les hommes : et je
ne pense pas que ceux qui les aiment véritablement, pussent avoir grand plaisir à les
voir portant le mousquet et marchant au pas
de charge, ou régentant du haut d'une chaire,
encore moins de la tribune où se discutent
les intérêts d'une nation.

De tous les écrivains qui ont parlé des
femmes, Jean-Jacques Rousseau me paroît
avoir le mieux démêlé leurs penchans naturels et connu leur véritable destination. Le
livre tout entier de *Sophie*, dans *Emile*, est
un chef-d'œuvre de philosophie et de raison,
autant que de talent et d'éloquence. Immédiatement après Jean-Jacques, je nommerai
l'auteur du *Systéme physique et moral de la*

femme, le citoyen Roussel, membre de l'institut national. On ne peut, je pense, rien ajouter de bien important aux observations qu'ils ont rassemblées l'un et l'autre, pour déterminer la véritable place que la femme doit occuper dans le monde, et l'emploi de ses facultés le plus propre à faire son bonheur et celui de l'homme. Je ne m'arrêterai donc pas davantage sur cet objet, et je renvoie à leurs écrits.

§. X.

Mais il est nécessaire de revenir un instant sur l'époque de la puberté dans les deux sexes, et de jeter encore un regard sur les changemens qu'elle y détermine : car c'est de-là, que tirent leur source, et c'est là que se rattachent tous les phénomènes sexuels qui se manifestent aux époques subséquentes de la vie.

S'il n'y avoit pas une différence originelle dans l'organisation générale de l'homme et de la femme, les impressions que communiquent au système nerveux les parties génitales, se ressembleroient au fond parfaitement dans l'un et dans l'autre. Dans l'un et dans l'autre, en effet, la puberté stimule également les glandes et le cerveau; elle im-

prime au sang des mouvemens et des qualités qui paroissent relativement les mêmes ;
elle agit d'une manière, au moins analogue,
sur les instrumens particuliers de la voix.
Mais, d'un sexe à l'autre, la contexture générale des organes, et les nouvelles liqueurs
stimulantes qui se préparent alors, diffèrent
essentiellement. Dans le jeune homme, il
faut que la roideur des fibres augmente,
que toutes les impressions deviennent plus
brusques. Dans la jeune fille, l'extrême facilité des mouvemens les retient à un degré
bien plus bas de force ; ils prennent seulement un caractère plus vif.

Le nouveau besoin qui se fait sentir à lui,
produit dans le jeune homme un mélange
d'audace et de timidité : d'audace, parce qu'il
sent tous ses organes animés d'une vigueur
inconnue ; de timidité, parce que la nature
des desirs qu'il ose former l'étonne lui-même,
que la défiance de leur succès le déconcerte.
Dans la jeune fille, ce même besoin fait naître
un sentiment ignoré jusqu'alors ; *la pudeur*,
qu'on peut regarder comme l'expression dé-
tournée des desirs : il développe un ressort
qui ne s'est fait encore sentir qu'imparfaite-
ment ; la *coquetterie*, dont les effets semble-

roient d'abord destinés à compenser ceux de
la pudeur, mais qui véritablement sait tout
ensemble, leur prêter et en tirer à son tour,
une puissance nouvelle. Qui ne connoît enfin
l'état de rêverie mélancolique où la puberté
plonge également les deux sexes, et le systême d'affections ou d'idées qu'elle développe
presque subitement? Ces phénomènes suffiroient déjà pour montrer l'influence des organes de la génération sur le moral. D'autres
phénomènes la prouvent d'une manière peut-
être plus évidente encore.

Indépendamment des affections, ou des
idées qui se rapportent aux fonctions particulières de ces organes, l'époque qui nous
occupe produit souvent une révolution complète dans les habitudes de l'intelligence. Ce
n'est pas sans fondement, qu'on a dit que
l'esprit venoit alors aux filles; et les plaisante-
ries relatives au moyen par lequel ce prétendu
miracle s'opère, portent sur un fond réel et
physique. Les premières années qui succèdent
à la nubilité sont quelquefois accompagnées
d'une espèce d'explosion de talens de plusieurs
genres. J'ai vu nombre de fois, la plus grande
fécondité d'idées, la plus brillante imagination, une aptitude singulière à tous les arts,

se développer tout-à-coup chez des sujets de cet âge, mais s'éteindre bientôt par degrés, et faire place, au bout de quelque temps, à la médiocrité d'esprit la plus absolue. La même cause, ou la même circonstance n'a souvent pas moins de puissance, chez les jeunes garçons; souvent aussi les heureux effets n'en sont pas plus durables. Il paroît cependant qu'on observe plus familièrement chez les femmes, cette exaltation et cette chute climatérique de la sensibilité.

C'est une remarque singulière et qui revient parfaitement à notre sujet, que la folie ne se montre presque jamais dans la première époque de la vie. On rencontre, avant l'âge de puberté, des imbécilles, des épileptiques; j'ai même observé dès-lors, quelques vaporeux : mais on ne rencontre point encore avant cette époque, du moins que je sache, de fous proprement dits. Pour rendre le cerveau capable des excitations internes vicieuses, qui caractérisent la manie, il semble que les nerfs aient besoin d'avoir reçu l'influence des liqueurs séminales, ou les impressions particulières dont la présence de ces liqueurs est accompagnée. Aussi quelques médecins ont-ils conseillé la cas-

tration, comme un remède extrême, dans
le traitement de cette maladie cruelle, où
les remèdes ordinaires échouent si fréquemment : et si l'on peut s'en rapporter aux observations dont ils appuient ce conseil, il n'a
pas été quelquefois sans efficacité. Quoi qu'il
en soit, au reste, de leur exactitude, nous
sommes bien sûrs que ce moyen n'auroit pas
toujours un effet utile ; car dans les grandes
maisons publiques de fous, on voit assez
souvent ces malheureux s'arracher les testicules au milieu de leurs accès de fureur,
sans qu'il résulte de-là, le moindre changement dans l'état du cerveau : et de plus,
l'expérience journalière prouve que la folie
peut se prolonger jusques dans la décré-
pitude (1) ; c'est-à-dire, bien long-temps

______

(1) En 1791, la commission des hôpitaux de Paris,
dont j'avois l'honneur d'être membre, trouva à la
Salpêtrière, une folle furieuse, âgée de quatre-vingt-
deux ans. On étoit obligé de la tenir enchaînée, l'usage
des corselets n'étant pas encore alors établi dans nos
hôpitaux de fous : et l'on nous raconta qu'elle avoit
passé l'hiver rigoureux de 1788 à 1789 sous un hangar,
sans se ressentir en aucune manière du froid, quoiqu'elle n'eût qu'une simple couverture, et que même
elle la rejetât souvent pour se mettre absolument nue.

après que les organes génitaux ont perdu leur activité. Il est vrai que la nature prépare encore, même dans ces derniers temps, quelques foibles quantités de liqueurs séminales : mais leur action sur le système peut être regardée comme réduite à celle des plus foibles stimulans généraux, puisque les desirs vénériens et les déterminations organiques auxquelles ils sont liés, se trouvent alors pour l'ordinaire entièrement abolis.

L'orgasme nerveux dont la première éruption des règles est accompagnée, se renouvelle en partie aux périodes mensuelles suivantes, qui ramènent cette commotion. A chacune de ces époques, la sensibilité devient plus délicate et plus vive. Pendant tout le temps que dure la crise, les observateurs attentifs ont souvent remarqué dans la physionomie des femmes, quelque chose de plus animé; dans leur langage, quelque chose de plus brillant ; dans leurs penchans quelque chose de bizarre et de capricieux.

On peut étendre cette observation au temps de la grossesse, quoique les dispositions qui se montrent durant cette dernière époque, diffèrent à plusieurs égards, de celles qui paroissent inséparables de la menstruation. Du-

rant la grossesse, une sorte d'instinct animal
régit la femme, avec une puissance d'autant
plus irrésistible, que les ressorts secrets en
sont plus étrangers à la réflexion : et pour peu
qu'on sache entendre le langage de la nature,
on ne sauroit méconnoître, pendant tout ce
temps, les signes d'une sensibilité qui s'exerce
par redoublemens périodiques d'énergie, et
qui, susceptible d'être excitée dans les intervalles, par les causes les plus légères, peut se
laisser entraîner facilement à tous les écarts.

§. XI.

LORSQUE la crise de la puberté se fait
d'une manière régulière et conforme au plan
général de la vie, elle occasionne un grand
nombre de changemens utiles dans le systême animal. C'est le moment où se terminent
plusieurs maladies propres à l'enfance. L'on
peut même espérer alors, avec beaucoup de
fondement, la guérison de plusieurs affections chroniques, communes à tous les âges.
Mais pour peu que les opérations de la nature
soient contrariées, comme elles mettent ici
en action des organes d'une sensibilité singulière, l'impuissance ou la mauvaise direction
des efforts produit une foule de désordres

nerveux généraux. De-là résultent des dispositions extraordinaires de l'esprit, des affections ou des penchans singuliers. On connoît toutes les bizarreries dont les pâles couleurs sont accompagnées chez les jeunes filles ; et j'ai déjà remarqué que cette maladie n'étoit pas tout-à-fait étrangère aux jeunes garçons mobiles et délicats. Dans l'un et dans l'autre sexe, presque indifféremment, il se présente, à cette même époque, beaucoup d'autres maladies nerveuses, qui peuvent changer directement tout l'ensemble des habitudes. Or, on ne peut mettre en doute que ces maladies dépendent de l'état des organes génitaux, puisqu'elles s'affoiblissent à mesure que l'activité de ceux-ci diminue, et qu'on peut même ordinairement les guérir tout-à-coup, en exerçant les facultés nouvelles qui viennent de se développer, ou laissant du moins un libre cours à des appétits dont la satisfaction entre dans l'ordre des mouvemens naturels.

Les livres de médecine et l'observation journalière fournissent beaucoup d'exemples de ces maladies, regardées souvent par l'ignorance, comme l'ouvrage de quelque puissance surnaturelle. Rien n'est moins rare que de voir des femmes (car, par plusieurs raisons faciles à trouver, elles sont le plus sujettes à ces désordres nerveux); rien n'est moins rare, dis-je, que de voir des femmes acquérir, dans leurs accès de vapeurs, une pénétration, un esprit, une élévation d'idées, une éloquence qu'elles n'avoient pas naturellement ; et ces avantages, qui ne sont alors que maladifs, disparoissent quand la santé revient. Robert Whytt, Lorry, Sauvages, Pomme, Tissot, Zimmermann, en un mot tous les médecins qui traitent des maladies des nerfs, citent beaucoup de faits de ce genre. J'ai souvent eu l'occasion d'en observer de très-singuliers ; j'en ai même rencontré des exemples, quoique plus rarement, sans doute, chez certains hommes sensibles et forts, mais trop continens. Dans un de ses derniers volumes, Buffon a rappelé l'histoire célèbre d'un curé de l'ancienne Guienne, qui, par l'effet d'une chasteté rigoureuse, dont son tempérament ne s'accommodoit pas, étoit tombé dans un délire vaporeux voisin de la manie. Pendant tout le temps que dura ce délire, le malade déploya divers talens qui n'avoient pas été cultivés en lui : il faisoit des vers et de la musique;

et, ce qui est encore bien plus remarquable, sans avoir jamais touché de crayon, il dessinoit avec beaucoup de correction et de vérité, les objets qui se présentoient à ses yeux. La nature le guérit par des moyens très-simples. Il paroît même qu'il sut parfaitement bien, dans la suite, se garantir de toute rechûte. Mais, quoiqu'il restât toujours homme d'esprit, il avoit vu s'évanouir, avec sa maladie, une grande partie des facultés merveilleuses qu'elle avoit fait éclore.

Je crois devoir observer à ce sujet, que l'abstinence des plaisirs vénériens a des effets très-différens, suivant le sexe, le tempérament et les dispositions particulières de l'individu. Chez les femmes, ces effets ne sont pas les mêmes que chez les hommes. En général, elles supportent dans ce genre, plus facilement les excès, et plus difficilement les privations : du moins ces privations, lorsqu'elles ne sont pas absolument volontaires, ont-elles ordinairement pour les femmes, surtout dans l'état de solitude et d'oisiveté, des inconvéniens qu'elles n'ont que plus rarement pour les hommes.

Les sujets bilieux et mélancoliques, à fibres tout à-la-fois sensibles et fortes, éprouvent généralement, par suite d'une continence hors de saison, des inquiétudes qui dénaturent quelquefois entièrement leur humeur, et changent toutes leurs dispositions habituelles. Ce régime les expose à des maladies inflammatoires ou convulsives; il imprime à leur imagination une activité funeste; et leur caractère en devient âpre, incommode et malheureux.

Au contraire, pour les sujets a fibres molles, qui sont en même-temps foibles et peu sensibles (1), une continence presque absolue paroît quelquefois nécessaire. Dans les tempéramens moyens, lorsqu'elle n'est pas poussée à l'excès, elle augmente l'activité des mouvemens vitaux, élève le degré de la chaleur animale, donne à l'esprit plus de pénétration, de force, de hardiesse; elle nourrit particulièrement dans l'ame, toutes les dispositions tendres, bienveillantes et généreuses : comme au contraire, rien n'affoiblit plus l'intelligence, ne dégrade plus

____

(1) Les sujets foibles et très-sensibles ont aussi besoin d'une grande réserve dans l'usage des plaisirs vénériens; et malheureusement, elle leur est bien plus difficile.

le cœur, que l'abus des plaisirs vénériens,
sur-tout lorsqu'après qu'ils ont cessé d'être
un besoin, l'on a recours à des excitations
factices pour en rappeler les desirs.

§. XII.

EN parlant de cet intervalle qui sépare chez
la femme, la première éruption des règles et
leur cessation définitive, intervalle qui forme
le temps le plus précieux de son existence,
on pourroit juger nécessaire d'entrer dans
quelques détails touchant les effets moraux
de la grossesse et de la lactation. Entre la mère
et le fœtus renfermé dans son sein, entre la
nourrice et l'enfant qu'elle alaite, il s'établit
des rapports qui méritent particulièrement
d'être observés. Dans l'une et dans l'autre circonstance, la nature des deux êtres associés
paroît, en quelque sorte, identifiée et con-
fondue; elle l'est cependant beaucoup moins
dans la seconde circonstance que dans la première. Mais de ces deux genres, ou plutôt
de ces deux degrés de sympathie, car ils
appartiennent à la même source (1), l'on voit

____

(1) Plusieurs nourrices m'ont avoué que l'enfant,
en les têtant, leur faisoit éprouver une vive impres-

également naître des séries de sentimens et d'habitudes, qui ne peuvent être imputés qu'à l'influence des organes de la génération. Au reste, cette question de physiologie morale, pour être traitée complétement, exigeroit beaucoup plus d'étendue qu'il ne nous est permis de lui en donner ici. Mais nous voyons les effets; nous en assignons les causes avec certitude : cela nous suffit; nous pouvons négliger, dans ce moment, la recherche des moyens par lesquels ces causes exercent leur action.

Le temps de la cessation des règles est, sans doute, une époque importante dans la vie des femmes. Quand un être vivant perd la faculté d'engendrer, il entre dans une existence tout individuelle, bornée à la durée probable de sa propre vie. Auparavant, il coexistoit, pour ainsi dire, avec toute la suite des générations; il appartenoit à tous les temps futurs, comme à tous les temps

----

sion de plaisir, partagée à un certain degré, par les organes génitaux. D'autres femmes m'ont dit aussi que souvent les joies, ou les peines maternelles étoient chez elles, accompagnées d'un état d'orgasme de la matrice.

passés. Un changement si important ne se fait pas, sans qu'il en survienne en même temps, beaucoup d'autres dans les dispositions générales et les affections intérieures du sujet. Or, il n'est pas douteux que nous ne devions les rapporter tous également à l'état des parties de l'économie animale, dans lesquelles a lieu le changement primitif dont les autres ne sont que des conséquences.

On peut comparer la révolution qui se fait alors dans le cours du sang chez la femme, à celle que nous avons fait observer chez l'homme (*Mémoire sur les âges*), vers l'époque où le flux hémorroïdal se transforme en gravelle, en goutte, en dispositions apoplectiques, &c. Plusieurs médecins ont regardé le flux hémorroïdal comme une espèce de menstruation : l'observation confirme en effet quelques-uns des rapports qu'ils ont indiqués. On peut même noter un nouveau point de ressemblance entre les deux sexes, relativement à ces évacuations critiques ; je veux parler de l'espèce de seconde jeunesse, ou turgescence de tempérament, dont nous avons fait mention dans le même mémoire, et qui correspond à l'époque où les viscères hypocondriaques se dégorgent, du moins acci-

dentellemnt, par l'effet de certaines circonstances climatériques. Ce phénomène, dis-je,
se marque chez la femme, par des symptômes encore plus frappans, au moment de
la suppression des règles. Mais il ne faut pas
ici, sans doute, le rapporter aux mêmes
causes. L'utérus, ses dépendances, et d'autres
organes adjacens sont alors dans un travail
particulier : leur sensibilité, portée au dernier terme d'excitation, réagit avec une force
proportionnelle sur tout le système, et notamment sur le cerveau. De-là, des idées
que les empreintes de l'âge, presque toujours
trop évidentes, rendent si souvent hors de
saison; de-là, des sentimens plus passionnés,
qu'une beauté qui s'efface transforme trop
de fois, en véritables malheurs. Sur ce point,
comme sur quelques autres, les femmes
ont été traitées sévèrement par la nature.
L'homme n'a pas, à beaucoup près, autant
qu'elles, à se plaindre des desirs, ou des
affections qu'une période un peu tardive de
l'âge renouvelle en lui, puisqu'il lui reste
encore ordinairement quelques moyens de
les faire partager.

§. XIII.

APRÈS la cessation des règles, les organes
de la génération ne perdent pas tout-à-coup
leur activité particulière : quelquefois même
le travail périodique par lequel cette évacua-
tion se reproduit, continue pendant fort long-
temps. J'ai vu des femmes qui, dix ou douze
ans après, ressentoient encore chaque mois,
une pléthore locale et des pressions à l'utérus,
avec divers autres symptômes dont la menstruation véritable est accompagnée. Dans ce
cas, les changemens généraux qui doivent
s'ensuivre de la cessation définitive de ce flux,
m'ont paru beaucoup moins évidens ; et alors
la femme reste malheureusement femme, à
trop d'égards encore , jusques bien avant
dans la vieillesse (1).

Mais lorsque le système génital , suivant
une marche plus conforme à la nature, perd
vers ce temps, la partie de sensibilité qui se
rapporte plus directement à la reproduction
de l'espèce ; lorsque ses fonctions s'engour-

______

(1) Les mauvaises habitudes de l'imagination prolongent et aggravent sans doute beaucoup ces dispositions , si funestes alors au bonheur.

dissent par degrés, et cessent entièrement
enfin à l'époque convenable : toutes les habitudes de l'économie animale éprouvent certaines modifications qu'il est facile de saisir.
La voix devient plus forte; le léger duvet de
la jeunesse acquiert sur le visage, une épaisseur, une longueur, une consistance qu'on
ne veut lui trouver que dans l'homme : les
goûts n'ont plus cette tournure vive et délicate ; les idées prennent une autre direction.

Je ne citerai, relativement à l'état moral,
qu'un seul exemple, mais qui me paroît tenir
à tout, et, pour ainsi dire, tout expliquer.

Les jeunes filles, même avant que la nubilité se déclare, éprouvent un attrait singulier
pour les enfans : elles ne sont jamais plus
heureuses que lorsqu'on les charge de veiller
sur eux, de les soigner, de leur donner des
instructions. Lorsqu'elles n'en ont pas sous la
main, des poupées leur en tiennent lieu. La
journée entière se passe à lever ces poupées, à
les coucher, à leur distribuer une feinte nourriture, à leur apprendre à parler, en un
mot à les gouverner sur tous les points. Cet
attrait, qui se fortifie ensuite considérablement à l'époque de la nubilité, reste toujours

le même jusqu'à celle de la cessation des règles. La destination de la femme paroît ici bien marquée dans ses inclinations. Mais au moment où la nature lui enlève la faculté de concevoir, elle laisse en même temps s'éteindre en elle, le penchant sans lequel les soins de mère fussent devenus impossibles. Ce phénomène est sur-tout remarquable dans les vieilles filles, chez qui l'habitude, ou des sentimens plus réfléchis, fondés sur les rapports de la parenté, ou de l'amitié, ne remplacent pas l'impulsion de l'instinct. Mais quoique moins remarquable dans les vieilles femmes qui ont eu des enfans, il l'est encore pour des yeux attentifs : elles deviennent, à-peu-près, ce que sont en général tous les hommes, que la paternité, ou certaines habitudes de cœur, peuvent seules modifier à cet égard. Il faut pourtant excepter les grandmères, aussi bien que les grandpères, dont la tendresse aveugle pour leurs petits-enfans, est un sentiment très-composé, qu'on doit analyser avec beaucoup de soin dans toutes ses nuances, et même, il faut le dire, dans tous ses caprices, si l'on veut en bien connoître les véritables sources. Mais, au reste, ce sentiment ne ressemble en rien à l'espèce d'instinct machinal dont nous parlons.

La femme devient donc ordinairement, à la cessation des règles, ce qu'on a vu qu'étoient, après l'âge de puberté, les filles chez lesquelles cet âge ne fait point entrer en action les ovaires et l'utérus. C'est encore un de ces cas où les moyens paroissent se rapporter à la fin d'une manière extrêmement raisonnée : mais c'est toujours, comme nous l'avons fait remarquer ailleurs, parce que la fin et les moyens tiennent également à la même cause, aux lois de l'organisation.

§. XIV.

On peut vouloir rechercher s'il se passe quelque chose d'analogue chez les hommes. Ceux à qui la nature a refusé la force virile, et ceux qui la perdent avec l'âge, n'éprouvent-ils point des modifications dépendantes de l'absence de ces facultés qu'ils n'ont pas reçues, ou qui leur ont été ravies ? Cette question nous force à dire un mot des effets de la mutilation.

Les observateurs de tous les siècles ont remarqué dans les animaux mutilés, un ensemble d'habitudes particulières, qui n'ont pas toutes des rapports bien directs avec les fonctions des organes génitaux. Non-seulement les appétits vénériens, ou disparoissent entièrement et sans retour, ou changent bizarrement de nature, et produisent de nouvelles déterminations; mais, en outre, le fond même de l'organisation générale se trouve alors singulièrement affecté : le tissu cellulaire devient plus abondant et plus lâche ; les muscles s'affoiblissent; les courbures de certains os changent de direction; les articulations se gonflent; la voix devient plus aiguë : enfin, les causes de quelques maladies paroissent détruites ; d'autres maladies les remplacent, et leurs mouvemens critiques suivent un ordre différent.

Le changement qui se fait dans les dispositions morales, est peut-être plus remarquable encore. Les anciens croyoient que la mutilation dégrade l'homme, et perfectionne, au contraire, l'animal. Le fait est qu'elle les dégrade également l'un et l'autre, puisqu'elle altère leur nature. Mais en rendant l'animal plus foible, elle le rend plus docile et plus propre aux vues de l'homme : en brisant le lien qui l'unit le plus fortement à son espèce, elle développe en lui des sentimens plus vifs d'attention et de reconnoissance pour la main qui le nourrit.

L'effet est le même dans l'homme. La mutilation le sépare, pour ainsi dire, de son espèce : et la flamme divine de l'humanité s'éteint presque entièrement dans son cœur, par suite du coup qui le prive des plus doux rapports établis par la nature, entre les êtres semblables.

On sait que les eunuques sont, en général, la classe la plus vile de l'espèce humaine : lâches et fourbes, parce qu'ils sont foibles ; envieux et méchans, parce qu'ils sont malheureux. Leur intelligence ne se ressent pas moins de l'absence de ces impressions qui donnent au cerveau tant d'activité, qui l'animent d'une vie extraordinaire, qui, nourrissant dans l'ame tous les sentimens expansifs et généreux, élèvent et dirigent toutes les pensées. Narsès est, peut-être, la seule exception très - imposante qu'on puisse opposer à cette règle, d'ailleurs véritablement générale : c'est du moins le seul grand homme parmi les eunuques, dont le nom vive encore dans l'histoire (1). Combien n'est-il

____

(1) On pourroit citer encore Salomon, l'un des

donc pas immoral, combien n'est-il pas cruel et funeste à la société, cet usage qui fait ainsi, comme à plaisir, des hommes dégradés et corrompus!.... Mais enfin les réclamations des sages seront écoutées : l'ascendant de la République victorieuse peut les appuyer si puissamment! Grace à ce génie bienfaiteur, elles n'auront point été élevées sans fruit, dans un siècle de lumières et d'humanité.

Les différences relatives au mode et à l'époque de cette opération, en mettent beaucoup dans ses effets. L'amputation complète de tous les organes externes de la génération détruit, d'une manière bien plus entière et plus générale, les penchans qui leur appartiennent, que l'amputation particlle et le froissement des testicules, ou la ligature comprimante des cordons spermatiques. Quand on mutile l'homme ou les animaux dans leur première enfance, on les dénature bien plus que lorsque l'opération se fait après la puberté. J'ai vu même assez souvent chez des

---

lieutenans de Bélisaire : cet eunuque déploya, en effet, dans la guerre contre les Vandales d'Afrique, un grand courage et de rares talens.

adultes, dont certaines maladies avoient obligé d'extirper les testicules, les desirs vé- nériens subsister avec une grande force, et les signes extérieurs de la puissance virile se reproduire encore long-temps après, par les excitations ordinaires. Mais j'ai vu quelque- fois aussi ces sujets tomber dans l'apathie la plus profonde, ou dans une mélancolie sombre et funeste, dont rien ne pouvoit plus les tirer. Ce dernier état du systême cérébral s'observe même chez des hommes que l'âge, ou leurs opinions, avoient fait déjà renoncer entièrement aux plaisirs de l'amour.

Chez les jeunes gens à qui la nature a re- fusé, soit en tout, soit en partie, les facultés viriles, la puberté ne produit point ses effets accoutumés; et cela doit être. Mais en outre, à cette époque, toutes les parties osseuses et musculaires vont se rapprochant tous les jours davantage, des formes extérieures et des dispositions propres à la femme. J'ai ren- contré de ces personnages équivoques, chez qui, non-seulement la voix étoit plus grêle, les muscles plus débiles, et la contexture gé- nérale du corps plus molle et plus lâche; mais qui présentoient encore cette plus grande largeur proportionnelle du bassin, que nous avons dit caractériser la charpente osseuse du corps des femmes : et par conséquent ils marchoient comme elles, en décrivant un plus grand arc autour du centre de gravité. Dans ces cas, l'état physique m'a toujours paru accompagné d'un état moral parfaitement correspondant.

Mais quand la destruction des facultés génératrices est le produit tardif des maladies ou de l'âge, elle n'a pas, à beaucoup près, la même influence. La disposition des fibres et la sensibilité de l'individu sont déjà profondément modifiées par les habitudes naturelles de son sexe particulier. Et dans l'extinction qu'amène la vieillesse, les choses se passant d'une manière lente, graduelle, et suivant les lois ordinaires de la nature, rien ne devient remarquable à cet égard, parce que tout est comme il doit être; parce que la nécessité de l'affoiblissement progressif de la vie, se lie à celle de son irrévocable abolition.

Dans les cas d'impuissance précoce, ainsi que dans certaines maladies qui, sans produire directement cet état, dégradent d'une manière spéciale les organes génitaux, on remarque, cependant encore que toute l'existence en est singulièrement affectée. J'ai connu trois hommes qui, dans la force de l'âge, étoient devenus tout-à-coup impuissans. Quoiqu'ils se portassent bien d'ailleurs, qu'ils fussent très-occupés, et que l'habitude de la continence, ou du moins d'une grande modération, ne leur rendît pas les desirs qu'ils avoient perdus très-regrettables, leur humeur devint sombre et chagrine, et leur esprit parut bientôt s'affoiblir de jour en jour. D'un autre côté, le célèbre Ribeiro Sanchès, élève de Boerhaave, observe, dans son *Traité des maladies vénériennes chroniques*, que ces maladies disposent particulièrement aux terreurs superstitieuses. J'ai recueilli moi-même un assez grand nombre de faits qui confirment son assertion. Cet effet singulier m'a toujours paru dépendre d'une dégradation très-marquée des organes génitaux.

CONCLUSION.

TELLES sont, citoyens, les considérations générales qui me semblent démontrer invinciblement la grande influence des sexes sur la formation des affections morales et des idées.

Vous sentez qu'il seroit facile de pousser beaucoup plus loin, leurs applications aux phénomènes que présente journellement l'homme physique et moral : mais il suffit, pour notre objet, de bien noter les points principaux, auxquels tous les détails peuvent être rapportés facilement.

Je ne parlerai même pas des effets prodigieux de l'amour sur les habitudes de l'esprit, et sur les penchans ou les affections de l'ame : premièrement, parce que l'histoire de cette passion est trop généralement connue, pour qu'il puisse être utile ici de la tracer de nouveau ; secondement, parce que, tel qu'on l'a dépeint et que la société le présente en effet quelquefois, l'amour est sans doute fort étranger au plan primitif de la nature.

Deux circonstances ont principalement contribué, dans les sociétés modernes, à le dénaturer par une exaltation factice : je veux dire d'abord, ces barrières mal-adroites que les parens, ou les institutions civiles prétendent lui opposer, et tous les autres obstacles qu'il rencontre dans les préjugés relatifs à la naissance, aux rangs, à la fortune ; car, sans barrières et sans obstacles, il peut y avoir beaucoup de bonheur dans l'amour, mais non du délire et de la fureur : je veux dire en second lieu, le défaut d'objets d'un intérêt véritablement grand, et le désœuvrement général des classes aisées dans les gouvernemens monarchiques ; à quoi l'on peut ajouter encore les restes de l'esprit de chevalerie, fruit ridicule de l'odieuse féodalité, et cette espèce de conspiration de la plupart des gens à talens pour diriger toute l'énergie humaine, vers des dissipations qui tendoient de plus en plus à river pour toujours les fers des nations.

Non, l'amour, tel que le développe la nature, n'est pas ce torrent effréné qui renverse tout : ce n'est point ce fantôme théâtral qui se nourrit de ses propres éclats, se complaît dans une vaine représentation, et s'enivre lui-même des effets qu'il produit sur les spectateurs fascinés. C'est encore moins cette froide galanterie qui se joue d'elle-même et de son objet, dénature par une expression recherchée, les sentimens tendres et délicats, et n'a pas même la prétention de tromper la personne à laquelle ils s'adressent ; ou cette métaphysique subtile qui, née de l'impuissance du cœur et de l'imagination, a trouvé le moyen de rendre fastidieux les intérêts les plus chers aux ames véritablement sensibles. Non, ce n'est rien de tout cela. Les anciens, sortis à peine de l'enfance sociale, avoient, ce semble, bien mieux senti ce que doit être, ce qu'est véritablement cette passion, ou ce penchant impérieux, dans un état de choses naturel : ils l'avoient peint dans des tableaux, à la vérité défigurés encore par les travers et les désordres que toléroient les mœurs du temps, mais cependant plus simples et plus vrais.

Sous le régime bienfaisant de l'égalité, sous l'influence toute-puissante de la raison publique, libre enfin de toutes les chaînes dont l'avoient chargé les absurdités politiques, civiles, ou superstitieuses, étranger à toute exagération, à tout enthousiasme ridicule, l'amour sera le consolateur, mais non l'arbitre de la vie ; il l'embellira, mais il ne la remplira point. Lorsqu'il la remplit, il la dégrade ; et bientôt il s'éteint lui-même dans les dégoûts. Bacon disoit de son temps, que cette passion est plus dramatique qu'usuelle : *Plus scenœ quàm vitœ prodest.* Il faut espérer que dans la suite, on dira le contraire. Quand

on en jouira moins rarement et mieux dans
la vie commune, on l'admirera bien peu
telle que la représentent, en général, nos
pièces de théâtre et nos romans. Bacon pré-
tend aussi, dans le même endroit, qu'aucun
des grands hommes de l'antiquité ne fut
amoureux. Amoureux, dans le sens qu'on
attache ordinairement à ce mot? Non assurément. Mais il en est peu qui n'aient cherché
dans le sentiment le plus doux de la nature,
dans un sentiment qui devient la base de
tout ce que l'état social offre de plus excellent, les véritables biens qu'elle-même nous
y a préparés.

Le cœur humain est un champ vaste, inépuisable dans sa fécondité, mais que de
fausses cultures semblent avoir rendu sté-
rile; ou plutôt ce champ est, en quelque
sorte, encore tout neuf. On ignore encore
quelle foule de fruits heureux on le verroit
bientôt produire, si l'on revenoit tout de
bon à la raison, c'est-à-dire, à la nature.
En interrogeant avec réflexion et docilité,
cet oracle, le seul véridique, en réformant,
sous sa dictée, les institutions politiques et
morales, on verroit bientôt éclore un nouvel
univers. Et qu'on se garde bien de craindre,

avec quelques esprits bornés, qu'ennemie des illusions et de leurs vaines jouissances, la saine morale puisse jamais, en les dissipant, nuire au véritable bonheur. Non, non : c'est, au contraire, à la raison seule qu'il appartient, non-seulement de le fixer, mais encore d'en multiplier pour nous les moyens ; de l'étendre, aussi bien que de l'épurer et de le perfectionner chaque jour davantage. Sans doute à mesure que l'art d'exister avec soi-même et avec les autres, cet art si nécessaire à la vie, mais cependant presque entièrement étranger parmi nous, du moins presque entièrement inconnu dans notre système d'éducation (1); à mesure, dis-je, que cet art fera des progrès, on verra s'évanouir tous ces fantômes imposans, soit des fausses vertus, soit des faux biens, qui, trop long-temps, ont composé presque toute l'existence morale de l'homme en société. En fouillant dans les trésors cachés de l'ame humaine, on verra s'ouvrir de nouvelles sources de bonheur; on verra s'agrandir journelle-

______

(1) Il ne paroît avoir été cultivé systématiquement, que dans la courte époque de la philosophie grecque.

ment le cercle de ses destinées : et la raison
n'a pas moins de découvertes utiles à faire
dans le monde moral, que n'en font dans
le monde physique, ses plus heureux scru-
tateurs.

C'est encore ainsi qu'en même temps que
l'art social marchera de plus en plus vers la
perfection, presque toutes ces grandes merveilles politiques, l'objet de l'admiration de
l'histoire, dépouillées l'une après l'autre, du
vain éclat dont on les a revêtues, ne paroî-
tront plus que des jeux frivoles, et trop souvent funestes, de l'enfance du genre humain.
Les événemens, les institutions, les opinions
que l'ignorant enthousiasme a le plus déifiés,
exciteront bientôt à peine quelque sourire
d'étonnement. Les forces de l'homme, presque toujours employées à lui créer des malheurs, dans la poursuite de pitoyables chi-
mères, seront enfin tournées vers des objets
plus utiles et plus réels ; des ressorts extrêmement simples, en dirigeront l'emploi : et
le génie ne s'occupera plus que des moyens
d'accroître les jouissances solides et le bonheur véritable ; je veux dire, les jouissances
et le bonheur qui découlent directement et
sans mélange, de notre nature. Tel est, en

effet , le seul but auquel le génie puisse aspirer ; telles sont les recherches qui méritent seules d'exercer et de déployer toute sa puissance ; tels sont enfin les succès qu'il doit considérer comme réellement dignes de couronner et de consacrer ses efforts.

SIXIÈME MÉMOIRE.

De l'influence des tempéramens sur la formation des idées et des affections morales.

INTRODUCTION.

A chaque pas nouveau que nous faisons dans l'étude de l'univers, les rapports des objets s'étendent, se multiplient, se compliquent à nos yeux; et, dans chaque genre, leur connoissance et leur exposition systématique constituent ce qu'on appelle la science.

Sous quelque point de vue que l'on considère les objets, on est sûr d'avance d'y trouver des rapports. Mais tous les rapports ne sont, ni également faciles, ni également importans à saisir. Il en est dont la connoissance ne peut être que le résultat de beaucoup d'observations ou d'expériences, et qui se cachent, pour ainsi dire, dans l'intime composition des corps, ou dans leurs propriétés les plus subtiles. Il en est aussi qui, portant sur des objets, ou fort éloignés de nous, ou dont nous n'avons encore appris à faire aucun usage, semblent étrangers au but principal de nos recherches, et du moins n'excitent qu'un simple intérêt de curiosité. Quelques-uns dépendent de considérations si bizarres ou si minutieuses, qu'ils doivent être regardés comme absolument frivoles. D'autres enfin, dont l'imagination fait tous les frais, forment le vaste domaine des visions.

Sans doute les rapports les plus importans à observer, sont ceux qui se remarquent entre les objets que la nature a placés le plus près de nous, entre les objets dont nous faisons plus particulièrement usage. Il n'est pas moins évident que si nous devons soupçonner des rapports certains, immédiats, étendus, c'est sur-tout entre les opérations que nous présente chaque jour, l'ordre constant de la nature, et les instrumens immédiats qui les exécutent; entre des opérations diverses exécutées par les mêmes instrumens.

A ce double titre, rien n'étoit plus utile, rien n'étoit plus naturel, que de chercher des rapports entre les facultés physiques de l'homme, et ses facultés qu'on appelle morales. En effet, d'une part, l'objet le plus voisin de nous, c'est l'homme sans doute, c'est nous-mêmes; et tout notre bien-être ne peut être fondé que sur le bon usage des facultés attachées à notre existence. D'autre part, ce mot, *facultés de l'homme*, n'est assurément que l'énoncé plus ou moins général des opérations produites par le jeu de ses organes : c'est leur abstraction que les esprits les plus exacts ont souvent bien de la peine à ne pas personnifier. A proprement parler, les facultés physiques, d'où naissent les facultés morales, constituent l'ensemble de ces mêmes opérations : car la langue philosophique ne distingue ces deux modifications du physique et du moral, que parce que les observateurs, pour ne pas tout confondre dans leurs premières analyses, ont été forcés de considérer les phénomènes de la vie sous deux points de vue différens.

Ces motifs, ou d'autres parfaitement analogues, engagèrent les anciens à rechercher les lois de cette correspondance établie entre les dispositions organiques, et le caractère ou la tournure des idées; entre les affections directes qui résultent de l'action des objets inanimés sur les diverses parties de notre corps, et les affections plus réfléchies que produisent la coexistence et la sympathie avec des êtres sensibles comme nous. L'on dut même penser que cette recherche non-seulement étoit essentielle, non-seulement devoit conduire à des résultats certains, mais qu'elle étoit encore facile, et que le besoin journalier nous ramenant sans cesse à l'observation des phénomènes physiques et moraux, la liaison des circonstances qui les déterminent ne devoit pas tarder à se faire sentir.

En voyant combien les anciens s'étoient hâtés d'associer la médecine à la philosophie, avec quel soin ils avoient fait entrer les connoissances physiologiques dans leurs institutions civiles et dans leurs plans d'éducation, nous pouvons juger de l'importance qu'ils attachoient à cette manière générale de considérer l'homme.

Leur doctrine des tempéramens en fut peut-être le fruit principal. Ces grands observateurs ne tardèrent pas à s'appercevoir que l'action des corps extérieurs ne modifie que jusqu'à un certain point, les dispositions organiques; et que, soit dans la structure intime des parties, soit dans leur manière de recevoir les impressions, il y a des dispositions fixes, qui semblent essentielles à l'existence même des·individus, et que nulle habitude ne peut changer.

Ce que j'ai dit, dans le premier Mémoire, sur cette doctrine et sur les objections dont elle paroît susceptible, est plus que suffisant : je n'y reviendrai pas. D'ailleurs, s'il y a quelques matières où les opinions de nos prédécesseurs peuvent être d'un grand poids à nos yeux, il y en a beaucoup d'autres touchant lesquelles peu nous importe ce qu'ils ont pensé. On consulte avec fruit les anciens sur les faits particuliers dont ils ont été les témoins, ou même sur certains faits généraux qui ne peuvent se présenter de nouveau, qu'après de longs intervalles de temps, et qu'ils ont eu l'avantage d'observer : mais, quand il s'agit d'objets qui sont habituellement sous nos yeux, de phénomènes que le cours ordinaire des choses reproduit et ramène à chaque instant, interrogeons la nature, et non les livres; voyons ce qu'il y a dans ces objets et dans ces phénomènes, sans trop nous embarrasser de ce que les autres ont cru y voir. Si quelquefois leurs observations nous servent de guides, et nous aident à mieux observer nous-mêmes, trop souvent aussi la paresse, sous le nom de respect, se repose sur l'autorité : on ne se sert, pour ainsi dire, plus de ses propres yeux ; on ne voit que par ceux d'autrui ; et bientôt la vérité même, en passant de livre en livre, prend tous les caractères de l'imposture et de l'erreur.

On peut, dans le sujet qui nous occupe, plus peut-être que dans tout autre, s'adresser avec confiance directement à la nature. Tous les élémens de la question sont sous nos yeux ; et les lois que nous cherchons à déterminer, sont éternelles. Cherchons donc à reconnoître ce qu'il y a de plus évident et de plus simple dans les faits qui s'y rapportent.

§. I.

QUAND on compare l'homme avec les autres animaux, on voit qu'il en est distingué par des traits caractéristiques qui ne permettent pas de le confondre avec eux. Quand on compare l'homme avec l'homme, on voit que la nature a mis entre les individus, des différences analogues, et correspondantes, en quelque sorte, à celles qui se remarquent entre les espèces. Les individus n'ont pas tous la même taille, les mêmes formes exté-

rieures ; les fonctions de la vie ne s'exécutent pas chez tous, avec le même degré de
force, ou de promptitude ; leurs penchans
n'ont pas la même intensité, ne prennent
pas toujours la même direction.

Les différences qui frappent les premières
se tirent de la taille et de l'embonpoint. Il y
a des hommes d'une stature élevée; il y en a
dont la stature est courte. Tantôt ils sont ou
doués de muscles puissans, ou chargés de
graisse; tantôt ils sont maigres, ou même dé-
charnés. La couleur des cheveux, des yeux,
de la peau, fournit encore quelques autres
distinctions, qui doivent également être rapportées aux formes extérieures.

Si nous observons ces corps en mouvement,
si nous les voyons déployer les facultés et
remplir les fonctions qui leur sont propres,
nous trouverons que les uns sont vifs, alertes,
quelquefois impétueux; que les autres sont
lents, engourdis, inertes. Leurs maladies
présentent, à plusieurs égards, les mêmes
caractères que leur constitution physique:
leurs penchans, leurs goûts, leurs habitudes obéissent à la même impulsion, et subissent des modifications analogues à celles
de leurs maladies: et l'on voit assez souvent

cet état primitif des organes étouffer certaines passions, faire éclore des passions nouvelles à certaines époques déterminées de la vie, changer en un mot tout le système moral.

En établissant ainsi de prime abord, la correspondance des formes extérieures du corps avec le caractère des mouvemens, et du caractère des mouvemens avec la tournure et la marche des maladies, avec la direction des penchans et la formation des habitudes, sans doute, nous franchissons beaucoup d'intermédiaires, qui n'ont été parcourus que pas à pas, par les observateurs. Il a fallu de l'attention et du temps pour découvrir dans les ouvrages de la nature, ces rapports directs de toutes les parties qui les composent, et de tous les mouvemens dont ils sont animés. Ce n'est qu'après beaucoup d'observations, qu'on a pu concevoir l'idée que ces parties sont faites l'une pour l'autre, ou plutôt que leur réunion systématique en un tout, que leurs propriétés ou leurs fonctions dépendent de certaines lois communes qui les embrassent toutes également. Mais cette vue générale porte avec elle un si grand caractère d'évidence et de certitude, elle naît si directement de la nature des choses et de notre manière de les concevoir, qu'il seroit très-superflu, sur-tout d'après ce que j'ai dit dans le Mémoire déjà cité, de vouloir revenir sur la suite de ses preuves. On peut donc l'admettre avec confiance comme le résultat le plus immédiat des faits.

Ces premières remarques commencent à déterminer l'état de la question.

Mais en étudiant l'homme, on s'apperçoit bientôt que la connoissance des formes extérieures est peu de chose. Les mouvemens les plus importans, les opérations les plus délicates, ont lieu dans son intérieur. Pour s'en faire des notions exactes, il est donc nécessaire d'étudier les instrumens internes qui les exécutent. C'est ainsi qu'on remonte, du moins quand cela se peut, jusqu'aux circonstances qui déterminent le caractère de leur action.

Les progrès véritables de l'anatomie ont été fort lents; ils ont dû l'être : mais on n'a pas eu besoin d'y faire de grandes découvertes, pour distinguer dans le volume relatif des organes, dans la proportion ou la densité de leurs parties constitutives, certaines différences qui se rapportent à celles des formes extérieures, et par conséquent aux propriétés dont on avoit déjà reconnu la liaison avec ces dernières. Certainement la proportion des solides et des fluides n'est pas toujours la même; la densité des uns et des autres peut varier aussi beaucoup dans les différens individus que l'on compare. Certains corps sont, en quelque sorte, desséchés; d'autres, au contraire, sont abreuvés et comme inondés de sucs lymphatiques et muqueux. Il en est dont les chairs et les membranes compactes et tenaces, résistent aux compressions, aux tiraillemens les plus forts, et même au tranchant du scalpel; il en est chez lesquels elles paroissent tantôt muqueuses, tantôt comme cotonneuses, et n'ont aucune fermeté. Ces circonstances frappent les yeux les moins attentifs. Enfin, l'on n'a pas eu de peine à remarquer que le cerveau, le poumon, l'estomac, le foie, &c. peuvent être plus ou moins volumineux, sans que cette différence dépende toujours du volume total du corps.

Si ces dernières observations se lient constamment et par des rapports exacts, avec les observations précédentes, nous aurons déjà fait quelques pas dans le sujet de nos recherches.

Mais il n'est pas toujours, à beaucoup près, nécessaire de suivre péniblement la marche tardive des inventeurs. Ici, l'on peut sans danger, partir des derniers résultats auxquels la science est parvenue : car les connoissances descriptives d'anatomie portant sur des objets palpables et directement soumis à l'examen des sens, elles sont du nombre des plus certaines, du moins relativement à ces points, les plus matériels et les plus grossiers ; et pourvu que nos raisonnemens physiologiques se renferment sévèrement dans les faits, nous procéderons avec une entière certitude.

Nous avons dit ailleurs que, sous le point de vue purement anatomique, le corps vivant peut se réduire à des élémens très-simples, savoir, 1°. le tissu cellulaire, où flottent les sucs muqueux que l'influence vitale organise, et qui recevant d'elle différens degrés d'animalisation, fournissent à leur tour, les matériaux immédiats des membranes et des os; 2°. le système nerveux, où réside le principe de la sensibilité; 3°. la fibre charnue, instrument général des mouvemens : encore même, comme nous l'avons fait observer, est-il assez vraisemblable que la fibre charnue n'est que le produit d'une combinaison de la pulpe nerveuse avec le tissu cellulaire, ou avec les sucs dont il est le réservoir, combinaison dans laquelle, ainsi que dans plusieurs de celles dont la chimie nous offre les exemples, le caractère des parties constitutives disparoît entièrement, pour faire place à de nouvelles propriétés.

C'est par des expériences directes qu'on a fait voir que, chez les animaux les plus parfaits, le mouvement et la vie sont imprimés à toutes les parties du corps par les nerfs, ou plutôt par le système nerveux : rien ne paroît plus complétement démontré dans la physique des corps vivans (1). C'est donc aussi de la manière dont le système nerveux exerce son action, et dont cette action est éprouvée ou ressentie par les organes, qu'il faut déduire les différences observées dans les fonctions, ou dans les facultés, qui ne

____

(1) Ce qui n'empêche pas que la vie ne s'exerce dans les parties dépourvues de nerfs, et même que ces parties ne manifestent, dans certaines circonstances, une assez vive sensibilité.

sont, à leur tour, que les fonctions elles-mêmes, ou leurs résultats généraux.

Pour se faire une idée complète de l'action du système nerveux, il est nécessaire de le considérer sous deux points de vue un peu différens : je veux 1°. dire comme agissant par son énergie propre sur tous les organes qu'il anime ; 2°. comme recevant par ses extrémités sentantes , les impressions en vertu desquelles il réagit ensuite sur les organes moteurs, pour leur faire produire les mouvemens et exécuter les fonctions.

'Nous avons indiqué dans un des précédens mémoires, les principales observations qui démontrent la première manière d'agir des centres nerveux : l'évidence de cette action résulte d'ailleurs du fait même de la vie, ou de la sensibilité physique , dont ces centres sont la source. C'est en effet de-là qu'elle découle, et va se distribuer dans toutes les parties , dès le moment même de la formation du fœtus ; et vraisemblablement c'est encore son énergie qui organise graduellement les matériaux inertes dont il est formé, en leur faisant ressentir l'impulsion vitale. Quant à la faculté qu'a le système nerveux de recevoir les impressions par ses extrémités sentantes, et de déterminer les mouvemens qui s'y rapportent, c'est encore un fait incontestable, et d'ailleurs si facile à saisir dans l'observation journalière, qu'il porte en lui-même sa preuve, et n'a besoin proprement que d'être énoncé.

Il est possible que les circonstances particulières qui président à la formation de chaque individu de la même espèce, déterminent irrévocablement le degré d'énergie et le caractère de sa sensibilité. Par exemple, il est possible qu'il y ait d'homme à homme, des différences primordiales dans ce qu'on peut appeler le principe sensitif lui-même : il est du moins très-sûr que ces différences ont lieu d'espèce à espèce. Mais, comme nous ne savons point de quelle combinaison dépend le phénomène de la sensibilité, tout ce que nous pouvons, est de rechercher la cause de ses modifications, dans celles des parties où cette faculté s'exerce, sans qu'une saine logique puisse jamais nous permettre de personnifier réellement la sensibilité elle-même, en lui prêtant des qualités antérieures à l'existence de ces parties, ou indépendantes des circonstances de leur organisation.

§. II.

QUOIQUE le systême nerveux ait une organisation très-particulière, il partage cependant, à beaucoup d'égards, les conditions générales des autres parties vivantes. Le tissu cellulaire qui forme ses enveloppes extérieures, qui se glisse entre les divisions de ses stries médullaires, est tantôt plus spongieux, plus lâche, plus noyé de sucs; tantôt il est plus dense, plus ferme, plus sec. D'ailleurs, la moelle elle-même reçoit une quantité considérable de vaisseaux qui lui portent son aliment; et de la manière dont elle s'en empare, dont ses fonctions s'exécutent, dont les résorptions s'opèrent dans son sein, il résulte de grandes différences dans la proportion, et par conséquent aussi dans la qualité des humeurs qui s'y préparent ou qui s'y fixent.

Ces différences de proportion ont frappé dès long-temps les anatomistes les moins réfléchis : il ne faut que des yeux pour les reconnoître. Les différences de qualité ne se manifestent guère que dans un état extrême; c'est-à-dire lorsqu'elles ont produit des altérations notables, comme dans les cas d'endurcissement squirreux, d'altération de là couleur, ou d'érosion de la substance du cerveau. Mais nous savons que son état humide ou muqueux, sa mollesse, sa flaccidité, se lient à des sensations lentes ou foibles ; que sa ténacité, sa fermeté, sa sécheresse, se lient au contraire à des sensations vives, impétueuses, ou durables. Nous savons en outre que les humeurs animales ont une tendance continuelle à s'exalter progressivement, à mesure qu'elles se rapprochent et se concentrent ; sur-tout lorsque cette concentration tient, comme elle le fait ici presque toujours, à l'augmentation de mouvement ou d'action dans l'organe. Et de-là, nous tirons quelques conséquences qui jettent du jour sur la question. Car, quoiqu'on ait fait encore assez peu de progrès dans la connoissance des altérations que les diverses humeurs peuvent subir, et principalement dans celle des effets physiologiques qui en résultent, les observations les plus certaines nous ont appris qu'un surcroît d'action, de la part des organes, produit un surcroît d'énergie dans les sucs vivans ; et qu'à son tour, l'extrême vitalité de ces sucs, ou l'excès des qualités qui leur sont propres, augmente

la sensibilité des organes, toujours proportionnée à l'activité de leurs stimulans naturels.

Jusqu'à présent, nous devons en convenir,
l'application des idées chimiques à la physique animale n'a pas été fort heureuse. Cependant, sans le secours de la chimie, nous
n'aurions, sans doute, jamais bien connu plusieurs substances qui se produisent dans les
corps animés, ou qui se développent lors de
leur décomposition; et les dernières expériences des chimistes français semblent offrir
de nouveaux points de vue et de nouvelles
espérances à la médecine. Ce sont eux en particulier, qui nous ont fait mieux connoître
le phosphore, dont la découverte date du
commencement du siècle, mais dont la doctrine de Lavoisier touchant la combustion,
a pu seule assigner la place parmi les corps
non encore décomposés de la nature.

On sait que le phosphore se retire des matières animales. Il se retrouve aussi dans le
règne minéral : mais l'on pourroit mettre en
doute s'il n'y est pas dû, comme les terres
calcaires, à la décomposition des débris d'animaux : on peut du moins regarder celui qui
se retire directement de ces débris, comme

une production immédiate de la vie sensitive, comme un résultat des changemens que les solides et les fluides animaux sont susceptibles d'éprouver ; ou, si l'on veut, comme une des substances simples qu'ils ont particulièrement la propriété de s'assimiler. Dans les corps des animaux qui se décomposent, le phosphore paroît éprouver une combustion lente : sans produire de flamme véritable, sans être du moins, pour l'ordinaire, capable de faire entrer en ignition les corps combustibles qui l'avoisinent, il devient lumineux, et répand dans les ténèbres, de vives clartés qui, plus d'une fois, ont pu donner beaucoup de consistance à ces visions qu'on redoute et qu'on cherche tout ensemble, près des tombeaux. Les parties qui semblent être le réservoir spécial du phosphore, sont le cerveau et ses appendices, ou plutôt le système nerveux tout entier : car c'est à la décomposition commençante de la pulpe cérébrale, que sont dues ces lumières phosphoriques qu'on observe si souvent la nuit dans les amphithéâtres ; et c'est principalement autour des cerveaux mis à nu, ou de leurs débris épars sur les tables de dissection, qu'elles se font remarquer. Or, un assez grand nombre d'observations me font présumer que la quantité de phosphore qui se développe après la mort, est proportionnelle à l'activité du système nerveux pendant la vie (1). Il m'a paru que les cerveaux des personnes mortes de maladies caractérisées par l'excès de cette activité, répandoient une lumière plus vive et plus éclatante. Ceux des maniaques sont très-lumineux : ceux des hydropiques et des leuco-flegmatiques le sont beaucoup moins.

§. III.

DEPUIS que les belles expériences de Franklin ont fixé l'attention des savans sur les phénomènes de l'électricité, on n'a pas eu de peine à s'appercevoir que les corps vivans ont la faculté de produire ces condensations du fluide électrique, par lesquelles son existence se manifeste. Les animaux à fourrures épaisses, particulièrement ceux qui se

(1) La vivacité de la lumière que répandent les animaux phosphoriques se rapporte à celle de leur énergie vitale, ou au degré de leur excitation. Cette lumière est, par exemple, plus brillante dans le temps de leurs amours : il paroît même qu'elle est destinée dans plusieurs espèces, à servir de guide et de fanal au mâle quand il cherche sa femelle.

tiennent propres et qui se garantissent soigneusement de l'humidité, comme les chats
et toutes les espèces analogues, sont fort électriques. La propriété des pointes aide, sans
doute, à mieux expliquer le fait : mais les
hommes, ceux même qui sont le moins velus,
condensent une quantité considérable d'électricité ; et les procédés ordinaires, employés
par les physiciens, peuvent la rendre sensible.
C'est un résultat direct et naturel des fonctions vitales : seulement l'exercice et les fric-
tions artificielles augmentent beaucoup cette
quantité d'électricité, que les corps vivans
sont susceptibles d'accumuler et de retenir, à
l'instar des substances idioélectriques ; ces
moyens la rendent quelquefois si considérable, que le rétablissement de l'équilibre
se fait avec de vives étincelles et des crépita-
tions dont certaines personnes sont effrayées.
Il paroît même que l'organe nerveux est une
espèce de condensateur, ou plutôt un véritable réservoir d'électricité, comme de phosphore. Mais il diffère certainement des autres
substances idioélectriques, en ce qu'il est
en même temps un excellent conducteur de
l'électricité extérieure ; tandis que ces substances interceptent, à la vérité, le cours du

fluide, le reçoivent et l'accumulent par frottement, mais ne le transmettent pas, quand il est accumulé sur d'autres corps qui leur sont contigus. Peut-être, au reste, le système nerveux n'est-il si bon conducteur que par ses enveloppes cellulaires externes, et non par sa pulpe cérébrale interne, à laquelle seule sont attachées toutes les facultés qui le caractérisent particulièrement.

Ces condensations d'électricité qui se produisent pendant la vie dans le système nerveux, paroissent ne pas se détruire tout-à-coup au moment même de la mort. Nous sommes fondés à croire qu'elles subsistent quelque temps encore après : et peut-être l'équilibre n'est-il entièrement rétabli que lorsque la pulpe cérébrale a subi un certain degré de décomposition. Peut-être aussi trouvera-t-on que ce changement s'opère par cette combustion lente du phosphore dont il a été question ci-dessus ; ce qui nous indiqueroit des rapports entre le fluide électrique et le phosphore, et pourroit jeter plus de lumière sur la nature de ces deux êtres singuliers.

Quoi qu'il en soit, la quantité de fluide électrique que les corps vivans accumulent par le simple effet des fonctions, ou par celui de l'exercice et du frottement, n'est pas, à beaucoup près, la même chez les divers individus; la différence est même très-grande, à cet égard, de l'un à l'autre : et l'on observe que les circonstances propres à condenser une quantité plus considérable d'électricité, sont celles qui déterminent, ou qui annoncent une plus grande activité du systême nerveux ; c'est-à-dire , celles-là précisément dont nous a semblé dépendre la production d'une quantité plus considérable de phosphore.

Il paroît difficile de ne pas admettre que les phénomènes du galvanisme, et par conséquent ceux de l'irritabilité des parties musculaires , soit pendant la vie, soit après la mort, sont dus à la portion d'électricité retenue dans les nerfs, laquelle s'en dégage plus ou moins lentement, à raison de l'espèce, de l'âge et des dispositions organiques particulières de l'animal (1). Suivant cette manière

---

(1) Les piles galvaniques produisent sur les substances minérales, des effets conformes à ceux des machines électriques ordinaires ; mais il ne s'ensuit pas que les fibres musculaires ne fournissent point une portion d'électricité accumulée, lorsqu'elles sont

de voir, les fibres charnues irritées opére-
roient successivement, par leurs contractions, le dégagement de l'électricité con-
densée dans les nerfs qui les animent; et ces
contractions pourroient se renouveler jusqu'au moment où ce dégagement seroit entièrement terminé. Chaque irritation produi-
roit donc une secousse électrique : et lorsque
la partie auroit perdu la faculté de se contracter par les irritations mécaniques ou chimiques, on pourroit la lui rendre assez long-
temps encore, en lui faisant subir des sections réitérées; attendu qu'à chaque section,
le scalpel iroit chercher et provoquer les
plus petits filets nerveux qui se perdent dans
les muscles (1).

L'expérience de Galvani porte à croire que
le système nerveux est une espèce de bouteille de Leyde, et que la différence du métal
qui touche le nerf et de celui qui touche le
muscle, représente la différence de la surface

____

partie du cercle, ou de l'arc conducteur; et il reste
toujours à expliquer pourquoi elles restent contractiles
quelque temps encore après la mort, et perdent peu à
peu cette propriété, par la simple répétition des chocs.

(1) C'est ce qui arrive en effet.

interne et de la surface extérieure de la bouteille. C'est ici, par le moyen de métaux différens, qu'on fait communiquer les deux surfaces, et qu'on produit l'explosion électrique, ou la contraction musculaire qui en est l'effet. Dans cette même expérience, faite, dit-on, sans l'intermédiaire des métaux, et par l'application immédiate du nerf dénudé sur les fibres musculaires (1), on voit un corps électrique, mais d'un caractère particulier, qui se décharge sur son conducteur, ou dans son

---

(1) C'est ainsi que l'a faite Vacca-Berlinghieri ; c'est du moins ainsi que les journaux l'ont annoncée. Il paroît cependant que cet exposé n'est pas parfaitement exact, ou du moins que dans les cas particuliers où l'expérience a réussi, l'effet pouvoit être rapporté aux lois connues de l'irritabilité, ou du galvanisme lui-même, quand l'excitation est produite par les piles, ou par les métaux différens.

Au reste, toutes ces questions, de quelque manière qu'elles soient résolues, ne touchent point au fond de la doctrine que nous exposons dans ce moment. Je ne change donc ici rien au texte, quoique je n'ignore pas que les énoncés n'en sont point entièrement conformes aux dernières expériences. Mais les questions relatives à l'électricité animale ne me paroissent pas assez complétement éclaircies, pour me permettre d'adopter un avis définitif à cet égard.

récipient propre : et peut-être le nerf conserve-t-il encore ici le caractère de bouteille de Leyde; l'une de ses extrémités, celle qui va se ramifier et se perdre dans le muscle, représentant la surface interne; l'autre, c'est-à-dire, celle qui est flottante et qu'on met artificiellement en contact avec les fibres, représentant la surface externe.

Dans l'une et dans l'autre expérience, tous les faits observés sur le mort et sur le vivant, paroissent établir sans difficulté la doctrine que nous exposons : et les plus savans physiciens donnent unanimement à ces phénomènes l'électricité pour cause. Il ne faut cependant pas, quand on parle d'électricité animale, attacher à ce mot le même sens qu'un faiseur d'expériences, opérant sur les machines inanimées, attache aux phénomènes dépendans de l'accumulation du fluide électrique universel. La vie fait subir à toutes les substances qu'elle combine, des modifications remarquables : et supposé, comme je suis porté à le penser, que la sensibilité n'existe point sans une accumulation de fluide électrique, ou du moins que cette accumulation soit le résultat immédiat et nécessaire des fonctions vitales, il faut toujours admettre que ce fluide ne se comporte pas dans les corps vivans et dans leurs débris après la mort, comme dans les instrumens de nos cabinets et de nos laboratoires, ni comme dans les nuages et dans les brouillards, où la température très - inégale des différentes couches de l'atmosphère le distribue inégalement. En éprouvant l'action de la nature sensible, il entre, sans doute, dans des combinaisons qui changent son caractère primitif; et les phénomènes particuliers qui dépendent de cet état nouveau, ne cessent entièrement que lorsque le fluide est tout rentré, jusqu'à la dernière molécule, dans le réservoir commun (1).

---

(1) Il y a plus de deux ans que j'ai hasardé ces conjectures sur le phénomène appelé *galvanisme*. Plusieurs savans ont aussi cherché à prouver l'identité de sa cause avec le fluide électrique. Les dernières expériences faites par les commissaires de l'institut, et surtout celles de M. Humbolt, paroissent ébranler fortement cette doctrine. J'attends un ensemble de faits plus concluans pour fixer mon opinion : jusques-là j'ai cru devoir ne rien changer à ce que j'avois écrit sur cet objet. Au reste, le lecteur verra bien, à la réserve avec laquelle je m'exprime, et, j'ose le dire, à la manière générale dont je procède, dans mes

Si les faits du galvanisme, qui se rapprochent par plusieurs points de ceux de l'électricité purement physique, s'en éloignent par quelques autres, nous ne devons donc pas pour cela, rejeter précipitamment l'identité de la cause qui les détermine. Les considérations précédentes peuvent rendre raison de cette apparente irrégularité. Et quand nous ferons attention à la différence singulière des produits chimiques fournis par les matières qui ont eu vie, et de ceux qui se retirent des minéraux, ou même des végétaux, nous ne serons plus étonnés que l'électricité, devenue partie constituante des pre-

---

conclusions des faits particuliers aux principes, que je suis toujours prêt à revenir sur mes pas, si l'expérience et l'observation prononcent contre mes premiers appercçus. (*an 6.*)

Les expériences de l'illustre et savant *Volta* paroissent ne plus laisser aucun doute sur l'identité du fluide galvanique, ou de la cause excitante à laquelle on a donné ce nom, et de l'électricité. Celles qui ont été faites dernièrement en Angleterre, ont donné le même résultat. Malgré cela, je laisse encore ici dans le texte, ce que j'avois écrit en l'an 4, jusqu'à ce que les physiciens soient entièrement d'accord. (*an 10.*)

mières, ne se manifeste point par les mêmes
signes que celle qui se trouve accumulée dans
les autres corps par l'action de différentes
causes, et que ce fluide, ainsi décomposé,
présente une suite de phénomènes qui paroissent, à quelques égards, tout-à-fait nouveaux.

§. IV.

Je ne suis point encore en état, je l'avoue,
de tirer de conclusions directes des faits que je
viens d'indiquer ; je suis sur-tout bien éloigné
de vouloir rien établir de dogmatique d'après
les simples conjectures qu'ils me suggèrent,
quelque vraisemblables qu'elles puissent paroître d'ailleurs. Mais, par l'exemple de la
production du phosphore, et par les différences que peut y apporter l'état particulier
du système nerveux, ou le degré d'énergie de
ses fonctions, j'ai voulu faire voir combien
il seroit utile, combien même il est maintenant nécessaire d'étudier la combinaison des
corps animés, sous un point de vue moins
général et plus relatif aux dispositions organiques de chaque espèce et de chaque individu. C'est de cette manière que les expériences chimiques, dont l'objet spécial est

de déterminer les principes constitutifs des diverses parties animales , pourront jeter une grande lumière sur l'économie vivante ; qu'elles fourniront des vues directement applicables à la médecine , à l'hygiène , à l'éducation physique de l'homme , et lèveront peut-être encore quelques-uns des voiles qui couvrent le mystère de la sensibilité. Il ne suffit pas , en effet, d'avoir spécifié les caractères distinctifs des matières animalisées en général, ni même d'avoir décomposé et résous dans leurs parties constitutives, différens organes , ou différens systêmes d'organes en particulier (1): je voudrois que ces génies heureux , à qui nous devons déjà de si belles tentatives , fissent entrer les circonstances physiologiques (2) et médicales qui se rapportent

(1) Je ne citerai ici que mes respectables confrères Bertholet et Deyeux , à qui la science doit tant de belles découvertes et de précieux travaux : mais je n'oublie pas que plusieurs autres (comme par exemple le citoyen Dupuytren) mériteroient d'être mentionnés honorablement , si je traitois ce sujet avec quelque détail.

(2) M. Humbolt a commencé quelques expériences dans cet esprit , relativement au galvanisme : mais il ne considère que les différences d'excitabilité des par-

à l'individu dont ils font le sujet de leurs expériences, comme élément essentiel des problêmes à résoudre. Je voudrois, s'il m'est permis de peser sur l'objet dont il vient d'être question, que tout ce qui peut concerner cette singulière production du phosphore, la combinaison de l'azote, l'absorption et l'assimilation de l'oxygène dans les corps qui vivent et sentent, fût examiné suivant les nouvelles méthodes d'analyse, soit en comparant espèce à espèce, et partie à partie, soit en rapprochant l'individu de l'individu, chez les deux sexes, à toutes les époques de la vie, et dans tous les états qui constituent des différences majeures et constantes. Il est plus que vraisemblable qu'à ces différences dans la constitution primitive, ou dans les dispositions accidentelles des corps vivans, on ver-

---

ties, et non point celles qui peuvent avoir lieu dans la combinaison elle-même des élémens dont ces parties sont composées. (*an 6.*)

Plusieurs des résultats de M. Humbolt sont formellement combattus par des expériences postérieures; et les faits constans qui se trouvent consignés dans son livre, ont été ramenés aux lois communes de l'électricité animale. (*an 10.*)

roit correspondre certaines variétés sensibles dans l'intime combinaison des solides et des humeurs : les matériaux se trouvassent-ils toujours exactement les mêmes , le genre ou le degré de leur combinaison différeroit sans doute considérablement : en un mot, il est vraisemblable que ce ne seroient plus les mêmes êtres ; et l'on sent combien l'étude de l'homme gagneroit à ces éclaircissemens.

§. V.

MAIS, revenant au second point de vue sous lequel l'action de l'organe nerveux doit été considérée (c'est-à-dire, à la faculté de recevoir des impressions par ses extrémités sentantes), nous trouverons que les circonstances purement anatomiques qui peuvent modifier cette faculté, sont parfaitement analogues à celles qu'on observe dans la structure de l'organe lui-même. En effet, ses extrémités sont tantôt plongées dans les sucs cellulaires ou graisseux ; tantôt leur pulpe épanouie, et mise presque à nu, s'offre, en quelque sorte, sans intermédiaire, aux impressions : tantôt ces extrémités sont molles et comme flottantes ; tantôt elles sont sèches et tendues (1). Or, l'observation nous apprend , d'une part, que l'action des corps extérieurs et des stimulans internes est singulièrement engourdie par la surabondance de la graisse et des mucosités ; que , d'autre part , au contraire, les papilles nerveuses sont d'autant plus sensibles , que ces stimulans et ces corps agissent plus immédiatement sur elles. C'est encore un autre fait général constaté par l'observation , que la sensibilité des parties est en raison directe de la tension des membranes. Tout ce qui peut resserrer et dessécher une partie , sans durcir trop considérablement ses enveloppes ; la rend plus sensible ; tout ce qui la relâche et la détend, la rend en même temps aussi moins susceptible d'impressions (2).

Pour suivre l'ordre le plus naturel des matières , il faudroit maintenant , peut-être, examiner l'état des organes du mouvement

____

(1) Ou du moins elles s'épanouissent à la surface de parties solides qui ont elles-mêmes ces qualités.

(2) Quand le relâchement va jusqu'à débiliter le système , ou un de ses centres partiels , il le rend , en même temps , il est vrai, plus sensible : mais c'est par un effet indirect , ou secondaire ; l'effet direct, ou primitif est toujours d'émousser la sensibilité.

soumis à l'action du système nerveux, pour reconnoître ainsi ce qui, dans leur structure, est capable de changer directement leur manière d'agir , et par conséquent de modifier l'influence du sentiment ou des nerfs qui le transmettent. Mais comme nous trouverions encore ici les mêmes circonstances anatomiques générales ; comme d'ailleurs elles ne suffisent pas, à beaucoup près, pour rendre raison de tous les phénomènes , nous allons passer à d'autres considérations d'autant plus capables d'éclaircir notre sujet , même relativement aux points sur lesquels nous n'avons encore osé prendre aucun parti définitif , qu'elles se tirent de la contemplation de l'homme vivant, c'est-à-dire, de ce sujet lui - même , et qu'elles ne se fondent plus uniquement sur l'examen des humeurs et des parties mortes, où le scalpel et l'analyse chimique ne retrouvent que des empreintes infidèles de la vie.

L'inconstance des rapports entre les parties, quant à leur grandeur, ou la différence de leur volume relatif, est un de ces faits anatomiques qui semblent devoir frapper au premier coup - d'œil : cependant il paroît n'avoir été bien observé que par les anatomistes modernes. On avoit déjà soupçonné l'influence de ces variétés sur les divers mouvemens vitaux, avant de les déterminer elles-mêmes avec quelque exactitude. Celles qui se rapportent aux âges, sont peut-être les premières qu'on ait remarquées : mais nous devons convenir que leur liaison avec les phénomènes physiologiques ne peut s'expliquer encore d'une manière bien complète. Ces dernières variétés sont d'ailleurs étrangères à la question qui nous occupe maintenant ; nous n'en parlerons pas. Celles qui s'observent entre des individus de même âge, n'ont été considérées avec le soin convenable, que depuis qu'on s'occupe sérieusement de l'anatomie médicale, ou pathologique, de cette anatomie qui recherche dans les cadavres, le siége et la cause des maladies : et véritablement, l'étude de l'homme sain et celle de l'homme malade sont également indispensables, pour bien comprendre l'influence de ces dernières variétés sur les habitudes du tempérament.

A raison du volume du corps, aussi bien qu'à raison des différentes opérations vitales propres à la nature de l'homme, nos organes doivent avoir certaines proportions déterminées : ils doivent être doués d'une certaine force : ils doivent exercer une certaine somme d'action. Sans cela, le système ne conserveroit point son équilibre ; et les fonctions seroient souvent interverties, altérées, quelquefois même totalement suspendues. Ce juste rapport entre le volume des organes et leur énergie respective constitue l'excellence de l'organisation ; il produit le sentiment du plus grand bien-être, maintient l'intégrité de la vie et garantit sa durée. Ce qui tient à la nature dans cet heureux état d'exacte proportion, est sans doute un don précieux : ce qui dépend de nous, (je veux dire, toutes les vues qui peuvent tendre à le produire artificiellement, par des méthodes particulières de régime) doit être le but de nos observations les plus attentives, de nos expériences les plus assidues. Gardons-nous cependant, sur ce point comme sur tout autre, de croire qu'il y ait dans la nature, des termes précis auxquels elle reste invariablement fixée : elle flotte pour l'ordinaire entre certaines limites qu'il lui est interdit de franchir ; et le terme moyen que, suivant notre manière de voir, nous considérons comme lui étant le plus convenable, ou le plus familier, est peut-être celui, dans le fait, auquel elle s'arrête le plus rarement.

Cette règle, qu'on peut dire générale, est spécialement applicable à l'objet particulier de la discussion actuelle. Dans chaque homme il y a des parties d'un volume proportionnel plus ou moins grand : chacun de nous a son organe fort et son organe foible : certaines fonctions prédominent toujours sur les autres : enfin, les irrégularités de la vie, les erreurs du régime et des passions augmentent encore ces écarts de la nature, en dirigeant presque toute la sensibilité vers certains points, en rendant ces points particuliers le centre de presque tous les mouvemens.

Les variétés relatives au volume, qui sont ici proprement la circonstance matérielle, peuvent tenir à des causes très-différentes. Une partie est plus grande ou plus renflée, tantôt parce qu'elle est plus énergique ou plus active, et que par conséquent elle attire à elle une quantité plus considérable de sucs nourriciers : tantôt, au contraire, parce qu'elle est plus foible, que les extrémités de ses vaisseaux n'ont pas assez de ton pour résister à l'impulsion des humeurs, que ces humeurs s'y ramassent en plus grande quantité; ou, pour parler le langage de l'école ancienne, qu'il s'y forme des fluxions. Car, en vertu des lois de l'équilibre, les fluides contenus dans des canaux dont les parois élastiques les pressent de toutes parts, se portent vers les endroits où ils rencontrent le moins de résistance; et à mesure que la résistance diminue dans un point du système, ses effets doivent devenir proportionnellement plus sensibles dans les autres : ce qui, par d'autres lois propres à l'économie vivante, augmente bientôt la cause même de cette direction particuliere des humeurs.

Dans ces deux cas bien distincts, le plus grand volume des parties a, sans doute, une influence très-différente sur les habitudes du tempérament : mais l'influence est également marquée dans tous les deux.

§. VI.

NE nous arrêtons point aux petits détails; ils sont toujours trop incertains, ou trop insignifians : attachons-nous seulement aux traits principaux, aux circonstances dont la liaison avec les phénomènes est évidente,

dont les effets peuvent être reconnus et cons-
tatés (1).

Je prends d'abord pour exemple le poumon.

Les médecins observateurs et les artistes
qui s'occupent à reproduire les formes de la
nature, ont remarqué depuis long-temps,
de grandes variétés dans les dimensions de
la poitrine : ils ont vu que la structure générale du corps se ressent toujours plus ou
moins de ces différences ; que l'extrême de
chaque différence constitue une difformité

---

(1) Avant d'entrer dans le détail des circonstances
d'organisation et des signes extérieurs qui sont le plus
ordinairement liés avec les phénomènes propres à
chaque tempérament, je crois devoir rappeler ce que
j'ai déjà dit dans le premier mémoire ; c'est que ces
signes et même ces circonstances ne peuvent pas être
regardés comme des indices toujours certains. Avec la
physionomie et les formes organiques, ou physiogno-
moniques d'un tempérament, on peut avoir un tempérament tout contraire ; et souvent le médecin a
besoin d'un coup-d'œil très-exercé pour ne pas s'y
laisser tromper complétement. Mais ces irrégularités
elles-mêmes sont soumises à certaines règles, que je
n'expose point ici, parce qu'elles sont moins propres
à éclaircir notre sujet, qu'à diriger le praticien dans
certains cas difficiles.

dans l'organisation, et un état maladif dans les fonctions. Mais nous ne parlons ici que de l'état sain.

La capacité plus grande de la poitrine est toujours, ou presque toujours, accompagnée du volume plus considérable du poumon; il est même vraisemblable qu'elle en dépend pour l'ordinaire. Le volume du poumon paroît aussi déterminer communément celui du cœur : ou du moins l'énergie des fibres de celui-ci se proportionne au volume de celui-là : et tous les deux déterminent de concert les dispositions générales du système sanguin.

Tout le monde sait que la fonction propre du poumon est de respirer l'air atmosphérique ; c'est-à-dire, d'attirer et de rejeter alternativement des portions de ce fluide dans lequel nous sommes toujours plongés. Mais la respiration n'est pas, comme l'ont prétendu quelques physiologistes, un simple mouvement mécanique, destiné seulement à faire marcher les liqueurs dans les vaisseaux pulmonaires, par cette pression alternative d'un fluide qui s'applique à leur surface : ce n'est pas uniquement un moyen direct de stimuler le cœur, et par lui les artères, pour mettre en jeu tout l'appareil hydraulique de la vie. Le poumon décompose l'air; il détermine par-là, dans le sang, plusieurs changemens remarquables ; il transforme le chyle en sang : enfin, quoiqu'il y ait encore quelques doutes, ou quelques obscurités touchant la production de la chaleur animale et la ressemblance de ses phénomènes avec ceux de la combustion proprement dite, on peut admettre, sans erreur, que cette production dépend, en grande partie, de la respiration, puisque, dans les diverses espèces d'animaux et dans les divers individus de chaque espèce, elle paroît assez généralement proportionnelle à la capacité de la poitrine.

Ainsi donc un poumon plus volumineux produit, toutes choses égales d'ailleurs, une sanguification plus active ou plus complète ; il fournit une plus grande quantité de chaleur animale ; il imprime un mouvement plus rapide au sang. Pour sentir l'évidence de ce dernier effet, il suffit de se rappeler l'observation faite ci-dessus, que le cœur, soit pour le volume, soit pour la force, est toujours en rapport avec le poumon. D'ailleurs, une chaleur plus considérable entraîne, ou suppose une circulation plus rapide et plus forte. Souvent aussi, dans ce cas, tout le corps est couvert de poils épais : la poitrine en est sur-tout hérissée ; ce qui paroît concourir très-sensiblement à produire une plus grande chaleur (1).

Supposons maintenant que toutes les circonstances ci-dessus se trouvent réunies à des fibres médiocrement souples, à un tissu cellulaire médiocrement abreuvé de sucs ; et je dis que cela doit arriver ordinairement (2), parce qu'une plus grande énergie dans la circulation tient tous les vaisseaux libres, porte par-tout une quantité suffisante d'humeurs, et que cette même énergie, jointe à la chaleur vitale plus grande, empêche qu'il ne s'y fasse des congestions lentes, donne aux solides plus de vie et de ton ; supposons, dis-je, cette réunion, si naturelle d'après

____

(1) L'abondance des poils semble, pour l'ordinaire, tenir à l'influence plus marquée des organes de la génération : mais l'activité de ces organes dépend singulièrement, à son tour, de l'état où se trouvent ceux de la poitrine ; et rien ne la réveille aussi efficacement, qu'une chaleur plus considérable, qu'une circulation plus animée.

(2) Dans le cas que j'exposerai ci-après, la souplesse, ou plutôt la mollesse, devient extrême.

les vues de la théorie, et si commune dans le fait; nous aurons un tempérament caractérisé par la vivacité et la facilité des fonctions. Nous verrons sur-tout que la chose doit être ainsi, en considérant l'état organique du système nerveux, qui est toujours, dans ce cas, analogue à l'état des autres parties : quelquefois même, par des raisons qui seront exposées ci-après, ce système exerce alors une action, en quelque sorte, surabondante, qui peut contribuer à rendre les mêmes résultats encore plus complets.

En effet, qu'arriveroit-il dans le cas physiologique que nous venons de caractériser dans notre supposition? Des extrémités nerveuses, épanouies au milieu d'un tissu cellulaire qui n'est ni dépourvu de sucs muqueux, ni surchargé d'humeurs inertes, et sur des membranes médiocrement tendues, doivent recevoir des impressions vives, rapides, faciles. Puisqu'elles sont faciles, elles doivent être variées; puisqu'elles sont rapides, elles doivent se succéder sans cesse; enfin, puisqu'elles sont vives, elles doivent aussi s'effacer sans cesse mutuellement. Exécutés par des muscles souples, par des fibres dociles, et qu'en même temps imprègne une vitalité considérable, une vitalité par-tout égale et constante, les mouvemens acquerront la même facilité, la même promptitude qui se manifeste dans les impressions. L'aisance des fonctions donnera un grand sentiment de bien-être; les idées seront agréables et brillantes, les affections bienveillantes et douces. Mais les habitudes auront peu de fixité : il y aura quelque chose de léger et de mobile dans les affections de l'ame; l'esprit manquera de profondeur et de force : en un mot, ce sera le tempérament sanguin des anciens, avec tous les caractères qu'ils lui prêtent dans leurs descriptions.

Mais comment peut-il donc se faire que cette plus grande largeur de la poitrine, ou ce plus grand volume du poumon, que nous considérons ici comme la circonstance principale du tempérament sanguin, se retrouve pourtant encore chez les individus les plus inertes, chez ces hommes chargés de tissu cellulaire et de graisse, qu'on désigne par le nom générique de *flegmatiques*, ou *pituiteux*? Pour répondre à cette question, il faut quitter la poitrine, et passer aux viscères abdominaux.

Considérons d'abord le foie, ou plutôt le

système entier de la veine-porte , qui sert de lien commun à tous les organes contenus dans la cavité du bas-ventre.

§. VII.

DANS le fœtus, le foie est d'un volume proportionnel très-considérable; et pendant toute la durée de l'enfance, il ne se rapproche qu'insensiblement de celui qu'il doit avoir à un âge plus avancé. Mais dans les premiers temps, quoique le foie filtre beaucoup de bile, cette bile est muqueuse , inerte, sans activité : conséquemment le viscère n'exerce que très-incomplètement encore , la grande influence qu'il doit acquérir plus tard , sur l'ensemble de l'économie animale; influence qui , du reste, comme je viens de l'indiquer , tient à ce qu'étant le rendez-vous de tous les vaisseaux veineux qui rapportent le sang des diverses parties flottantes du bas-ventre, il correspond avec elles , par les sympathies les plus directes et les plus étendues , et leur fait toujours ressentir vivement, et partager jusqu'à un certain point, la manière dont s'exécutent ses fonctions.

Quand cette prédominance de volume du foie survit dans l'adulte aux révolutions de l'âge ; quand ce viscère, après que la bile a pris toute son activité, continue à la fournir dans la même abondance proportionnelle, les phénomènes de la vie présentent de nouveaux caractères : il se prépare un genre particulier de tempérament.

Parmi les humeurs animales qui peuvent être facilement soumises à l'examen, la bile est certainement une des plus dignes d'attention. Formée d'un sang qui s'est dépouillé de plus en plus, dans son cours, de ses parties purement lymphatiques et muqueuses, elle est surchargée de matières huileuses et grasses : et cependant ce sang rapporte, si l'on peut s'exprimer ainsi, des impressions de vie multipliées, de chacun des organes qu'il a parcourus. Aux yeux du chimiste, la bile est une substance inflammable, savonneuse, &c. d'un genre particulier : aux yeux du physiologiste, c'est une humeur très-active, très - stimulante, agissant comme menstrue énergique sur les sucs alimentaires et sur les autres humeurs, imprimant aux solides des mouvemens plus vifs et plus forts, augmentant d'une manière directe leur ton naturel. Ses usages pour la nutrition sont extrêmement importans ; ses effets, relati-

vement aux habitudes générales, sont extrêmement étendus : il est même certain qu'elle
agit directement sur le système nerveux, et,
par lui, sur les causes immédiates de la sensibilité.

Ordinairement les effets stimulans de la
bile coïncident avec ceux de l'humeur séminale. Ces deux produits d'organes et de
fonctions si différens, acquièrent toute leur
énergie à-peu-près aux mêmes époques; et
le plus souvent ils ont des degrés correspondans d'exaltation.

Nous avons parlé ailleurs de l'influence de
l'humeur séminale, ou de celle des organes
de la génération qui préparent cette humeur;
il suffit ici de rappeler que tout le système
des idées et des affections éprouve tout-à-coup
une commotion singulière, au moment où
ces organes entrent décidément en action,
et que la production des poils, la fermeté
des ligamens articulaires, l'ossification elle-
même, paroissent dépendre de cette même
cause, d'une manière particulière et directe.

Reprenons ici nos suppositions. Je choisis
pour exemple un individu chez qui le foie
produit une plus grande quantité de bile,
ou une bile plus active, que dans l'état ordi-

naire. Il est très-vraisemblable, il est presque certain, que l'inspection anatomique nous fera découvrir chez lui, un foie plus volumineux ; soit que cet organe se trouve tel dès l'origine, soit qu'une plus grande énergie, une plus grande somme d'action, l'ait fait croître au-delà des proportions communes.

Mais nous venons de dire que l'énergie de la liqueur séminale est presque toujours en rapport avec celle de la bile, ou que l'influence du foie et celle des organes de la génération se correspondent et s'exercent de concert.

Admettons que les choses se passent effectivement ainsi dans le cas supposé : admettons, de plus, qu'il y ait un certain état général de tension et de roideur dans tout le système, dans tous les points où s'épanouissent les extrémités sensibles, dans toutes les fibres musculaires.

Si nous recherchons ce que doivent produire ces diverses circonstances physiologiques réunies, il est facile de voir que les sensations auront quelque chose de violent, les mouvemens quelque chose de brusque et d'impétueux.

Supposons encore, pour compléter les

données, que la poitrine ait une capacité et le poumon, aussi bien que le cœur, un volume considérable : alors, à des sensations exaltées, à des déterminations véhémentes, se joindront une grande énergie dans les mouvemens circulatoires et beaucoup de chaleur vitale.

Or, presque toutes ces mêmes circonstances réagissent les unes sur les autres, et se prêtent une force nouvelle. L'activité des organes de la génération augmente celle du foie ou de la bile ; l'activité de la bile accroît celle de tous les mouvemens, et en particulier de la circulation ; la production plus considérable de la chaleur se rapporte à une circulation plus forte, ou plus accélérée ; l'état de la respiration tient à celui de la circulation : enfin, chacune des fonctions ci-dessus agit sur le système nerveux, qui réagit, à son tour, sur toutes à-la-fois.

Puisque les membranes sont sèches et tendues, et que l'activité des liqueurs bilieuse et séminale augmente la sensibilité des extrémités nerveuses, les sensations, je le répète, seront donc extrêmement vives. Leur transmission de la circonférence au centre, la réaction du système nerveux, la détermination et l'exécution des mouvemens rencontreront par-tout dés résistances dans la roideur des parties : mais toutes les résistances seront énergiquement vaincues par cette force plus grande de la circulation , dont nous venons de parler. Ainsi les impressions seront aussi rapides , aussi changeantes , que dans le tempérament sanguin. Comme chacune aura un degré plus considérable de force , elle deviendra momentanément plus dominante encore. De-là, résultent des idées et des affections plus absolues , plus exclusives, et en même temps aussi plus inconstantes.

Cependant les résistances qui se font sentir dans toutes les fonctions , le caractère âcre et ardent que les dispositions, ou la quantité de la bile impriment à la chaleur du corps, l'extrême sensibilité de toutes les parties du système, donnent à l'individu un sentiment presque habituel d'inquiétude. Le bien-être facile du sanguin lui est entièrement inconnu. Ce n'est que dans les grands mouvemens , dans les occasions qui emploient et captivent toutes ses forces , dans les actions qui lui en donnent la conscience pleine et entière , qu'il jouit agréablement et facilement de l'existence : il n'a, pour ainsi dire, de repos que dans l'excessive activité. Or, encore une fois, les causes de cette activité s'entretiennent et se renouvellent sans cesse, par l'énergie directe du système nerveux, et par celle des organes de la génération, dont l'action est si puissante sur ce système, considéré dans son ensemble, et sur les autres organes principaux, pris séparément.

Nous venons donc de peindre, trait pour trait, le tempérament bilieux des anciens. Parvenus au même résultat par des routes différentes, cette conformité devient pour nous une nouvelle preuve de leur génie observateur : elle garantit l'exactitude de nos communes observations.

Je n'ajoute ici qu'une remarque. Dans ce tempérament, les vaisseaux artériels et veineux ont un plus grand calibre, et la quantité du sang paroît beaucoup plus considérable que dans le sanguin proprement dit. C'est Staahl qui, le premier, a fait cette remarque; mais il n'en a pas donné la raison. Dans notre manière de voir, cette circonstance s'explique très-naturellement, ainsi que la plus grande chaleur propre au bilieux : l'une et l'autre, en effet, semblent bien véritablement dues à l'influence prédominante du poumon et du cœur, combinée avec celle du foie. Mais Staahl n'avoit pas encore des idées bien nettes touchant l'action du poumon dans la sanguification ; il ne soupçonnoit même pas les rapports de la respiration avec la production de la chaleur animale. Au reste, il est assez étonnant que les anciens, qui regardoient le foie comme le centre et le rendez-vous de tout le système sanguin, n'aient pas rapporté leur tempérament bilieux à cette hypothèse, plutôt qu'à la considération des qualités, ou de la quantité de la bile. Mais ces fidèles contemplateurs de la nature s'en sont tenus à l'énonciation des faits physiologiques et médicaux : ils ont eu grandement raison.

§. VIII.

Nous sommes maintenant en état de faire connoître dans son principe, le tempérament inerte, désigné sous le nom de *pituiteux*, ou *flegmatique* ; tempérament dans lequel, malgré la capacité plus grande de la poitrine et le volume du poumon (1), la production

---

(1) Dans ce tempérament, le poumon est souvent engorgé et comprimé par une graisse surabondante: il a donc en effet, moins de capacité, comme or-

de la chaleur et la force de la circulation sont peu considérables.

Il suffira d'observer que chez certains individus, 1°. les fibres sont originairement plus molles; 2°. que, chez ces mêmes individus, les organes de la génération et le foie manquent souvent d'énergie : deux dispositions organiques générales qui résultent très-certainement d'un concours de circonstances particulières, relatives aux élémens dont les différentes parties sont composées, ou à l'état de la sensibilité qui les anime.

Nous pourrions établir aussi que, dans ce cas, le système nerveux n'a reçu lui-même originairement qu'une somme plus foible d'activité; c'est-à-dire, que les sources de la vie y sont réellement moins abondantes. Mais comme cette dernière considération, quoiqu'infiniment probable, ne peut être appuyée sur des observations, ou sur des expériences directes, nous croyons devoir la laisser de côté; ce qui, du reste, ne change rien aux résultats.

---

gane de la respiration; c'est-à-dire, qu'il reçoit dans son sein, et sur-tout qu'il décompose une moindre quantité d'air.

Le fœtus n'est, pour ainsi dire, qu'un mucus organisé. Dans l'enfant nouveau né, les cartilages et même plusieurs os ne sont encore que des substances mucilagineuses, condensées et raffermies par la force croissante des fonctions. Jusqu'à l'âge de puberté, l'enfant est sujet aux dégénérations glaireuses : ses intestins en sont farcis ; ses vaisseaux lymphatiques et ses glandes en sont baignés, embarrassés : enfin, chez lui, le tissu cellulaire est plus lâche et plus abreuvé de sucs. Pendant toute cette première époque, l'état contraire est toujours, en quelque sorte, un état de maladie ; il suppose dans les humeurs une exaltation contre nature, ou certains développemens précoces de la sensibilité. Mais les dispositions propres à l'enfant, changent du moment où l'action du système génital se fait sentir ; elles s'effacent par degrés, à mesure que la bile s'exalte ; elles disparoissent enfin d'autant plus entièrement, que cette humeur acquiert une plus grande activité.

Si donc l'humeur séminale et la bile sont filtrées en quantité plus foible, ou ne se trouvent pas douées de toute l'énergie convenable, la puberté, la jeunesse et les premières

années de l'âge mûr n'amèneront pas les changemens dont nous venons de parler. Nous
savons, par des observations très-sûres, que
la présence de ces deux humeurs, non-seulement aiguise la sensibilité, donne plus de
ton aux fibres ; mais en outre, qu'elle favorise
la production de la chaleur, soit directement
et par elle-même, soit indirectement, en stimulant toutes les fonctions ; notamment la
circulation des différens fluides vitaux. Ainsi,
dans le cas donné, la circulation sera plus
lente et la chaleur plus foible. Il s'ensuit que
les résorptions se feront mal ; et par conséquent les sucs muqueux s'accumuleront :
que les coctions assimilatoires seront incomplètes ; et par conséquent l'abondance des
sucs muqueux ira toujours en croissant. Ces
sucs, épanchés de toutes parts, gêneront et
affoibliront de plus en plus, les vaisseaux ;
ils engorgeront les poumons ; ils dégrade-
ront immédiatement, dans leur source, la
sanguification et la production de la chaleur.

Mais leurs effets ne s'arrêtent pas là. Bientôt
ils émoussent la sensibilité des extrémités nerveuses ; ils assoupissent le système cérébral
lui-même : enfin les fibres charnues, que ces
mucosités inondent, et qui ne se trouvent

sollicitées que par de foibles excitations, perdent graduellement leur ton naturel; et la force totale des muscles s'énerve et s'engourdit.

Que chez les sujets flegmatiques ou pituiteux, le foie et les organes génitaux aient moins d'activité, c'est un fait constant que l'observation démontre. On ne remarque point ici, l'appétit vif et les digestions rapides propres au bilieux. Les résultats de digestions incomplètes s'y rapprochent beaucoup de ce qu'on observe dans les enfans. Elles produisent, comme dans ces derniers, des mucosités intestinales très-abondantes, des déjections d'une couleur moins foncée. On remarque aussi que les pituiteux n'éprouvent qu'à des degrés plus foibles, les changemens occasionnés dans la physionomie et dans le son de la voix, par l'action de l'humeur séminale : ils sont moins velus, et la couleur de leurs poils est moins foncée; leurs différentes humeurs ont une odeur moins forte : enfin, ce qui est plus frappant et plus direct, ils sont moins ardens pour les plaisirs vénériens.

D'après tout ce qui vient d'être dit, l'état des sensations, l'ordre des mouvemens, le caractère des habitudes seront ici, très-faciles à prévoir.

Les sensations ont peu de vivacité : de-là, résultent des mouvemens foibles et lents ; de-là, résulte encore une tendance générale de toutes les habitudes vers le repos. Comme les fonctions vitales n'éprouvent pas de grandes résistances, à cause de la souplesse et de la flexibilité des parties, le flegmatique ne connoît point cette inquiétude particulière au bilieux ; son état habituel est un bien-être doux et tranquille. Comme les organes n'éprouvent chez lui, que de foibles irritations, et comme les impressions reçues par les extrémités nerveuses se propagent avec lenteur, il n'a ni la vivacité, ni la gaîté brillante, ni le caractère changeant du sanguin. Les fonctions et tous les mouvemens quelconques se font, pour lui, d'une manière traînante : sa vie a quelque chose de médiocre et de borné. En un mot, le pituiteux sent, pense, agit lentement et peu.

§. IX.

Les caractères distinctifs du bilieux sont extrêmement prononcés : cette empreinte est même la plus forte qui s'observe dans la nature humaine vivante. Cependant quelques changemens assez légers dans les conditions essentielles à ce tempérament, vont produire un ordre de phénomènes tout nouveau. Au lieu de ces poumons et de ce foie volumineux qui lui sont propres, supposons une poitrine étroite et serrée, jointe à la constriction habituelle du système épigastrique; et tout change de face. Les causes de résistance sont portées à-peu-près à leur dernier terme; cependant les moyens de les vaincre n'existent pas. La roideur originelle des solides est très-grande; et la langueur de la circulation fait que cette roideur s'accroît de plus en plus. Les extrémités nerveuses sont douées d'une sensibilité vive, les muscles sont très-vigoureux; la vie s'exerce avec une énergie constante : mais elle s'exerce avec embarras, avec une sorte d'hésitation. Une chaleur active et pénétrante n'épanouit pas ces extrémités, d'ailleurs si sensibles; elle n'assouplit pas ces fibres desséchées; elle ne donne point au cerveau ce mouvement et cette conscience de force, dont l'effet moral semble lui-même si nécessaire pour venir à bout de tant d'obstacles.

Je ne chercherai pas à déterminer si la

gêne avec laquelle se filtre la bile, si la stagnation du sang dans les rameaux de la veine-porte, si ses congestions dans le tissu spongieux de la rate, dépendent uniquement ici du resserrement de la région épigastrique, et, par conséquent de celui du foie, organe important situé dans cette région; ou si l'état particulier de la sensibilité dans tous les viscères abdominaux, influe en même temps sur la production de tous ces phénomènes. Dans l'économie animale, les faits qui paroissent pouvoir se rapporter à des causes très-simples, appartiennent souvent à des causes très-compliquées. Au reste, ceux que j'expose sont palpables et certains : cela nous suffit. L'embarras de la circulation dans tout le système de la veine-porte, accru par les spasmes diaphragmatiques et hypocondriaques, rend suffisamment raison des lenteurs qu'éprouve la circulation générale, de la difficulté de tous les mouvemens, du sentiment de gêne et de mal-aise qui les accompagne, de ce défaut de confiance dans les forces (qui sont pourtant alors très-considérables), enfin, des singularités dans la nature même des sensations, qui caractérisent le tempérament mélancolique. C'est en effet ce tempérament que nous venons d'observer et de peindre encore trait pour trait.

Mais nous devons noter une autre circonstance, sans la connoissance de laquelle il seroit peut-être assez difficile de concevoir la grande énergie et l'activité constante du cerveau chez le mélancolique ; je veux parler de l'influence particulière des organes de la génération.

Chez le bilieux, toutes les impulsions sont promptes, toutes les déterminations directes. Chez le mélancolique, des mouvemens gênés produisent des déterminations pleines d'hésitation et de réserve : les sentimens sont réfléchis, les volontés ne semblent aller à leur but que par des détours. Ainsi les appétits, ou les desirs du mélancolique prendront plutôt le caractère de la passion que celui du besoin ; souvent même le but véritable semblera totalement perdu de vue, l'impulsion sera donnée avec force pour un objet ; elle se dirigera vers un objet tout différent. C'est ainsi, par exemple, que l'amour, qui est toujours une affaire sérieuse pour le mélancolique, peut prendre chez lui, mille formes diverses qui le déna-

turent, et devenir entièrement méconnoissable pour des yeux qui ne sont pas familia-
risés à le suivre dans ses métamorphoses.
Cependant le regard observateur sait le reconnoître par-tout : il le reconnoît dans l'aus-
térité d'une morale excessive, dans les extases
de la superstition, dans ces maladies extraordinaires qui jadis constituoient certains individus de l'un et de l'autre sexe, prophètes,
augures, ou pythonisses, et qui n'ont pas
encore entièrement cessé d'ameuter le peuple
ignorant ; il le retrouve dans les idées et les
penchans qui paroissent le plus étrangers à
ses impulsions primitives ; il le signale jusques
dans les privations superstitieuses, ou sen-
timentales qu'il s'impose lui - même. Chez
le mélancolique, c'est l'humeur séminale
elle seule qui communique une ame nouvelle aux impressions, aux déterminations,
aux mouvemens : c'est elle qui crée, dans
le sein de l'organe cérébral, ces forces éton-
nantes, trop souvent employées à poursuivre
des fantômes, à systématiser des visions.

Jusqu'ici, ne diroit-on point que nous
n'avons fait que suivre pas à pas, la doctrine
des médecins grecs, la raccorder avec les
faits anatomiques, l'exposer sous un nou-

veau point de vue (1)? Et véritablement, plus on observe avec attention la nature vivante, et plus on voit qu'ils l'avoient bien observée eux-mêmes; quoique d'ailleurs, relativement

---

(1) Les anciens établissent que la prédominance du sang, ou de la bile, ou de la pituite, ou de l'atrabile, constitue chacun des quatre tempéramens. Or, 1°. dans le bilieux, les vaisseaux sont d'un plus gros calibre; ils sont plus distendus que dans le sanguin. 2°. Il est fort douteux que l'influence de la bile soit la principale circonstance qui constitue et caractérise le bilieux. 3°. L'on peut croire que la surabondance des mucosités dans le pituiteux, n'est que l'effet de l'action plus débile des solides; que par conséquent elle est un des principaux symptômes de ce tempérament, mais sans constituer son caractère primitif; et que c'est dans le défaut de ton des fibres, et dans le défaut d'énergie du système sensitif lui-même, qu'il faut chercher la condition, dont l'état apparent des organes, et le caractère des fonctions ou de leurs produits, ne sont que les conséquences. 4°. L'on observe quelquefois certaines dégénérations de la bile qui lui donnent une couleur très-foncée et des qualités corrosives; l'on observe plus souvent encore des vomissemens et des déjections de matières noires, ou noirâtres, qui ne sont que du sang dégénéré : mais l'atrabile, telle que les anciens la décrivent, c'est-à-dire, formant une humeur naturelle du corps, n'existe véritablement pas.

à l'objet particulier qui nous occupe maintenant, nous ne puissions admettre ni leurs
explications, ni par conséquent les déno-
minations dont elles les ont portés à se servir.

Mais il nous reste à considérer quelques
circonstances auxquelles n'avoient pu penser
les anciens, et dont la détermination est
pourtant nécessaire au complément de l'esquisse que nous essayons de tracer.

§. X.

L'ÉTUDE plus attentive de l'économie
animale a fait reconnoître que les forces vivantes, quoique toutes émanées d'un principe unique, subissent, en produisant les
fonctions particulières, des modifications
qui les différencient et les distinguent. La
distinction devient sur-tout évidente, quand
on remarque que ces forces peuvent être
dans des rapports fort différens entre elles.
On a vu que la faculté de mouvement n'est
pas toujours en raison directe de la sensibilité. Une partie, ou même le corps tout
entier, peut être peu sensible, et cependant
capable de se mouvoir avec vigueur; ou peu
capable de se mouvoir, quoique fort sensible.
De-là, dis-je, cette distinction, si connue,

des forces sensitives et des forces motrices ; ou plutôt de l'énergie sensitive du système nerveux, et de la manière dont elle s'exerce dans les organes du mouvement.

Sans entrer dans l'examen des conclusions qu'on a tirées de ce fait général, et mettant sur-tout de côté les preuves qui le constatent, nous l'énonçons lui-meme en d'autres termes, et nous en formons les propositions suivantes.

Il y a des sujets chez lesquels le système cérébral et nerveux prédomine sur le système musculaire.

Il en est d'autres chez lesquels, au contraire, ce sont les organes du mouvement qui prédominent sur ceux de la sensibilité.

La prédominance du système nerveux peut se rencontrer avec des muscles forts, ou des muscles foibles.

Avec des muscles forts, elle produit des sensations vives et durables : avec des muscles foibles, elle produit des sensations vives, mais superficielles, et communique aux différentes fonctions une excessive mobilité.

Quand le système musculaire prend le dessus, cela dépend, tantôt de la force originelle des fibres, tantôt de l'influence extraordinaire qu'exerce sur lui le système nerveux.

Ainsi donc, après avoir reconnu la prédominance alternative de certains organes particuliers les uns sur les autres, nous ne faisons qu'étendre cette observation ; et nous sommes conduits par les faits, à l'appliquer aux deux systêmes d'organes les plus généraux.

La prédominance du système nerveux paroît dépendre quelquefois de la plus grande quantité de pulpe cérébrale : mais il est trèscertain que souvent elle ne dépend pas de cette circonstance. Un cerveau plus volumineux, une moelle épinière plus renflée, des troncs de nerfs d'un plus gros calibre, se rencontrent en effet dans certains sujets, chez lesquels la vivacité des sensations est supérieure à la force des mouvemens. Mais cet empire de la sensibilité est fréquemment caché dans les secrets de l'organisation cérébrale : il peut tenir à la nature, ou à la quantité des fluides qui s'y rendent, ou qui s'y produisent ; à des rapports encore ignorés de l'organe sensitif avec les autres parties du corps.

Quelle que soit, au reste, sa source ou sa cause, cet état se manifeste par des signes évidens, par des effets certains. L'action musculaire est plus foible : les fonctions qui demandent un grand concours de mouvemens languissent. En même temps, on observe que les impressions se multiplient, que l'attention devient plus soutenue, que toutes les opérations qui dépendent directement du cerveau, ou qui supposent une vive sympathie de quelque autre organe avec lui, acquièrent une énergie singulière. Cependant les fonctions particulièrement débilitées, en altèrent d'autres, de proche en proche. La vie ne se balance plus d'une manière convenable dans les diverses parties ; elle ne s'y répand plus avec égalité ; elle se concentre dans quelques points plus sensibles : et lorsque ce défaut d'équilibre passe certaines limites, il entraîne à sa suite des maladies qui non-seulement achèvent d'altérer les organes affoiblis, mais qui troublent et dénaturent la sensibilité elle-même.

Cet état se remarque particulièrement dans les individus qui montrent une aptitude précoce aux travaux de l'esprit, aux sciences et aux arts.

Nous avons dit que l'influence prédominante du cerveau peut s'exercer sur des fibres fortes, ou sur des fibres foibles. Dans le premier cas, il résulte de cette prédominance des déterminations profondes et persistantes; dans le second, des déterminations légères et fugitives. Or, il est aisé de sentir combien cette seule différence doit en apporter dans la nature ou dans le caractère des idées, des affections ou des penchans. Là, je vois des élans durables, un enthousiasme habituel, des volontés passionnées : ici, des impulsions multipliées qui se succèdent sans relâche, et se détruisent mutuellement; des idées et des affections passagères qui se poussent et s'effacent, en quelque sorte, comme les rides d'une eau mobile.

Si maintenant nous voulons individualiser ces deux modifications de la nature humaine générale, nous verrons encore bien mieux qu'elles se présentent en effet sous la forme de deux êtres tout différens. Et si nous voulons les considérer sous le rapport de leur classification physiologique, nous trouverons que l'une appartient plus spécialement à la nature particulière de l'homme; l'autre à la nature particulière de la femme : non que la femme , par une roideur accidentelle des fibres, ne puisse quelquefois se rapprocher de l'homme , et ce dernier se rapprocher d'elle, par sa foiblesse musculaire et sa mobilité ; mais la sensibilité changeante de la matrice établit toujours entre les deux sexes, une distinction dont on apperçoit encore la trace , même dans les cas qui semblent en offrir les signes les plus intimement confondus.

Nous avons dit également que la grande force musculaire, accompagnée de la foiblesse et de la lenteur des impressions , peut dépendre, ou d'une disposition primitive inhérente à l'organisation même , ou de certains changemens accidentels survenus dans l'action et dans l'influence nerveuse. Le dernier cas semble être entièrement étranger à notre objet ; il sort de l'ordre régulier de la nature, et constitue pour l'ordinaire , un véritable état de maladie. Cependant ses phénomènes peuvent servir à faire mieux concevoir ceux qui caractérisent le premier : peut-être même dépend-il toujours, comme lui, d'une disposition originelle du système , mais d'une disposition qui reste cachée et ne développe ses effets , que lorsque certaines causes occasionnelles la mettent en jeu. Il mérite donc au moins d'être noté.

Depuis long-temps, on a remarqué que les individus les plus robustes, ceux dont les muscles ont le plus de volume et de force, sont communément les moins sensibles aux impressions. Les athlètes, chez les anciens, passoient pour des hommes qui ne regardoient pas de si près aux choses. Leur prototype Hercule, malgré son caractère divin, étoit lui-même plus fameux par son courage que par son esprit ; et les poètes comiques s'étoient permis, plus d'une fois, de lui prêter ce qu'on appelle vulgairement des balourdises, et de faire rire le peuple à ses dépens.

Hippocrate observe que le dernier degré de force athlétique touche de près à la maladie : il en donne une bonne raison. L'état du corps change, dit-il, à chaque instant ; et lorsqu'il est parvenu au dernier terme du bien, il ne peut plus changer qu'en mal. Mais cette raison n'est pas la seule ; elle n'est même peut-être pas la meilleure. Les hommes dont la sensibilité physique est émoussée par une grande force, s'apperçoivent plus tard des dérangemens de leur santé : avant qu'ils

I.   30

y donnent quelqu'attention, la maladie a déjà fait des progrès considérables. D'ailleurs ces corps si vigoureux pour l'exécution des mouvemens, paroissent n'avoir, en quelque sorte, qu'une force mécanique : la véritable énergie, l'énergie radicale du système nerveux, se rencontre bien plutôt dans des corps grêles et foibles en apparence. La plus légère indisposition suffit souvent pour abattre les portefaix et les hommes de peine. Ils ne sont pas seulement plus sujets aux fièvres inflammatoires et violentes ; mais leurs forces ont encore besoin d'être plus ménagées dans le traitement de toutes leurs maladies. Des saignées abondantes, ou des purgatifs inconsidérément employés, les énervent et les accablent rapidement. C'est Baillou, je crois, qui le premier a fait cette observation relativement aux purgatifs. J'ai plusieurs fois eu l'occasion de la répéter dans les infirmeries publiques ; et j'ai remarqué que l'abus des saignées, qu'on y multiplie souvent avec une sorte de fureur, étoit bien plus désastreux encore.

Au reste, je n'indique en passant ces considérations médicales, que parce qu'elles peuvent jeter quelque jour sur notre sujet.

On voit donc maintenant ce qu'il faut entendre par le mot, *tempérament musculaire* (*musculosum - torosum*, comme s'exprime Haller) : car celui dont nous parlons est absolument le même ; nous n'avons fait que le déterminer et le circonscrire avec plus d'exactitude et de précision.

La plus légère attention suffit pour faire voir que la circonstance qui distingue ce tempérament, doit nécessairement donner une empreinte particulière à toutes les habitudes ; qu'entre l'homme qui sent vivement, ou profondément, et celui qui ne vit que par l'exercice ou la conscience de sa force extérieure, il y a des différences fondamentales ; que leurs mœurs doivent sembler quelquefois appartenir à peine au même système d'existence ; qu'enfin le temps et la pratique de la vie, en développant, en fortifiant leurs caractères divers, ne font que rendre plus sensible cette ligne de démarcation.

. Il en est de la force physique comme de la force morale : moins l'une et l'autre éprouvent de résistance de la part des objets, et moins elles nous apprennent à les connoître. Nous avons presque toujours des idées incomplètes, ou fausses de ceux sur lesquels nous agissons avec une puissance non contestée : nous ne sentons pas le besoin de les considérer sous tous leurs points de vue. L'habitude de produire de grands mouvemens, de tout emporter de haute lutte, et le besoin grossier d'exercer sans relâche des facultés mécaniques, nous rend plus capables d'attaquer que d'observer ; de bouleverser et de détruire, que d'asservir doucement par l'application des lois de la nature, ou d'organiser et de vivifier par de nouvelles combinaisons. Entraînés dans une action violente et continuelle, qui presque toujours devance la réflexion, et qui souvent la rend impossible, nous obéissons alors à des impulsions dépourvues quelquefois même des lumières de l'instinct (1). Enfin, ce mouvement excessif et continuel, qui, dans le cas supposé, peut seul faire sentir l'existence, devient alors de plus en plus nécessaire, comme les liqueurs fortes quand on a pris l'habitude des sensations vives et factices qu'elles procurent (2).

____

(1) Il est vrai que ces impulsions se rapportent à des objets qui ne sont pas du domaine de l'instinct.

(2) Observez que les plus désordonnés buveurs appartiennent, pour l'ordinaire, au tempérament dont nous peignons ici les traits principaux.

Car la vie individuelle est dans les sensations : il faut absolument en général, que l'homme sente pour vivre. Sentir est donc son premier besoin. Or, l'homme, en particulier, dont il est question maintenant, ne sent, pour ainsi dire, que lorsqu'il se meut. Sa sensibilité hors de-là, est extrêmement obscure, incertaine, languissante. Privé, en grande partie, de cette source féconde des idées et des affections, il n'existe nécessairement que dans quelques vues bornées et dans des volontés brutales.

Je n'insisterai pas plus long-temps sur ce qui doit s'ensuivre de ces impressions vives, multipliées, ou profondes, d'une part ; et de ces impressions rares, engourdies, languissantes, de l'autre : de cette disposition qui, faisant éprouver le sentiment habituel d'une certaine foiblesse musculaire relative, porte nécessairement à réfléchir sur les moyens de compenser ce qui manque en moyens, par l'emploi mieux dirigé de ceux qu'on a ; d'où il résulte qu'on pense plus qu'on n'agit, et qu'avant d'agir, on a presque toujours beaucoup pensé : et de cette autre disposition toute contraire, qui, par la conscience d'une grande vigueur, nous pousse

sans cesse au mouvement, le rend indispensable au sentiment de la vie, et produit
l'habitude de tout considérer, de tout éva-
luer sous le rapport des opérations de la
force, et de son ascendant trop souvent vic-
torieux (1).

Mais il nous reste encore un mot à dire
touchant les altérations accidentelles d'équilibre, qui font passer tout-à-coup dans les
muscles, les forces employées primitivement
dans les nerfs; et touchant les altérations contraires, où l'on voit quelquefois la sensibilité
s'accroître passagèrement, par l'effet de la diminution des facultés motrices. Pour éclaircir
complétement ces nouveaux phénomènes, il
seroit nécessaire d'entrer dans des explica-

---

(1) Ces inégalités d'énergie, ou d'aptitude aux diverses
fonctions, peuvent se rencontrer dans le même systême d'organes, ou dans le même organe, comme
dans des systêmes, ou dans des organes différens. Le
cerveau, par exemple, est souvent plus propre à certaines fonctions; les muscles en général, et même tel
muscle en particulier exécutent certains mouvemens
avec plus de force, plus de facilité, plus d'adresse.
Mais ces différences, qui peuvent être originelles ou
acquises, ne constituent pas des tempéramens nouveaux : elles sont donc étrangères à notre objet. Au
reste, j'aurai occasion d'en parler ailleurs.

tions particulières, et même de considérer d'une manière générale, l'influence des maladies sur les habitudes morales qui en dépendent. C'est ce que je me propose de faire dans un des Mémoires suivans. Ici, je me borne à l'indication de quelques vues, ou plutôt de quelques faits bien observés.

La prépondérance accidentelle des forces musculaires, peut survenir dans deux circonstances très - différentes. Ou les fibres avoient déjà d'avance une certaine énergie; ou les muscles étoient, au contraire, dans un état de foiblesse très - marqué. Le premier cas est celui des maniaques et de quelques épileptiques; le second est celui des femmes vaporeuses et délicates, qui, dans leurs accès convulsifs, acquièrent souvent une force que plusieurs hommes robustes ont peine à contenir. Dans l'un et dans l'autre cas, à mesure que cette énergie extraordinaire des organes moteurs se montre, ou se développe, la sensibilité diminue en même proportion; et le changement survenu dans les muscles, dépend toujours d'un changement antérieur survenu dans le système nerveux. Voilà ce qui prouve évidemment que, dans les cas ordinaires de cette même prépondé-

rance, l'état des fibres motrices tient à la manière dont les nerfs exercent leur action; que
le mouvement augmenté n'est ici qu'une modification du sentiment, au ton duquel il
paroît se monter pour le balancer et lui servir de contrepoids. Cela prouve enfin que,
lorsque le sentiment s'émousse pour laisser
prédominer le mouvement, c'est encore par
une opération du système sensitif.

Ainsi donc, j'augmente le nombre des tempéramens principaux, ou simples : au lieu
de quatre, j'en admets six. 1°. Celui qui est
caractérisé par la grande capacité de la poitrine, l'énergie des organes de la génération,
la souplesse des solides, l'exacte proportion
des humeurs; il représente le sanguin des
anciens : 2°. celui qui joint aux deux premières conditions (c'est-à-dire, à la grande
capacité du thorax et à l'influence énergique
des organes génitaux), le volume plus considérable, ou l'activité plus grande du foie,
et la rigidité des parties solides de tout le
corps; ce second tempérament représente le
bilieux : 3°. celui dans lequel les organes de
la génération conservent beaucoup d'énergie,
où la poitrine est serrée, tous les solides sont
d'une rigidité extrême, le foie et tout le système

épigastrique dans un état de constriction, ce tempérament remplit ici la place du mélancolique : 4°. celui chez lequel le systéme génital et le foie sont inertes, les solides lâches, la quantité des fluides trop considérable, et, par suite, malgré le grand volume des poumons, la circulation se fait lentement et foiblement, la chaleur reproduite est moins abondante, les dégénérations muqueuses sont habituelles et communes à tous les organes; c'est le flegmatique ou pituiteux : 5°. celui qui est caractérisé par la prédominance du systéme nerveux, ou sensitif sur le systéme musculaire, ou moteur : 6°. enfin, celui qui se distingue, au contraire, par la prédominance du systéme moteur sur le systéme sensitif.

Ces six tempéramens se mélangent et se compliquent les uns avec les autres. Les proportions de ces mélanges sont aussi diverses que les combinaisons et les complications elles-mêmes : et celles-ci peuvent être aussi multipliées, que les divers degrés d'intensité et les nuances, dont chaque tempérament est susceptible, pour ainsi dire, à l'infini. Mais on ramènera facilement à ces chefs généraux, tous les cas physiologiques que l'ob-

servation présente. Chacun de ces cas pourra
être considéré par deux côtés qui se corres-
pondront avec exactitude ; je veux dire par
le côté physique, et par ce qu'on appelle le
côté moral. Et j'ajoute que la connoissance
et la juste évaluation de leurs rapports mu-
uels, ne demandent que l'application méthodique des règles générales, directement
résultantes de tout ce qui précède.

Mais ici, pour descendre aux exemples,
et sur-tout pour le faire utilement, il faudroit se perdre dans les détails. Ces exemples,
au reste, s'offriront en foule aux esprits observateurs et réfléchis.

§. X I.

En revenant sur l'ensemble des idées que
renferme ce mémoire, il seroit facile de déterminer quel est le meilleur tempérament,
celui qu'on peut regarder comme le type,
ou l'exemplaire général de la nature humaine. Il est évident que toutes les forces,
tous les organes, toutes les fonctions doivent
s'y trouver dans un équilibre parfait. Mais
ce tempérament n'est-il point une véritable
abstraction, un modèle purement idéal? A-t-il
jamais existé réellement dans la nature? Il

est vraisemblable que non. Et quand la nature formeroit quelquefois des individus sur ce modèle, il est encore plus vraisemblable que les mauvaises habitudes de la vie ne tarderoient pas à dégrader leur constitution primitive. L'observation nous fait voir seulement que le plus parfait tempérament est celui qui s'en rapproche le plus. L'homme dont les forces sensitives et motrices sont dans le rapport le plus exact; chez qui nul organe ne prédomine trop considérablement par son volume, ou par son activité; dont toutes les fonctions s'exercent de la manière la plus régulière et la plus rigoureusement *proportionnelle*, si l'on peut s'exprimer de la sorte : cet homme, dis-je, a sans doute reçu le tempérament qui promet la santé la plus égale, et du corps, et de l'ame; le plus de sagesse et de bonheur. Et s'il apprend à porter la même proportion, ou le même équilibre, dans l'emploi de ses facultés; s'il sait balancer ses habitudes les unes par les autres; s'il n'excède les forces d'aucun de ses organes, et s'il n'en laisse aucun dans la langueur et l'inertie : non-seulement, comme nous l'avons déjà fait observer, il jouira plus pleinement, plus parfaitement, de chacun des instans de la vie ; mais encore toutes les vraisemblances qui peuvent garantir la longue durée de cette vie , alors parfaitement heureuse et desirable, se réuniront en sa faveur.

Mais j'ai dit que les habitudes sont quelquefois capables d'altérer le tempérament (1). On peut demander si elles ne sont pas capables aussi de le détruire, ou de le changer ; si même ce n'est pas des habitudes seules qu'il dépend ; si ce n'est point uniquement leur action lente et graduelle qui le produit. La réponse est dans les faits ; et ces faits viennent s'offrir d'eux-mêmes à l'observation.

L'observation nous apprend donc que le tempérament peut en effet être modifié jusqu'à un certain point, par les circonstances de la vie ; c'est-à-dire, par le régime, en prenant ce mot dans son sens le plus étendu : mais elle nous apprend aussi qu'un tempérament bien caractérisé ne change pas. Les causes accidentelles qui modèrent, ou suspendent ses effets, venant à cesser d'agir, il reprend son cours ; et tous ses effets ré-

____

(1) Je reviendrai dans un Mémoire particulier, sur cette question des tempéramens acquis.

naissent : souvent même, lorsque l'application de ces causes se prolonge, elles perdent graduellement de leur puissance; et la nature primitive reparoît avec tous ses attributs.

L'observation nous apprend encore que les habitudes de la constitution se transmettent des pères et mères, aux enfans; qu'elles se conservent comme une marque ineffaçable, au milieu des circonstances les plus diverses de l'éducation, du climat, des travaux, du régime : au milieu, dis-je, des atteintes qu'elles reçoivent incessamment de toutes ces circonstances réunies, on les voit résister au temps lui-même.

Et si les races humaines ne se mêloient pas continuellement, tout semble prouver que les conditions physiques propres à chacune, se perpétueroient par la génération; en sorte que les hommes de chaque époque représenteroient exactement à cet égard, les hommes des temps antérieurs.

Voilà ce qui se remarque en effet chez les peuples, les tribus, ou les hordes dont les familles vont toujours se chercher pour les mariages; chez ces races qui, mêlées géographiquement et civilement avec les autres nations, ne confondent point leur sang avec ce sang étranger, dont elles reconnoissent à peine la primitive fraternité. C'est parmi elles, que se rencontrent les tempéramens dont l'empreinte est la plus ferme et la plus nette. C'est vraisemblablement aussi par la même raison, que chez les anciens Grecs, qui vivoient plus resserrés dans l'étendue de leurs territoires respectifs, dans l'enceinte de leurs villes, dans les lignes de démarcation de leurs tribus, les tempéramens étoient bien plus marqués et plus distincts, qu'ils ne le sont chez les peuples modernes, où les progrès du commerce tendent à confondre toutes les races, toutes les formes, toutes les couleurs.

Ce fait général, et toutes les conséquences qui en découlent, peuvent se confirmer encore par la considération des maladies héréditaires. Ces maladies dépendent certainement des circonstances qui président à la formation de l'embryon : voilà ce que personne ne conteste. Mais de plus, elles paroissent inhérentes à l'organisation même ; car les observations les plus exactes portent à penser qu'elles sont bien moins soumises à la puissance de l'art, que le plus grand nombre des maladies accidentelles. On suspend leurs accès, on les pallie elles-mêmes, on les modifie, on leur fait prendre une marche nouvelle : mais il paroît qu'on ne les guérit presque jamais radicalement. Or, ces maladies peuvent avoir, elles ont même en effet une grande influence sur les habitudes de la constitution. Souvent le tempérament ne se perpétue dans les familles, que par un état maladif, transmis des pères et mères, aux enfans : car un tempérament dans son extrême, est une maladie véritable ; et toute maladie rapproche le système de quelqu'une de ces conditions physiques, désignées sous le nom de tempérament.

CONCLUSION.

Sans doute il est possible, par un plan de vie combiné sagement et suivi avec constance, d'agir à un assez haut degré, sur les habitudes même de la constitution : il est par conséquent possible d'améliorer la nature particulière de chaque individu ; et cet objet, si digne de l'attention du moraliste et du philanthrope, appelle toutes les recherches du physiologiste et du médecin observateur. Mais si l'on peut utilement modifier chaque tempérament pris à part, on peut influer d'une manière bien plus étendue, bien plus profonde, sur l'espèce même, en agissant d'après un système uniforme et sans interruption, sur les générations successives. Ce seroit peu maintenant que l'hygiène se bornât à tracer des règles applicables aux différentes circonstances où peut se trouver chaque homme en particulier : elle doit oser beaucoup plus ; elle doit considérer l'espèce humaine comme un individu dont l'éducation physique lui est confiée, et que la durée indéfinie de son existence permet de rapprocher sans cesse, de plus en plus, d'un type parfait, dont son état primitif ne donnoit même pas l'idée : il faut, en un mot, que l'hygiène aspire à perfectionner la nature humaine générale.

Après nous être occupés si curieusement des moyens de rendre plus belles et meilleures les races des animaux ou des plantes utiles et agréables ; après avoir remanié cent fois celles des chevaux et des chiens ; après avoir transplanté, greffé, travaillé de toutes les manières, les fruits et les fleurs, combien n'est-il pas honteux de négliger totalement la race de l'homme ! comme si elle nous touchoit

de moins près ! comme s'il étoit plus essentiel d'avoir des bœufs grands et forts, que
des hommes vigoureux et sains ; des pêches
bien odorantes, ou des tulipes bien tache-
tées, que des citoyens sages et bons !

Il est temps, à cet égard comme à beaucoup d'autres, de suivre un système de vues
plus digne d'une époque de régénération : il
est temps d'oser faire sur nous-mêmes, ce que
nous avons fait si heureusement sur plusieurs
de nos compagnons d'existence ; d'oser revoir
et corriger l'œuvre de la nature. Entreprise
hardie ! qui mérite véritablement tous nos
soins, et que la nature semble nous avoir re-
commandée particulièrement elle-même. Car
n'est-ce pas d'elle en effet, que nous avons
reçu cette vive faculté de sympathie, en vertu
de laquelle rien d'humain ne nous demeure
étranger ; qui nous transporte dans tous les
climats où notre semblable peut vivre et sentir ; qui nous ramène au milieu des hommes
et des actions des temps passés ; qui nous fait
coexister fortement avec toutes les races à
venir ? C'est ainsi qu'on pourroit à la longue,
et pour des collections d'hommes prises en
masse, produire une espèce d'égalité de
moyens, qui n'est point dans l'organisation

primitive, et qui, semblable à l'égalité des droits, seroit alors une création des lumières et de la raison perfectionnée.

Et dans cet état de choses lui-même, il ne faut pas croire que l'observation ne pût découvrir encore des différences notables, soit par rapport au caractère et à la direction des forces physiques vivantes, soit par rapport aux facultés et aux habitudes de l'entendement et de la volonté. L'égalité ne seroit réelle qu'en général : elle seroit uniquement approximative, dans les cas particuliers.

Voyez ces haras, où l'on élève, avec des soins égaux et suivant des règles uniformes, une race de chevaux choisis : ils ne les produisent pas tous exactement propres à recevoir la même éducation, à exécuter le même genre de mouvemens. Tous, il est vrai, sont bons et généreux ; ils ont même tous beaucoup de traits de ressemblance, qui constatent leur fraternité : mais cependant chacun a sa physionomie particulière ; chacun a ses qualités prédominantes. Les uns se font remarquer par plus de force ; les autres par plus de vivacité, d'agilité, de grace : les uns sont plus indépendans, plus impétueux, plus difficiles à dompter ; les autres sont naturellement plus doux, plus attentifs, plus dociles, &c. &c. De même, dans la race humaine perfectionnée par une longue culture physique et morale, des traits particuliers distingueroient encore, sans doute, les individus.

D'ailleurs, il existe sur ce point, comme sur beaucoup d'autres, une grande différence entre l'homme et le reste des animaux. L'homme, par l'étendue et la délicatesse singulières de sa sensibilité, est soumis à l'action d'un nombre infini de causes : par conséquent, rien ne seroit plus chimérique que de vouloir ramener tous les individus de son espèce, à un type exactement uniforme et commun. Les hommes, tels que nous les supposons ici, seroient donc également propres à la vie sociale ; ils ne le seroient pas également à tous les emplois dont la société se compose. Leur plan de vie ne devroit pas être absolument le même ; et le tempérament, comme la disposition personnelle des esprits et des penchans, offriroit encore beaucoup de différences aux observateurs.

Or, ce sont les remarques de ce genre qui peuvent seules servir de base au perfectionnement progressif de l'hygiène particuière et générale. Car, soit qu'on veuille appliquer ses principes aux cas individuels, soit qu'on la réduise en règles plus sommaires, communes à tout le genre humain, il faut commencer par étudier la structure et les fonctions des parties vivantes : il faut connoître l'homme physique, pour étudier avec fruit l'homme moral ; pour apprendre à gouverner les habitudes de l'esprit et de la volonté, par les habitudes des organes et du tempérament. Et plus on avancera dans cette route d'amélioration qui n'a point de terme, plus aussi l'on sentira combien l'étude qui nous occupe est importante : de sorte qu'un des plus grands sujets d'étonnement pour nos neveux, sera sans doute d'apprendre que chez des peuples qui passoient pour éclairés, et qui l'étoient réellement à beaucoup d'égards, elle n'entra pour rien dans les systêmes les plus savans et dans les établissemens les plus vantés d'éducation.

FIN DU TOME PREMIER

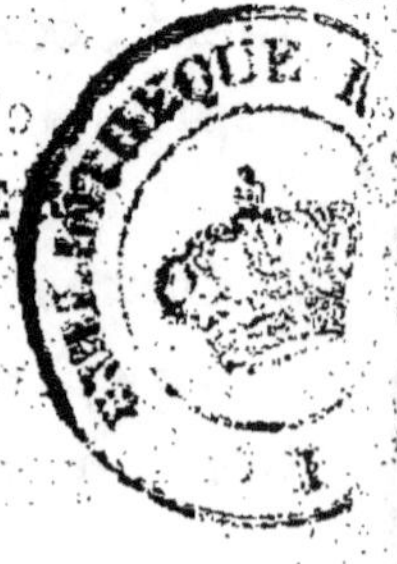

www.ingramcontent.com/pod-product-compliance
Lightning Source LLC
Chambersburg PA
CBHW051517060726
47597CB00001B/90